Was ist krank? Was ist gesund?

Kultur der Medizin
Geschichte – Theorie – Ethik

Herausgegeben von Andreas Frewer

Band 37
Editorische Mitbetreuung:
Jan-Peter Beckmann und Andreas Frewer

Johannes Kiesel, Dr. phil., ist Mitarbeiter am Zentralinstitut für Angewandte Ethik und Wissenschaftskommunikation sowie am Institut für Arbeits-, Sozial- und Umweltmedizin der Universität Erlangen-Nürnberg.

Johannes Kiesel

Was ist krank? Was ist gesund?

Zum Diskurs über Prävention und Gesundheitsförderung

Campus Verlag
Frankfurt/New York

Bibliografische Information der Deutschen Nationalbibliothek
Die Deutsche Nationalbibliothek verzeichnet diese Publikation in der Deutschen Nationalbibliografie; detaillierte bibliografische Daten sind im Internet unter http://dnb.d-nb.de abrufbar.
ISBN 978-3-593-39786-3

Umschlaggestaltung: Campus Verlag, Frankfurt am Main
Druck und Bindung: CPI buchbücher.de, Birkach
Gedruckt auf Papier aus zertifizierten Rohstoffen (FSC/PEFC).
Printed in Germany

Dieses Buch ist auch als E-Book erschienen.
www.campus.de

Inhalt

Einleitung

Im Diskurs zu Prävention und Gesundheitsförderung stellt sich für alle Beteiligten das Problem, wie zugunsten bestimmter Handlungsoptionen argumentiert werden kann. Dabei steht nicht nur im Raum, mit welchen Maßnahmen sich bestimmte Gesundheitsschäden vermeiden lassen – also präventiv wirken – und welche Maßnahmen der Gesundheit förderlich sind (was auch immer darunter zu verstehen ist), sondern auch, welche Ziele in der Prävention und Gesundheitsförderung überhaupt erstrebenswert sind.

Zu den Beteiligten an diesem Diskurs sind zuallererst die Betroffenen zu zählen, die für sich selbst Entscheidungen hinsichtlich ihres Gesundheitsverhaltens treffen müssen, also wir alle. Andere bedeutende Gruppen von Beteiligten sind die Entscheider in gesellschaftlichen Institutionen, wie zum Beispiel im Gesundheitswesen, in der Politik, in Unternehmen oder in Bildungseinrichtungen. Eine Vielzahl von Entscheidungen dieser Institutionen betreffen die Lebensumstände in gesundheitsrelevanter Weise, in vielfacher Weise werden dadurch die Rahmenbedingungen vorgegeben, innerhalb derer der Einzelne seine Entscheidungen treffen muss.

Verzichtet der Einzelne auf Begründung seines Gesundheitsverhaltens und handelt danach, wie ihm gerade der Sinn steht, vielleicht danach, was auf einen oberflächlichen Blick plausibel erscheint oder lässt sich von ganz anderen Aspekten als dem der Gesundheit in seinem Handeln leiten, so läuft er Gefahr, hinsichtlich seiner Gesundheit sowohl Chancen als auch Risiken zu übersehen oder zum Spielball der Beeinflussung durch andere zu werden. Denn Institutionen, die sich in der Prävention und der Gesundheitsförderung engagieren, wie etwa Unternehmen (für ihre Mitarbeiter) oder Krankenkassen, verfolgen damit immer auch Eigeninteressen. Gesundheitsförderung ist keine Lebenshilfe im ausschließlichen Interesse des Adressaten von Maßnahmen und Programmen, sondern dient auch dazu, ökonomische Ziele zu verfolgen: Krankenkassen wollen ihre Mitglieder gesund erhalten und so Kosten sparen und zugleich mit ihrem Engagement für ein gutes Image sorgen; Unternehmen sind in erster Linie an leistungsfähigen Mitarbeitern interessiert und vor dem Hintergrund des demographischen Wandels und des Fachkräftemangels auch daran, dass gute Mitarbeiter lange in ihrem Beruf bleiben können. Diese Ziele müssen allerdings nicht mit sinnvollen Präventions- oder Gesundheitsförderungszielen aus Sicht des einzelnen Mitarbeiters konfligieren, es kann sehr wohl eine Win-win-Situation angestrebt werden. Die Ziele eines Akteurs zeigen sich zum Teil in der Begründung von Maßnahmen; auf jeden Fall sollte deshalb immer kritisch hinterfragt werden, ob sich eine Maßnahme auch aus medizinischer Sicht begründen lässt.

In Prävention und Gesundheitsförderung geht es, grob gesprochen, um die Vermeidung von Krankheiten und die Stärkung der Gesundheit. Für einen gelungenen Diskurs muss allerdings genau festgelegt sein, was unter Prävention und Gesundheitsförderung verstanden werden kann. Und deshalb muss auch geklärt werden, was wir im Alltag unter Krankheit und Gesundheit verstehen können und inwieweit zum Beispiel dieser Sprachgebrauch ein sinnvolles Argumentieren in diesem Bereich verhindert: denn womöglich haben verschiedene Teilnehmer am Diskurs ein ganz unterschiedliches Verständnis von Krankheit und Gesundheit.

Für diesen Diskurs müssen die Begriffe aus Medizin und Gesundheitswesen jedoch auch anschlussfähig an den Alltagsgebrauch sein. Werden Begriffe quasi künstlich gebildet und haben sie keinen Anschluss an die Alltagssprache, wird man kaum einen gesellschaftlichen Diskurs damit führen können. Auf ein geeignetes Konzept der relevanten Begriffe aufbauend können dann Handlungsoptionen diskutiert werden.

Wie sich zeigen wird, benötigen wir für die Diskussion des Krankheits- und Gesundheitsbegriffs auch Dispositionsbegriffe. Beispiele für Dispositionsbegriffe sind »zerbrechlich« oder »aufblasbar«, aber auch »funktionsfähig«. Ein gesunder Mensch verfügt über funktionsfähige Organe; Ausfälle bestimmter Funktionen können dazu führen, dass er nicht mehr lebensfähig ist oder zumindest starken Einschränkungen in der Lebensführung unterworfen ist.

Für die Erörterung von Dispositionsbegriffen, aber auch für die Diskussion von sinnvollen Handlungsoptionen in Prävention und Gesundheitsförderung ist wiederum gesichertes Wissen von großer Bedeutung, denn sowohl bei der Begriffsbildung als auch bei der Diskussion der Handlungsoptionen wird man sich immer wieder auf medizinisches Wissen berufen müssen. Was aber können wir unter gesichertem Wissen in diesem Zusammenhang verstehen? Welche Formen hat medizinisches Wissen? Wie ist medizinisches Wissen begründet? Wie kann man unbegründete Modetrends, zum Beispiel bei Ernährungsempfehlungen, von verlässlichen Informationen unterscheiden? Können Krankheit, Gesundheit, Prävention und Gesundheitsförderung durch Rückgriff auf medizinisches Wissen festgelegt werden?

Um diese Fragen für den Diskurs zu Prävention und Gesundheitsförderung hinreichend zu beantworten, muss ganz allgemein geklärt werden, was Wissen auszeichnet und welche methodologischen Forderungen wir an die Gewinnung verlässlichen Wissens stellen müssen.

1 Wissen und Erkenntnis

Wenn wir uns dem medizinischen Wissen nähern wollen, so müssen wir zunächst zwei Perspektiven unterscheiden: Das Wissen, das eine einzelne Person besitzt und das Wissen in einem Fach, zum Beispiel der Medizin, das heißt das Wissen, das in diesem Fach verfügbar ist. Manchmal sprechen wir von »Wissen«, weil zum Beispiel eine vertrauenswürdige Person einer anderen etwas mitgeteilt hat, das ihr plausibel erscheint und von dem sie deshalb überzeugt ist. In der Literatur wird sogar diskutiert, ob man über eine Person sagen darf, sie wisse etwas, obwohl die Person nur zufällig von einer richtigen Aussage überzeugt ist, also zufällig das Richtige glaubt.

Hier kann man schon sehen, dass diese Auffassung von Wissen für die Begründung von Handlungsoptionen ungeeignet ist, denn um zielgerichtet handeln zu können, ist es wesentlich, die Begründungen bestimmter Aussagen nachvollziehen zu können. Gerade aus den Begründungen ergeben sich Antworten auf die Frage, wie bestimmte Ziele erreicht und bestimmte unerwünschte Folgen von Handlungen vermieden werden können.

Die zweite Perspektive ist die einer Disziplin: Hier stellt sich die Frage, wie das Wissen der heutigen Medizin charakterisiert werden kann, das heißt wie sie den Menschen beschreibt und wie sie das Entstehen von Erkrankungen erklärt.

Der Mensch als Gegenstand der Medizin ist allerdings ein schwieriger und unangenehmer, jedenfalls aus wissenschaftlicher Sicht. Im Vergleich dazu haben es die Chemie und die Physik viel leichter: Ihr Gegenstand ist in viel höherem Maße homogen und standardisierbar. Man darf aus guten Gründen Experimente mit Menschen nur in sehr eingeschränktem Maße durchführen und zudem können Menschen untereinander sehr verschieden sein, nicht nur in ihren physischen und psychischen Anlagen, sondern auch in ihren bisherigen Lebenserfahrungen und ihrem Lebensstil.

Bevor wir versuchen, die oben gestellten Fragen zum Wissen in der Medizin zu beantworten, um so einen Schritt weiter in Richtung Diskussion von Handlungsoptionen in Prävention und Gesundheitsförderung zu gelangen, bietet es sich also an, einen kleinen Exkurs einzuschieben und uns die Frage zu stellen, was wir ganz allgemein unter Wissen verstehen können (insbesondere auch in den Wissenschaften) und was wir sinnvoller Weise darunter verstehen sollten, wenn wir sagen, jemand wisse etwas.

1.1 Annäherungen an den Begriff des Wissens

Etwas zu wissen, hat ganz offensichtlich einen großen praktischen Nutzen für uns Menschen: Nur indem wir eine Vielzahl von Fakten unserer Lebenswelt kennen, sind wir überhaupt handlungsfähig, ja zuallererst fähig, uns als handelnde Wesen in der Welt zu begreifen. Dabei ist es für uns von größter Bedeutung, dass zum Beispiel Behauptungen, die sich auf unsere Umwelt beziehen, auch zutreffend sind. Vor allem wenn unser vermeintliches Wissen falsche Aussagen enthält, kann dies das Erreichen unserer Ziele vereiteln oder sogar lebensgefährlich werden. Die Gültigkeit ist also eine der vordringlichsten Forderungen an Wissen.

Aus pragmatischer Sicht ist also besonders die Vorhersagekraft von Gesetzmäßigkeiten wichtig, die uns erlaubt, über technische Mittel Prozesse zu kontrollieren, so dass gewünschte Resultate eintreten und unerwünschte vermieden werden. Sie ist aber nicht das einzige Ziel, das wir mit dem Erwerb von Wissen verfolgen. Neben dem Bedürfnis, etwas über die Welt zu wissen, um zielgerichtet handeln zu können, gab und gibt es immer auch eine ästhetische und existentielle Stoßrichtung: Wir wollen nicht nur Wissen in Form von gültigen Sätzen anhäufen, die uns die Realisierung unserer Ziele ermöglicht, sondern wir wollen diese Sätze zu einem kohärenten Ganzen zusammenfügen, das uns erlaubt, über generelle Prinzipien möglichst universell die Welt zu beschreiben und damit zu befriedigenden und einsichtigen Erklärungen zu kommen. Sehr prägnant hat zum Beispiel C. G. Hempel unser Streben nach Wissen beschrieben, hier bezogen auf die Wissenschaft:

»Unter den mannigfaltigen Faktoren, die Ansporn und Triebkraft für die wissenschaftliche Forschung liefern, spielen zwei tiefe und unabdingbare menschliche Bedürfnisse wohl die wichtigste Rolle:

Das eine ist praktischer Natur. Der Mensch will in seiner Welt nicht nur überleben, sondern seine strategische Position in ihr auch ständig verbessern. Daher ist es für ihn wichtig, Änderungen in seiner Umwelt in verlässlicher Weise vorauszusehen und – wenn möglich – zu seinem Vorteil zu steuern. Die Formulierung von Gesetzen und Theorien, die eine Voraussage zukünftiger Ereignisse gestatten, gehört zu den stolzesten Leistungen der empirischen Wissenschaften; [...]

Das zweite Hauptmotiv für das wissenschaftliche Streben des Menschen ist unabhängig von solch praktischen Belangen; es liegt im reinen Wissensdrang, im endlosen Streben, sich selbst und seine Welt erkennend zu erfassen und zu verstehen. Dieses Bedürfnis ist so überaus stark, daß mangels verläßlicheren Wissens oft auf Mythen zurückgegriffen wird, um solche Lücken zu füllen.«[1]

Unser alltägliches Dasein ist davon geprägt, dass wir davon überzeugt sind, manches sicher zu wissen, anderes zu vermuten und wieder anderes nur für möglich zu halten. Wenn wir von etwas in besonderem Maße überzeugt sind, so sagen wir, »dafür würde ich meine Hand ins Feuer legen« oder »da würde ich mein Leben darauf verwetten«. Ein Blick in die Geschichte zeigt, dass vieles, das als sicher geglaubt wurde, sich später als falsch herausgestellt hat. Man denke nur an die »Säftelehre« in der Medizin.

Wie wir später sehen werden, ist es aber nicht ganz so einfach: Wir können nicht einfach behaupten, die früheren Ansätze wären eben falsch gewesen, jetzt hätten wir die richtigen gefunden. Zum einen müssen wir uns fragen, ob wir die damals verwendeten Begriffe in ihren Kontexten aus heutiger Sicht richtig interpretieren, und zum anderen bemerken wir womöglich bei genauerem Hinsehen, dass die früheren Ansätze nicht falsch waren in einem bestimmten Gültigkeitsbereich, sondern dass im Laufe der Zeit vielmehr geeignetere gefunden wurden. Dies kann schon als ein Hinweis darauf gesehen werden, dass »wahr« und »falsch« als Kategorien der Logik nicht die richtigen sind, um verlässliches von unverlässlichem Wissen zu unterscheiden. Wenn für uns etwas unzweifelhaft der Fall ist, so sprechen wir zwar von der Wahrheit. So wie wir sagen, dass es wahr ist, dass $2 \times 2 = 4$ ist, oder dass Christoph der Bruder von Heiko ist, so können wir jedoch nicht auf gleiche Weise davon sprechen, dass zum Beispiel die Newtonsche Mechanik wahr sei.

Wir haben alle schon die Erfahrung gemacht, dass wir uns getäuscht haben, dass wir etwas für richtig gehalten haben, was sich im Nachhinein als nicht zutreffend herausgestellt hat. Geht es nicht um einzelne Tatsachen, sondern um Theorien, allgemeine Vorstellungen oder Konzepte (sie

1 Hempel, *Aspekte wissenschaftlicher Erklärung*, 1977, S. 1

sind vor allem Gegenstand der Wissenschaften), so hat sich, wie oben schon angedeutet, nicht selten herausgestellt, dass es bessere, geeignetere gab.

Man kann sich nun fragen, ob es nicht wenigstens einen Teilbereich des Wissens gibt, eine Klasse von Behauptungen, welche über alle Zweifel erhaben ist. Dies wäre dann ein Fundament, auf das sich beim Aufbau weiteren Wissens bezogen werden kann, ein Fundament, das als letzter Grund, quasi der Gründung des Wissens dient. Schlick hat dieses Bedürfnis wie folgt ausgedrückt:

»Alle großen Versuche der Begründung einer Theorie des Erkennens entspringen aus der Frage nach der Sicherheit menschlichen Wissens, und diese Frage wiederum entspringt aus dem Wunsche nach absoluter Gewißheit der Erkenntnis.

Die Einsicht, daß die Aussagen des täglichen Lebens und der Wissenschaft schließlich nur auf wahrscheinliche Geltung Anspruch machen können, daß auch die allgemeinsten in jeder Erfahrung bewährten Ergebnisse der Forschung nur den Charakter von Hypothesen haben, diese Einsicht hat die Philosophie seit Descartes, ja weniger deutlich schon seit dem Altertum, immer wieder angestachelt, eine unerschütterliche Grundlage zu suchen, die allem Zweifel entzogen ist und den festen Boden bildet, auf dem das schwankende Gebäude unseres Wissens sich erhebt.«[2]

Die Suche einer »unerschütterlichen« Grundlage des Wissens führt immer wieder dazu, dass Positionen vertreten werden, die auf metaphysischen Annahmen basieren. Eine metaphysische Position wäre zum Beispiel, dass die Welt nach einem göttlichen Prinzip geordnet ist, das es denkend zu erkennen gilt. Mit Realismus wird hingegen die Position bezeichnet, dass es eine Welt unabhängig von unseren Beschreibungen gibt, die wir »richtig« beschreiben können[3]. Eine »richtige« Beschreibung wäre dann wahr in einem korrespondenztheoretischen Sinne.

Ein Realismus in abgeschwächter Form wäre zum Beispiel die Annahme, dass man zumindest von einem Realismus ausgehen darf, auch wenn wir die wahren (in korrespondenztheoretischem Sinne) Zusammenhänge noch nicht erkannt haben und wir uns ihnen womöglich nur annähern können. Und in der Tat macht eine Suche nach zutreffendem, verlässlichem Wissen nur Sinn, wenn wir davon ausgehen, dass zumindest annäherungsweise die Welt mit festen Regeln zu beschreiben ist, das heißt auf solche Weise, dass wir manches sicher genug wissen, um darauf unsere

---

2 Schlick, »Über das Fundament der Erkenntnis«, 1934, S. 79

3 Vgl. Gethmann, »Realismus (ontologisch)«, 2004, S. 502–504

Handlungsentscheidungen zu gründen. Diese »Konstanz« legt uns auch die Alltagserfahrung in vielen Bereichen nahe.

In unserem Weltbild haben wir sicherlich immer eine mehr oder weniger vage Vorstellung von der Welt im Ganzen. Jedoch ist von größter Bedeutung, welchen Status wir diesen Vorstellungen zuweisen: Ordnen wir danach die Art des Seins der Gegenstände und Personen, die uns in der Welt begegnen, entwerfen also eine ontologische Ordnung, eine Ordnung der Dinge ihrem Wesen nach, die wir dann als Grundlage unseres Denkens und Forschens verstehen, oder begreifen wir sie als mögliche Vorstellungen über die Welt, die sich in mancher Praxis als nützlich erweisen, jedoch bei starrem Festhalten an ihnen in anderen Bereichen zu absurden und widersprüchlichen Konsequenzen führen. Wie wir sehen werden, verleitet manchmal die Grammatik unserer Sprache zur Annahme ontologischer Vorstellungen. Und weil wir es nicht bemerkt haben, können wir dann den sich ergebenden philosophischen Problemen nicht entrinnen.

Die Suche nach der Wahrheit ist in der Geschichte der Philosophie fast untrennbar mit der Suche nach Wissen verbunden. Jedoch zeigt sich bei näherem Hinsehen, dass sich hinter dem Wort »Wahrheit« nicht nur ein bestimmter Begriff verbirgt: Logische Wahrheit ist zu unterscheiden von Wahrheit in Bezug auf empirische Aussagen; die Wahrheit von Behauptungen über bestimmte Sachverhalte ist zu unterscheiden von der Wahrheit genereller Aussagen, wie naturwissenschaftlicher Gesetze. Als Klammer dieser Begriffe steht wohl seit jeher die Frage nach dem, »wie es wirklich, wie es in echt ist«.

Bei medizinischem Wissen geht es um empirisches Wissen, so dass wir hier nur auf die Frage der Wahrheit empirischer Aussagen eingehen wollen. Von allen Vertretern der Auffassung, dass wir die Wahrheit sehr wohl sprachlich und damit intersubjektiv erfassen können, muss eine korrespondenztheoretische Wahrheitstheorie[4] vertreten werden, wie zum Beispiel in der Anfangszeit des Wiener Kreises: Basale Beobachtungssätze, die sogenannten »Protokollsätze«, sollten das unhintergehbare Fundament darstellen; sie sind »gewiss«, so hatte man sich jedenfalls erhofft, und so konnten wissenschaftliche Theorien dadurch überprüft und als wahr oder unwahr bestimmt werden, indem die aus einer Theorie folgenden basalen Beobachtungssätze überprüft werden konnten.

---

4 Vgl. Lorenz, »Wahrheitstheorien«, 2004, S. 595–600

»Unter ›Protokollsätzen‹ dachte man sich, wie der Name andeutet, ursprünglich jene Sätze, welche in absoluter Schlichtheit, ohne jede Formung, Veränderung oder Zutat die Tatsachen aussprechen, in deren Bearbeitung jede Wissenschaft besteht, und die jeder Behauptung über die Welt, jedem Wissen vorhergehen. Es hat keinen Sinn, von ungewissen Tatsachen zu sprechen, nur Aussagen, nur unser Wissen kann unsicher sein; und wenn es daher gelingt, die rohen Tatsachen völlig rein in ›Protokollsätzen‹ wiederzugeben, so scheinen diese die unzweifelhaften Ausgangspunkte aller Erkenntnis zu sein.«[5]

Theorien sollten damit also verifiziert werden; dieser Schritt wurde als »Induktion« bezeichnet, weil durch Beobachtungssätze die Wahrheit genereller Sätze gezeigt werden sollte. Doch schon bald wurden Zweifel laut: Die subjektive Perspektive desjenigen, der eine basale Beobachtung macht, ist nicht zu vernachlässigen. Sätze können nur mit Sätzen verglichen werden, derjenige aber, der eine Beobachtung macht, erlebt diese, er konstatiert, wie Schlick es nannte, und muss sein Erlebnis dann sprachlich fassen. Es ist dabei aber nicht klar, was garantieren sollte, dass das Erlebnis genau mit einem bestimmten Beobachtungssatz korrespondiert. O. Neurath bringt es auf den Punkt, wenn er sagt: »Eine echte Konstatierung kann nicht aufgeschrieben werden.«[6]

Im kritischen Rationalismus vertrat K. Popper hingegen die Auffassung, dass generelle Aussagen als Hypothesen gesetzt werden müssen und dass diese nicht verifiziert (wie bei den logischen Positivisten des Wiener Kreises), wohl aber falsifiziert werden könnten. Die »Induktion« scheitert nach Popper schon deshalb, weil man dabei von endlich vielen positiven Einzelfällen auf die unbeschränkte Menge möglicher Fälle »schließt«. »Bekanntlich berechtigen uns noch so viele Beobachtungen von weißen Schwänen nicht zu dem Satz, daß alle Schwäne weiß sind.[7]

Popper schlägt deshalb vor:

»Wir fordern zwar nicht, daß das System auf empirisch-methodischem Wege endgültig positiv ausgezeichnet werden kann, aber wir fordern, daß es die logische Form des Systems ermöglicht, dieses auf dem Wege der methodischen Nachprü-

5 Schlick, »Über das Fundament der Erkenntnis«, 1934, S. 79–80

6 Vgl. Neurath, *Wissenschaftliche Weltauffassung, Sozialismus und Logischer Empirismus*, 1979, S. 115ff

7 Popper, *Logik der Forschung*, 1971, S. 3; vorausgesetzt, dass »weiß« kein Definitionsmerkmal von »Schwan« ist.

fung negativ auszuzeichnen: Ein empirisch-wissenschaftliches System muß an der Erfahrung scheitern können.«[8]

Für Popper können in der Wissenschaft also keine Wahrheiten gefunden, sondern nur Irrtümer ausgemerzt werden. Dies bedeutet aber eine Abkehr von der klassischen Wahrheitsvorstellung, nämlich dass eine Aussage entweder wahr, falsch oder sinnlos sein muss. Vielmehr dürfen wir Theorien solange akzeptieren, solange sie sich in Experimenten bewähren und nicht durch ein Gegenbeispiel falsifiziert wurden.

Auch diese Vorstellung hat eine Revision erfahren: Die Arbeiten von T. Kuhn und I. Lakatos haben gezeigt, dass Wissenschaft bisher nicht so wie bei Popper intendiert abgelaufen ist: T. Kuhn wies darauf hin, dass der wissenschaftliche Fortschritt eher in Phasen verläuft, in sog. Paradigmen; wie lange ein Paradigma akzeptiert wird, hängt demnach nicht nur von empirischen, sondern auch von sozialen Gegebenheiten ab, zum Beispiel dem Einfluss von bestimmten Schulen. Kuhn hat die Revolutionen in der Wissenschaft als soziales Phänomen beschrieben und dabei versucht zu begründen, dass es eben nicht nur empirische Gründe sind, die zum Verwerfen einer Theorie und zur verstärkten Suche nach einer neuen führen.[9]

I. Lakatos hat als erster darauf hingewiesen, dass der wissenschaftliche Fortschritt deshalb auf diese Weise ablaufen kann, weil Sätze von Theorien nicht wie Popper behauptet hat, alle empirisch zu verstehen und deshalb einer empirischen Überprüfung zugänglich seien.[10] Vielmehr muss unterschieden werden zwischen den eigentlichen empirischen Naturgesetzen (zum Beispiel das Pendelgesetz oder das Fallgesetz) und fundamentalen empirischen Annahmen (zum Beispiel die Newtonschen Axiome), die selbst nicht falsifizierbar sind, aber festlegen, was erklärt werden soll und was erklärt werden kann (wir kommen später bei den wissenschaftlichen Erklärungen darauf zurück, siehe Kapitel 1.5).

Anstatt Theorien beim ersten Anzeichen eines Gegenbeispiels zu verwerfen, versucht man trotz Anzeichen eines Gegenbeispiels die Theorie noch zu halten: Zum einen ist nämlich nicht eindeutig bestimmt, was als Gegenbeispiel zu akzeptieren ist (es könnte ja auch nur ein Messfehler sein) und zum anderen könnte die Theorie durch kleine Modifikationen vielleicht doch zumindest für einen eingeschränkten Gültigkeitsbereich

8 Popper, *Logik der Forschung*, 1971, S. 15

9 Vgl. Kuhn, *Die Struktur wissenschaftlicher Revolutionen*, 1989

10 Vgl. Lakatos, »Falsifikation und die Methodologie wissenschaftlicher Forschungsprogramme«, 1974, S. 89–190

gehalten werden. Hier deutet sich schon ein pragmatisches Kriterium für wissenschaftliche Theorien und damit für Wissen an: Der Wert wissenschaftlicher Theorien (und des damit verbundenen Wissens) bestimmt sich danach, wie leistungsfähig sie darin sind, Phänomene zu beschreiben und zu erklären.

Diese kurze Skizze der Probleme mit dem korrespondenztheoretischen Wahrheitsbegriff in Bezug auf empirische Sätze motiviert, die Bestimmung des Begriffs »Wahrheit« und damit die Diskussion verschiedener Wahrheitstheorien sein zu lassen und stattdessen einen pragmatisch orientierten Weg einzuschlagen: Wir wollen dann von der Gültigkeit einer Behauptung sprechen, wenn sie adäquat begründet ist, und darauf unseren Wissensbegriff aufbauen.

Der philosophische Terminus »Pragmatismus« wurde von C. S. Peirce in den siebziger Jahren des 19. Jahrhunderts eingeführt. Weitere wichtige Vertreter der »ersten Generation« waren zum Beispiel W. James und C[harles] Wright. Von diesen und anderen Vertretern wurden verschiedenste Formen des Pragmatismus ausgearbeitet, die sich jedoch unter einer Gemeinsamkeit zusammenfinden:

»Gleichgültig, in welcher Ausprägung der Pragmatismus [Abkürzung ausgeschrieben, J.K.] auftritt, stets läßt er sich daran erkennen, daß die scharfe Trennung von Ontologie und Erkenntnistheorie (Epistemologie) aufgehoben ist: die Konstitution der Gegenstände läßt sich unabhängig von der Sicherung der Aussagen über die Gegenstände nicht vornehmen.«[11]

Diese »Sicherung« weist darauf hin, dass die Aussagen immer in einem Handlungskontext gesehen werden müssen und in ihm dann erst »gesichert« werden können. Peirce spricht in diesem Zusammenhang vom Bild des idealen »Experimentators«, der eine empirische Aussage als im Experiment überprüfbar oder als sinnlos versteht.[12]

Das pragmatische Verständnis von Wissen kommt also gerade dann zum Tragen, wenn wir Sprechen als Handeln auffassen: Wer in einem Gespräch etwas behauptet, der muss dessen Gültigkeit aufzeigen können, das heißt es begründen können. Was als gute Begründung gilt, richtet sich wiederum nach der Art der Behauptung und nach dem Kontext des Ge-

---

11 Lorenz, »Pragmatismus«, 2004, S. 325–327

12 Vgl. Peirce, C. S.; Apel, K.-O. (Hrsg.) *Schriften II, Vom Pragmatismus zum Pragmatizismus*, 1970, S. 389ff

sprächs, also zum Beispiel den daraus hervorgehenden Zwecken der beteiligten Personen.

»Diese Perspektive ist die Betrachtung von Wissenschaft, Religion, Politik usw. als Tätigkeiten, in denen Menschen engagiert und gewissermaßen eingebettet sind. Vor diesem Hintergrund würde ein Pragmatist vis-à-vis der Unterscheidung zwischen den wesentlichen Eigenschaften eines Dinges und seinen nicht-wesentlichen Eigenschaften zu bedenken geben, daß die Auszeichnung dieser oder jener Eigenschaft(en) kontextrelativ sei und nicht etwa in einer Natur der Sache gründe. [...]

Denn offensichtlich ist es eine Sache, Begriffe, Ideen oder Gehalte, welcher Art auch immer, zu betrachten und sie dem geistigen Auge irreversibel zu erschließen suchen, eine andere, zu fragen, welche Rolle diese oder sonstige Gebilde in unserem oder für unser Denken spielen.«[13]

Die Funktion von Sprache, und das werden wir noch insbesondere bei den Dispositionsbegriffen (Kapitel 2) und unserer Erörterung des Krankheits- und Gesundheitsbegriffs (Kapitel 3 und Kapitel 4) sehen, erschöpft sich nicht im Behaupten von Sachverhalten. G. Ryle hat als einer der ersten in seinem Buch »The Concept of Mind«[14] darauf aufmerksam gemacht. J. L. Austin und J. R. Searle explizierten in ihrer Sprechakttheorie das Sprechen als eine Handlung (einen Akt), in der mit dem Gesagten bestimmte Ziele durch den Sprecher verfolgt werden (zum Beispiel die Beschreibung eines Sachverhalts, die Aufforderung, etwas zu tun, etwas zu drohen, etwas zu versprechen, und so weiter) und die in einem gemeinsamen Kontext des Sprechens stattfindet.[15] Erst in diesem Kontext werden die Äußerungen des Sprechers voll verständlich (wobei natürlich Missverständnisse nicht ausgeschlossen sind).

Das Sprechen über Dispositionen und darüber, dass eine Person krank oder gesund sei, aber auch wenn wir davon sprechen, dass eine Person etwas wisse, erschließt sich erst, wenn wir den Kontext und die Ziele des Sprechens in den Blick nehmen. Dies bedeutet aber nicht, wie wir sehen werden, dass damit das, was wir als gültiges Wissen erachten, oder was wir unter »krank« oder »gesund« verstehen dürfen, beliebig wäre. Vielmehr gilt es zu zeigen, dass gerade der Einbezug der pragmatischen Ziele des Sprechens (der Sprechhandlung) erst rekonstruieren lässt, welche Funktionen mit der Verwendung bestimmter Begriffe im Sprachgebrauch von Alltag

---

13 Graeser, *Positionen der Gegenwartsphilosophie*, 2002, S. 18–19

14 Vgl. Ryle, *The Concept of Mind*, 2002

15 Vgl. Searle, *Sprechakte. Ein sprachphilosophischer Essay*, 2007; vgl. Austin, *Zur Theorie der Sprechakte*, 1972

und Wissenschaft verbunden sind und welche Unterscheidungen und welche Forderungen der Begründung demnach sinnvoll sind. Diese Unterscheidungen und Begründungspflichten müssen dabei so angelegt sein, dass sie den Begriff einerseits schärfen und zugleich aber den Anschluss an die alltägliche Rede gewährleisten.

Begründungen belegen beim Sprechen nicht nur die Gültigkeit einer Aussage, sondern tragen auch zum Verständnis beim Hörer bei: Über Begründungen kann der Sprecher versuchen, eine Behauptung anschlussfähig an das Wissen des Hörers zu machen, indem er dabei von seiner Behauptung ausgehend einen Argumentationszusammenhang aufzeigt bis zu Behauptungen, die der Hörer schon in seinem Wissensbestand hat. Wenn wir von (dem einen) Wissen oder Wissensbestand einer Person sprechen, heben wir schon darauf ab, dass Wissen immer aus einem »Netz« von singulären und generellen Behauptungen besteht und nicht nur als eine Anhäufung wahrer Sätze verstanden werden kann.

Als erstes wollen wir zeigen, dass die Frage nach gültigem Wissen einen pragmatischen Zugriff zulässt, der auch für die Anschlussprobleme, wie zum Beispiel die Diskussion von Handlungsoptionen hinsichtlich Prävention und Gesundheitsförderung, zureichend ist. Damit wird die Diskussion nicht eingeschränkt, etwa dass sie nur in sehr abstrakter Weise geführt werden könnte oder die Anwendung auf konkrete Beispiele offen bliebe. Ganz im Gegenteil: die Diskussion wird dadurch viel durchsichtiger und die Argumentation einsichtiger. So wird auch die Verknüpfung von Theorie und Praxis erleichtert, was uns unserem Ziel näherbringt, eine breite Diskussion von Krankheit, Gesundheit, Prävention und Gesundheitsförderung zu ermöglichen, die verschiedenste Professionen einbezieht. Es entstehen bei pragmatisch fundierten Konzepten gerade keine Brüche im Übergang von Theorie und Praxis, denn die pragmatischen Kriterien, die wir anlegen, kommen ja aus der Praxis.

Kennen, meinen, glauben und wissen

Die übliche Unterscheidung von meinen, glauben und wissen wollen wir noch um das Kennen ergänzen: Beginnen wir damit, was es heißt, etwas zu kennen und machen uns damit auf den Weg zu erörtern, was es heißt, etwas zu wissen beziehungsweise Wissen zu besitzen. Wir kennen andere Menschen, eine Landschaft, Zahnschmerzen oder wir kennen, wie es ist, mit einem grippalen Infekt krank im Bett zu liegen. Von »er-kennen« sprechen wir dann, wenn sinnliche Eindrücke der Gegenwart als hinreichend ähnlich zu erinnerten Inhalten nach bestimmten Kriterien gewertet werden. Jemand erkennt eine Person wieder, eine Landschaft, in der er vor Jahren war oder der Hund erkennt, dass er jetzt gleich von seinem Herrchen etwas zu fressen bekommt.

Wir sprechen auch davon, dass eine Person einen Satz, eine Formel oder einfach eine bestimmte Behauptung kenne. Bei der Formel oder Zeichenkette können wir es so verstehen, dass sich jemand die Zeichen in der richtigen Reihenfolge eingeprägt hat, sich die Frage nach deren Bedeutung aber nicht stellt. Bei einer Behauptung sehen wir von der konkreten Zeichenkodierung in einer Sprache ab und betrachten die davon abstrahierte Bedeutung, die invariant hinsichtlich aller möglichen Zeichenkodierungen einer Behauptung sein muss. Eine Behauptung lässt sich aber dennoch nicht losgelöst von einer Sprache betrachten: sie ist ein sprachliches Gebilde und jemand, der eine Behauptung kennt, muss sie zumindest in einer möglichen sprachlichen Form angeben können. Wenn wir sagen, jemand kenne eine Behauptung, so meinen wir damit, dass diese Person sich die Bedeutung ins Bewusstsein rufen kann; sie zeigt uns das, indem sie die Behauptung wiedergibt und ggf. erläutert. Behaupten ist allerdings mehr als bedeutungsinvariant reden: Auch von einem Märchen gibt es verschiedenen Fassungen, ohne dass dabei etwas über unsere empirische Welt behauptet würde. Behauptungen zeichnen sich vielmehr durch ihren Gültigkeitsanspruch aus. Im Weiteren soll es um Behauptungen gehen, also um sprachliche Verfasstheiten, im Gegensatz zum Kennen, das auf ein Erlebnis referiert.

Zu Behauptungen können wir uns in verschiedener Weise in Beziehung setzen: Wir können sie, grob gesprochen, für falsch, für möglich oder für zutreffend halten. Hält eine Person eine Aussage für zutreffend, so ist sie davon überzeugt. Wenn die Person von einer Behauptung überzeugt ist, so können wir auch sagen, dass sie die Behauptung glaubt. Hält die Person die Behauptung für falsch, so stellt sie ihre Gültigkeit in Frage und kann nach einer Begründung verlangen. Schätzt sie eine Behauptung als möglich ein, so hält sie sie zumindest nicht für falsch; jedoch ist sie auch nicht davon überzeugt. Für eine Klärung dieser Möglichkeiten, wie wir uns zu einem Urteil in Beziehung setzen können, bietet sich eine Erörterung von meinen, glauben und wissen an.

In der Alltagssprache verwenden wir meinen, glauben und wissen je nach Kontext. Wenn wir sagen, dass jemand etwas meine, so wollen wir oft nicht mehr sagen, als dass er etwas sage. Zum Beispiel: »Herr Maier meinte vorhin in der Besprechung, Frau Müller sei schon gestern in Urlaub gefahren«. Diese Form des Gebrauchs von meinen ist die von sagen, einwerfen, bemerken, behaupten, et cetera. Diese Konnotationen sollen im Weiteren nicht beachtet werden. Wenn ich sage »Ich wollte dich nicht ärgern, ich habe es anders gemeint!« oder »Das meine ich jetzt aber ernst!« beziehe ich mich auf meine Absichten, die wohl beim Empfänger meiner Rede falsch interpretiert wurden. Auch Meinen in diesem Sinne soll im Weiteren nicht beachtet werden.

Meinen, glauben und wissen als die Möglichkeiten, sich auf ein Urteil zu beziehen, unterscheiden sich hinsichtlich ihres modalen Status und der Gewissheit über die Richtigkeit einer Behauptung. Kant unterscheidet meinen, glauben und wissen zum Beispiel folgendermaßen:

> »Meinen ist ein mit Bewußtsein sowohl subjektiv, als objektiv unzureichendes Fürwahrhalten. Ist das letztere nur subjektiv zureichend und wird zugleich für objektiv unzureichend gehalten, so heißt es Glauben. Endlich heißt das sowohl subjektiv als objektiv zureichende Fürwahrhalten das Wissen. Die subjektive Zulänglichkeit heißt Überzeugung (für mich selbst), die objektive Gewißheit (für jedermann). Ich werde mich bei der Erläuterung so faßlicher Begriffe nicht aufhalten.
>
> Ich darf mich niemals unterwinden, zu meinen, ohne wenigstens etwas zu wissen, vermittelst dessen das an sich bloß problematische Urteil eine Verknüpfung mit Wahrheit bekommt, die, ob sie gleich nicht vollständig, doch mehr als willkürliche Erdichtung ist. Das Gesetz einer solchen Verknüpfung muß überdem gewiß sein.«[16]

Jemand, der etwas meint, hält etwas für möglich, behauptet damit also auch etwas. Wenn eine Meinung nicht bloße Erdichtung sein soll, so setzt sie Gewissheit darüber voraus, dass die Möglichkeit tatsächlich besteht. Im obigen Zitat wird eine Unterscheidung gemacht zwischen dem Glauben einerseits und dem Wissen einer Person andererseits. Jemand, der etwas weiß, ist genauso wie der, der glaubt, von der Wahrheit einer Aussage überzeugt. Der Wissende hat nach Kant aber mehr, er hat Gewissheit.

Vom Glauben als einem Überzeugt-Sein können wir glauben in einem engeren Sinne abgrenzen: In Bereichen, in denen wir kein Wissen haben, also zum Beispiel im Bereich des Transzendenten oder Religiösen, oder aber auch bei Zufallsexperimenten wie dem Werfen einer Münze, können wir von bestimmten Behauptungen überzeugt sein, zum Beispiel dass es

16 Kant, *Kritik der reinen Vernunft*, 2004, S. 689, B850

einen Gott gibt oder dass beim nächsten Wurf der Münze »Zahl« oben liegt. Wer allerdings weiß, dass die Münze gezinkt ist, so dass zum Beispiel immer die Zahl oben liegt, der kann in diesem Sinne nicht mehr daran glauben. Glauben in diesem engeren Sinne bedeutet also, nicht nur überzeugt zu sein, sondern auch, über keine intersubjektivierbaren Gründe zu verfügen. Wer glaubt (in diesem Sinne), kann nicht wissen, und wer weiß, kann nicht glauben. Wäre die Münze gezinkt und es zeigte sich meistens, aber nicht immer die Zahl nach dem Wurf oben, so haben wir einen guten Grund, beim nächsten Wurf die Zahl zu vermuten. Hat jemand also eine Begründung, die ein Resultat wahrscheinlicher macht als eine Alternative, so hat er einen guten Grund, dieses anzunehmen, dieses also zu vermuten. Vermutungen beziehen sich immer auf Wissen, dem eine Art Statistik aus empirischer Erfahrung oder theoretischen Überlegungen zu plausiblen Möglichkeiten zugrunde gelegt ist, das aber nicht hinreichend ist, um die in Frage stehende Behauptung zu begründen oder zu widerlegen. Von wissen sprechen wir also immer dann, wenn wir eine Begründung als hinreichend erachten, von vermuten, wenn wir gerade ausdrücken wollen, dass die Gründe nicht hinreichend sind, aber doch das Auftreten eines bestimmten Resultats eher erwarten lassen als eine Alternative.

Diese Überlegungen führen zu der Frage, was wir unter Gültigkeit in einem pragmatischen Sinne verstehen können. Wir haben oben schon dargelegt, dass wir alle schon erlebt haben, dass wir uns getäuscht haben und dass sich wissenschaftliche Theorien im Laufe der Zeit als »überholt« herausgestellt haben. Wie sichern wir also Behauptungen ab im Alltag und in der Wissenschaft?

Wir können entweder jemanden fragen, den wir für kompetent und verlässlich halten, der also eine Autorität in dem betreffenden Gebiet ist, oder eben selbst eine Begründung suchen. Die erstgenannte Form einer Begründung, der Verweis auf eine Autorität, beruht auf dem Vertrauen einerseits auf ihre Kompetenz und andererseits auf ihre Ehrlichkeit. Allerdings sind wir dadurch gänzlich dem Wohlwollen anderer ausgeliefert. Zudem fördert derartiges Wissen unsere Handlungsfähigkeit nur bedingt: Wir laufen nicht nur Gefahr, übervorteilt zu werden, sondern auch, bestimmte Mitteilungen in den ganz unterschiedlichen Alltagssituationen nicht anwenden zu können, weil wir die Zusammenhänge nicht verstanden haben und das Besondere als Repräsentanten des Allgemeinen nicht erkennen.

Die Vorstellung vom Wissen einer Person im Falle von begründeten Behauptungen ist die eines kohärenten, eines stimmigen Gefüges von Behauptungen von unterschiedlicher Allgemeinheit, das uns Schlüsse ziehen und uns zusammen mit unserem Kennen, das heißt unseren Erfahrungen und unserer Fähigkeit (wieder-) zu erkennen, Handlungsziele in verschiedensten Situationen des Alltags verfolgen lässt. Auch wenn wir in der Praxis nicht alles selbst nachprüfen können, vor allem im Hinblick auf wissenschaftliche Ergebnisse, so ermöglicht uns doch die Prüfung der Konsistenz einer Aussage zu unserem bisherigen Wissen eine Plausibilitätsprüfung und bestärkt uns in unserem Glauben, falls sie erfolgreich war.

Eine Person weiß also dann etwas, wenn sie eine Behauptung begründen kann. Was wir unter einer gültigen Begründung verstehen können und was bestimmte Formen der Begründung leisten müssen, soll nach pragmatischen Kriterien bestimmt und später eingehend diskutiert werden.

Wenn wir nicht nur davon sprechen wollen, dass eine Person eine Behauptung weiß, sondern vom Wissen einer Gesellschaft, von Stand des Wissens in einer Disziplin, vom Wissen, das in einem Text oder einem anderen Medium vorliegt, so kann man es als »eine organisierte Menge von mit Geltungsansprüchen versehenen Urteilen«[17] verstehen. Dieser Vorschlag von R. Kötter regt dazu an, zu überlegen, ob man nicht auf diese Weise über Wissen losgelöst von Personen sprechen könnte.

Wir verwenden das Wort »wissen« in der Alltagssprache allerdings nicht nur dann, wenn wir darauf verweisen wollen, dass jemand zur Rechtfertigung seiner Behauptung einen Begründungszusammenhang angeben kann, der ihm erlaubt, die betreffende Behauptung an das schon gesicherte und vorhandene Wissen der Diskussionspartner anzuschließen. Vielmehr gebrauchen wir »wissen« auch im Sinne von »Erkenntnis haben«. Dies wird im Sprachgebrauch meist mit der Formulierung »wissen, dass …« verwendet, im Gegensatz zu unserem oben gegebenen Konzept von wissen, welches meist durch »wissen, warum …« angezeigt wird.

Neben dem Kennen aufgrund sinnlicher Erlebnisse, das wir vom Wissen unterschieden haben, können wir also zwei Weisen des Gebrauchs von »wissen« unterscheiden: Wissen im eigentlichen Sinne, das verbunden ist mit einer Begründung, und Erkenntnis, die lediglich verlangt, dass jemand eine (als richtig vorausgesetzte) Behauptung kennt und versteht. Dabei stellt sich gar nicht die Frage nach der Begründung. Während das Kennen

17 Kötter/Luft, L. *Informatik – eine moderne Wissenstechnik*, 1994, S. 7

keine sprachliche Darstellung erfordert, kann jedoch der Nachweis des Kennens sprachlich sein: Soll jemand nachweisen, zum Beispiel die Toskana zu kennen, so können wir nur danach fragen, ob er weiß, wie sie aussieht. Und damit sind wir bei der Erkenntnis: Jemand hat (Er-)Kenntnis vom Aussehen der Toskana, wenn er eine zutreffende Beschreibung geben kann. Wir können allerdings nicht überprüfen, ob er selbst dort war, oder nur eine Beschreibung gelesen hat, die er wiedergibt. Ein Student kann Erkenntnisse besitzen von einem Thema, über das er geprüft wird, jedoch es kann ihm das Wissen fehlen, wenn er seine Behauptungen nicht begründen kann.

In vielen Beispielen des Alltags reden wir nur darüber, ob jemand entsprechende (Er-)Kenntnis hat. Dabei wird gar nicht in Frage gestellt, ob diese Behauptungen auch richtig sind, sondern es wird davon ausgegangen. Wenn wir danach fragen, ob Herbert schon weiß, dass der Termin um eine Stunde verlegt wurde oder danach, ob Simone weiß, dass der Zug schon eingefahren ist, so fragen wir danach, ob die betreffenden Person die (Er-)Kenntnis hat, dass …, das heißt ob sie die Information schon bekommen und verstanden hat. Dabei steht zunächst nicht zur Disposition, ob die Information auch richtig ist, sondern nur, ob die Person sie verstanden hat. Erst wenn sich in der Sprechsituation Gründe für einen Zweifel ergeben, wird auf Wissen zurückgegriffen (Verwendung des Wortes »wissen« im engeren Sinn), das heißt eine Begründung verlangt: »Weißt du es oder glaubst du es bloß?« oder »Bist du Dir sicher?« sind dann typische Fragen in einem Gespräch nach dem Wissen, das über bloße Erkenntnis hinausgeht. Im Fokus der Rede steht dann nicht mehr die Frage, ob die Person eine bestimmte Erkenntnis besitzt (wobei die Richtigkeit der Aussage nicht zur Debatte steht), sondern ob die Behauptung richtig ist, das heißt begründet werden kann.

Es gibt also eine Reihe von Behauptungen, die nicht im engeren Sinne Wissen sein können: Zum Beispiel Sätze, die über ein Kennen berichten, also über Erlebnisse, Gefühle, oder Wahrnehmungen. Daneben gibt es eine weitere Kategorie von Aussagen, bei der es sich nicht um Wissen im engeren Sinne handelt: Sätze über normative Überzeugungen. Ob Wünsche, Träume, Gerechtigkeitsvorstellungen oder politische Einstellungen, sie alle entspringen subjektiven Wertungen, die selbst letztlich nicht begründbar oder rechtfertigbar sind (allerdings lassen sich unterschiedliche Einstellungen über ihre Konsequenzen verknüpfen, so dass dann allgemeinere Positionen und konkretere normative Aussagen einer Person auf ihre

Stimmigkeit hin überprüft und damit diskutiert werden können). Diese Überzeugungen sind auch für die Einstellungen einer Person hinsichtlich Gesundheit und Krankheit von großer Bedeutung: Nicht nur Wissen über die chemischen, biologischen oder physiologischen Zusammenhänge bei der Entstehung von Erkrankungen sind Grundlage von Entscheidungen, sondern auch, wie wir uns fühlen, wenn wir krank sind, was wir als krank einstufen, was wir unter Gesundheit verstehen und welche Wünsche wir hinsichtlich unserer Gesundheit haben.

Wir wollen das Kapitel 1.2 »Wissen und Begründen« damit beginnen, einen kleinen Einschub zur neueren Diskussion des Wissensbegriffs zu machen, die in Folge von Gettiers Aufsatz »Is Justified True Belief Knowledge?«[18] begonnen hat. Dabei haben wir es mit dem Sonderfall zu tun, dass eine Person in einer Geschichte eine Behauptung begründet, oder wie es dort meist heißt, rechtfertigt, diese Begründung aber nicht zutreffend ist. Die Geschichte ist allerdings so konstruiert, dass diese Behauptung aus anderen Gründen zutrifft, die der Leser mitgeteilt bekommt.

In dieser Diskussion sollen die Bedingungen erörtert werden, die nötig sind, um jemandem Wissen zuzuschreiben. Wie wir schon zu Anfang angedeutet haben, kann jemand eine Begründung haben, sich jedoch in bestimmten Annahmen täuschen, so dass die Begründung letztlich nicht stichhaltig ist. Solange jemand nur eine unzureichende Begründung hat, mögen wir ihm im besten Falle Erkenntnisse zuschreiben (wenn die Behauptung auf andere Weise begründet werden kann), aber kein Wissen.

1.2 Wissen und Begründung

Das Gettier-Problem und die neuere Diskussion zum Wissensbegriff

Die neuere Diskussion zum Wissensbegriff hat sich an Gettiers Aufsatz entzündet und dauert bis heute an.[19] Anhand einer Vielzahl von Beispielen

18 Gettier, »Is Justified True Belief Knowledge?«, 1963

19 Vgl. Craig, *Was wir wissen können*, 1993; vgl. Ernst, *Das Problem des Wissens*, 2002; vgl. Jung, »Probleme mit dem Wissensbegriff«, 2010, S. 18–27; vgl. Rosenthal, »Einige Bemerkungen zum Gettier-Problem«, 2001, S. 540–555

wird in Frage gestellt, ob man einer Person S zuschreiben kann, die Behauptung P zu wissen, genau dann, wenn (S knows that P if and only if)[20]

1. P is true,
2. S believes that P, and
3. S is justified in believing that P.[21]

Gettier selbst konstruiert zwei Beispiele, in denen eine Person angeblich Gründe hat, eine Aussage für zutreffend zu halten, die Gründe aber offensichtlich falsch sind. Die betreffende Person in der Geschichte ist also von der richtigen Aussage überzeugt, aber ihre Gründe dafür sind nicht zutreffend. Er versucht damit zu zeigen, dass alle drei oben genannten Bedingungen zwar auf gewisse Weise zutreffen, wir aber dennoch aus unserem Alltagsverständnis heraus nicht sagen würden, dass die Person S die Aussage P wisse. Hier das zweite Beispiel aus Gettiers Aufsatz:[22]

»Let us suppose that Smith has strong evidence for the following proposition:

(f) Jones owns a Ford.

Smith's evidence might be that Jones has at all times in the past within Smith's memory owned a car, and always a Ford, and that Jones has just offered Smith a ride while driving a Ford. Let us imagine, now, that Smith has another friend, Brown, of whose whereabouts he is totally ignorant. Smith selects three place names quite at random and constructs the following three propositions:

(g) Either Jones owns a Ford, or Brown is in Boston.

(h) Either Jones owns a Ford, or Brown is in Barcelona.

(i) Either Jones owns a Ford, or Brown is in Brest-Litovsk.

Each of these propositions is entailed by (f). Imagine that Smith realizes the entailment of each of these propositions he has constructed by (f) and proceeds to accept (g), (h), and (i) on the basis of (f). Smith has correctly inferred (g), (h), and (i) from a proposition for which he has strong evidence. Smith is therefore completely justified in believing each of these three propositions. Smith, of course, has no idea where Brown is.

20 Gettier gibt in seinem Aufsatz auch seiner Auffassung nach äquivalente Beispiele für diese drei Bedingungen an. Bei näherem Hinsehen sind sie aber keinesfalls als äquivalent zu bezeichnen. Da wir dies aber für die weitere Argumentation nicht unmittelbar benötigen, wird auf eine ausführliche Diskussion darüber verzichtet.

21 Gettier, »Is Justified True Belief Knowledge?«, 1963

22 Ebd.

But imagine now that two further conditions hold. First, Jones does not own a Ford, but is at present driving a rented car. And secondly, by the sheerest coincidence, and entirely unknown to Smith, the place mentioned in proposition (h) happens really to be the place where Brown is. If these two conditions hold then Smith does not know that (h) is true, even though (i) (h) is true, (ii) Smith does believe that (h) is true, and (iii) Smith is justified in believing that (h) is true.«

Gettier behauptet, mit seinen Beispielen gezeigt zu haben, dass die drei zu Anfang dieses Kapitels gegebenen Bedingungen also nicht hinreichend dafür sind, sagen zu können, jemand wisse eine Behauptung. Dazu gibt es zweierlei zu sagen:

1. Begründung beziehungsweise Rechtfertigung: Die betreffende Person in den Beispielen rechtfertigt sich über ein logisch nicht schlüssiges Argument, hier eine Induktion. Es handelt sich also um eine begründete Vermutung. Smith kennt Jones schon länger und erinnert sich daran, dass Jones in der Vergangenheit immer einen Ford gefahren hat. Deshalb nimmt er an, dass Jones auch jetzt noch einen Ford fährt. Die Beispiele sind so konstruiert, dass genau das Naheliegende nicht der Fall ist, jedoch trotzdem die in Frage stehende Behauptung (aus einem Grund, den Smith nicht kennt) mit der Überzeugung der Person S übereinstimmt. Smith täuscht sich also. Auf kritische Nachfrage oder eigene Zweifel könnte Smith zum Beispiel Nachbarn, Verwandte oder Freunde von Jones fragen, ob Jones einen Ford besitze, also sich auf die klassische Detektivarbeit einlassen. Smith hat zwar vermeintlich eine Begründung für seine Überzeugung, sie hat sich aber als falsch herausgestellt. Dass wir uns manchmal täuschen, ist eine uns allen bekannte Erfahrung. Smith hat also keine gültige Begründung für seine Überzeugung. Hier wird deutlich, dass mit »is justified in believing« von Gettier vielleicht eine Bedingung für eine begründete Vermutung gefordert wurde, für das Zusprechen von Wissen eignet sie sich aber offensichtlich nicht.
2. Realismus: In der Geschichte wird ein starker Realismus vorausgesetzt: Es ist vorgegeben, was unzweifelhaft wahr sei. Da es sich um Beispiele des Alltags handelt (singuläre Behauptungen über Tatsachen), ist es eine Art Alltagsrealismus, gegen den nichts einzuwenden ist, denn auch wir gehen im Alltag davon aus, dass die Phänomene eben so sind, wie sie uns erscheinen. Wird allerdings die Ebene der Phänomene verlassen und zum Beispiel ein genereller Satz behauptet, wie »die Welt besteht aus Atomen«, so kommt man mit Gettiers Realismus in Schwierigkei-

ten. Gerade aber solche Fragestellungen, wie zum Beispiel nach der Gültigkeit von generellen Sätzen, wie sie Bestandteile von wissenschaftlichen Theorien sind, können in den Gettierbeispielen gar nicht vorkommen. Es wird immer nur gefragt, unter welchen Bedingungen wir einer Person »Wissen« zuschreiben können, vorausgesetzt wir besitzen das Wissen schon. Wir werden später erörtern, wie solche generellen Sätze begründet werden können – und wie schon vermutet werden kann, wird es auf eine pragmatische Begründung hinauslaufen.

Im »richtigen Leben« können wir hinsichtlich bestimmter Behauptungen immer Zweifel anmelden und eine Begründung verlangen. Solange die absolute Wahrheit nicht gegeben ist, wie zum Beispiel in den fiktiven Beispielen von Gettier, bleibt Wissen von einer Begründung abhängig. Die Aussage eines anderen, er wisse etwas, reicht nicht aus, um ihm Wissen zuzuschreiben: er muss die in Frage stehende Behauptung auch begründen können. Wittgenstein drückt dies zum Beispiel in folgendem Aphorismus aus:

»Es ist nämlich nicht so, daß man aus der Äußerung des Andern ›Ich weiß, daß es so ist‹ den Satz ›Es ist so‹ schließen könnte. Auch nicht aus der Äußerung und daraus, daß sie keine Lüge ist. – Aber kann ich nicht aus meiner Äußerung ›Ich weiß etc.‹ schließen ›Es ist so‹? Doch, und aus dem Satz ›Er weiß, daß dort eine Hand ist‹ folgt auch ›Dort ist eine Hand‹. Aber aus seiner Äußerung ›Ich weiß …‹ folgt nicht, er wisse es.«[23]

In der Diskussion in Folge von Gettiers Aufsatz wurden viele Konzepte für den Wissensbegriff vorgeschlagen, die dem Gettier-Problem entkommen sollten. G. Ernst fasst diese Versuche im Wesentlichen in drei Strömungen zusammen: Die Internalisten, die Externalisten und die Kontextualisten.[24] Das Scheitern all dieser Ansätze sieht er darin begründet, dass sie versuchen, zwei sich ausschließende Weisen unseres Alltagsgebrauchs von »Wissen« durch ein einziges Konzept auszudrücken.

»Die übliche Vorgehensweise scheitert, weil sie der berechtigten Vorstellung, daß es eine objektive Tatsache ist, ob jemand etwas weiß oder nicht, und der ebenfalls berechtigten Vorstellung, daß Wissen etwas mit Gründen zu tun hat, mit einer Definition gerecht werden will.«[25]

---

23 Wittgenstein, *Bemerkungen über die Farben. Über Gewißheit, Zettel, Vermischte Bemerkungen*, 1984, S. 122, Nr. 13

24 Vgl. Ernst, »Der Wissensbegriff in der Diskussion«, 2007, S. 38–48

25 Ernst, *Das Problem des Wissens*, 2002, S. 151

Ernst sagt, dass wenn wir Wissen einerseits als etwas »Objektives« verstehen wollen, das die repräsentative Übereinstimmung eines mentalen Zustands mit der Welt, der Realität, der Wahrheit, et cetera ausdrücken soll, wir hier dann nicht zugleich fordern können, dass die betreffende Person eine bestimmte Rechtfertigung dazu haben muss. Denn es sind immer Fälle denkbar, in denen jemand die gewünschte Überzeugung hat, aber keine akzeptable Rechtfertigung.

Ernst rekonstruiert deshalb unsere Verwendungsweisen von »Wissen« im Alltag als eine »objektive« und eine »perspektivische« Variante, die seiner Meinung nach nicht verträglich sind, aber beide notwendig, um unserem Alltagssprachgebrauch gerecht zu werden. Seine objektive Variante von Wissen charakterisiert er wie folgt:

»In der ersten, der objektiven Variante ist ›Wissen‹ als ›richtige Überzeugung‹ zu analysieren. [...] Entweder weiß Erich schon, wie der FC Bayern gespielt hat oder nicht. Wenn er es noch nicht weiß, kann ich ihn überraschen, andernfalls nicht. Die Antwort auf die Frage, ob Erich Wissen hat oder nicht, muß ebenso unabhängig von demjenigen sein, der sie beantwortet, wie die Antwort auf die Frage, ob er überrascht sein wird oder nicht, falls man ihm das Fußballergebnis mitteilt. Ob eine Person weiß, daß p, hängt hier allein davon ab, welche Überzeugung die Person hat und ob diese korrekt ist, was wiederum nur davon abhängt, wie die Welt in Bezug auf die Frage, ob p, beschaffen ist.«[26]

Die perspektivische Variante charakterisiert er hingegen so:

»In der zweiten, der perspektivischen Variante dient uns der Wissensbegriff dazu, diejenigen Menschen zu kennzeichnen, von denen wir (prinzipiell) für uns relevante Tatsachen erfahren können. In den durch das Interesse des Informationssuchers bestimmten Situationen weiß eine Person, daß p, wenn sie die richtige Überzeugung hat und wenn sie zudem Gründe weiß, die geeignet dazu sind, die Zweifel, die der Informationssucher in Betracht zieht, auszuräumen. Welche Gründe für Wissen notwendig sind, hängt hier also davon ab, welche Zweifel der Wissenszuschreiber in Betracht zieht.«[27]

Ernst geht in beiden Verwendungsweisen davon aus, dass eine richtige Überzeugung notwendig für Wissen ist. Und wie er im ersten Zitat festhält, versteht Ernst darunter, dass die Überzeugung dem entspricht, »wie die Welt in Bezug auf die Frage, ob p, beschaffen ist« (siehe Zitat oben). Jedoch können wir allenfalls in Alltagsbeispielen davon ausgehen, dass wir mit ziemlicher Sicherheit wissen, wie die Welt beschaffen ist. Wie sieht es

26 Ernst, *Das Problem des Wissens*, 2002, S. 148
27 Ebd., S. 149

da mit wissenschaftlichen Theorien aus, die, wie wir wissen, sich über die letzten dreihundert Jahre immens verändert haben? In diesem Sinne bliebe uns dann nur zu sagen »ich weiß, dass ich nichts weiß«.

Diese Position ist hinsichtlich unseres Handelns aber unbrauchbar, und in der Tat würde kaum jemand widersprechen, wenn man behauptet, dass wir doch eine ganze Menge über die Welt wissen, zum Beispiel gerade auch im medizinischen Bereich. So bietet es sich hier an, auf die Frage nach der Wahrheit zu verzichten (»wie die Welt in Bezug auf die Frage, ob p, beschaffen ist«, siehe Zitat oben) und stattdessen unserer Unterscheidung von Erkenntnis und Wissen, und damit unserem pragmatischen Leitgedanken zu folgen: Einerseits können wir von einer Variante des Gebrauchs von Wissen sprechen, in der die Gültigkeit einer Aussage gar nicht in Frage steht, die also nur nach der Erkenntnis einer Person fragt (weiß Herbert schon, dass …) und andererseits von einer zweiten Variante, die nach dem Wissen einer Person im engeren Sinne fragt, indem sie eine stichhaltige Begründung verlangt (»Bist du dir sicher, warum ist das so?«). Dies hätte auch den Vorteil, dass auch über generelle empirische Aussagen und wissenschaftliche Theorien als Formen von Wissen gesprochen werden kann, wie wir später sehen werden.

In Bezug auf Krankheit, Gesundheit, Prävention und Gesundheitsförderung sind wir besonders an Wissen interessiert, das gegen jedermann verteidigbar ist, der bestimmte Prämissen des Diskurses teilt. In diesem Sinn kann man dieses Wissen dann objektiv (im Sinne von intersubjektiv) nennen. Wir wollen zeigen, dass durch Begründen gerade keinem Relativismus Tür und Tor geöffnet ist, sondern dass sich »die Suche nach der Wahrheit« in einem pragmatischen Sinn als ein Begründen verstehen lässt, das gewissen Standards genügt. Zuvor aber müssen wir klären, was wir unter argumentieren verstehen können, denn Argumentieren ist ein wichtiger Teil des Begründens. Das Argumentieren benötigen wir auch noch an anderer Stelle, nämlich beim Argumentieren für oder gegen bestimmte Handlungsoptionen hinsichtlich Prävention und Gesundheitsförderung.

Theoretisches Argumentieren

Das Begründen einer Behauptung können wir in folgende Formen unterscheiden:

1. Argumentieren im engeren Sinne. Durch anerkannte Argumentationsformen wird von der Gültigkeit akzeptierter Behauptungen auf die Gültigkeit der in Frage stehenden Behauptung übergegangen.
2. Begründung durch Autorität. Wir verweisen auf eine Person, die wir für einen Experten auf dem betreffenden Gebiet und für vertrauenswürdig halten.
3. Begründen durch Verweis auf eine eigene Wahrnehmung (Konstatierung) in Bezug auf empirische Urteile, zum Beispiel »Das habe ich selbst gesehen!«.
4. Begründen durch Verweis auf ein normatives Urteil, wie zum Beispiel alle Fragen des Geschmacks, Gerechtigkeitsurteile oder Urteile hinsichtlich der erstrebenswerten Ziele im Leben.

In diesem Kapitel soll das Argumentieren im engeren Sinne (1) erörtert werden. Argumente haben oft eine ähnliche Form, auch wenn sie in ganz verschiedenen Kontexten Anwendung finden. Ganz allgemein wollen wir deshalb von Argumentationsmustern sprechen immer dann, wenn wir vom konkreten Inhalt der Argumentation absehen und uns nur auf die Form beziehen. Diese Muster oder Formen können grundlegend in zwei Kategorien unterschieden werden: Die logisch zwingenden Argumente – man nennt sie auch schlüssig – und die logisch nicht zwingenden Argumente, die H. Tetens »induktive« Argumente nennt. Nach Tetens kann man unter Argumentieren folgendes verstehen:

»Durch ein Argument will man andere oder sich selber von der Wahrheit einer bestimmten Aussage überzeugen, indem man die Wahrheit dieser Aussage auf andere Aussagen zurückführt, von deren Wahrheit man schon überzeugt ist. Die Aussagen, auf deren Wahrheit man die Wahrheit einer weiteren Aussage zurückführt, heißen die ›Prämissen des Arguments‹, die Aussage, deren Wahrheit auf die Wahrheit der Prämissen zurückgeführt wird, seine ›Konklusion‹.«[28]

28 Tetens, *Philosophisches Argumentieren*, 2004, S. 23

Es stellen sich unmittelbar zwei Fragen:

1. Sind die Prämissen wahr?
2. Ist es wahr, dass die Konklusion wahr sein muss, falls die Prämissen wahr sind?

Wir wollen uns jetzt der zweiten Frage zuwenden. Wenn wir hier von Wahrheit sprechen, ist das eine logische Wahrheit, die nur im Theoretischen relativ zu den Prämissen gilt. Allgemein, also auch in Bezug auf empirische Urteile, wollen wir von der Gültigkeit einer Aussage sprechen, wenn sie hinreichend begründet ist. Im nächsten Kapitel wollen wir erörtern, was wir aus pragmatischer Sicht unter der Gültigkeit einer empirischen Aussage verstehen können.

Betrachten wir zunächst die logisch schlüssigen Argumente. Unter Argumentieren können wir also zunächst die Weitergabe der Wahrheit verstehen. Ein Argument ist schlüssig genau dann, wenn die Konklusion wahr sein muss, falls die Prämissen wahr sind. Die Beobachtung, dass Argumente in bestimmte Typen eingeteilt werden können, sog. Aussageformen, die unabhängig vom Inhalt der darin vorkommenden Aussagen immer eine wahre Konklusion liefern, falls die Prämissen wahr sind, geht auf Aristoteles zurück. Der modus ponens ist wohl der bekannteste Vertreter einer logisch gültigen Schlussregel:

1. Es ist p der Fall.
2. Wenn p der Fall ist, dann ist q der Fall.
3. Also ist q der Fall.

Wenn wir für p die Aussage A über den Gegenstand N einsetzen und für das Gesetz die Allaussage, dass die Aussage B für alle x gilt falls A(x) gilt, also $o_x(A(x) \rightarrow B(x))$, so können wir formal notieren:

$A(N)$
$o_x\,(A(x) \rightarrow B(x))$

$B(N)$

Wie können wir aber garantieren, dass diese Schlussregel immer eine wahre Konklusion (3) liefert, falls die Prämissen (1 und 2) der Fall sind? Die Begründung erfolgt analytisch, also rein aus der Bedeutung der vorkommenden Begriffe, wie Tetens darlegt:

»Wir müssen uns, so die Logiker, nur vergegenwärtigen, wie wir den Ausdruck ›wenn-dann‹ verwenden. Nach Auffassung der Logiker ist eine Wenn-Dann-Aussage mit wahrer Wenn-Aussage und falscher Dann-Aussage selber falsch. Sind nun beide Prämissen eines Arguments der obigen Form wahr, ist eine Wenn-Dann-Aussage mit wahrer Wenn-Aussage wahr. Dann muss auch die Dann-Aussage, also die Konklusion wahr sein. Denn wäre sie falsch, wäre entgegen der Voraussetzung die ganze Wenn-Dann-Aussage falsch. Die Logiker behaupten mit anderen Worten: Der Ausdruck ›wenn-dann‹ wird so verwendet, dass bei jeder Einsetzung von Aussagen für die Buchstaben p und q, bei der die Prämissen der Form ›p ist der Fall‹ und ›Wenn p der Fall ist, dann ist auch q der Fall‹ wahr sind, auch die Konklusion der Form ›q ist der Fall‹ wahr wird. Allein eine Bedeutungsanalyse für den Ausdruck ›wenn-dann‹ lässt uns einsehen, dass alle Argumente der obigen Form schlüssig sind.«[29]

Diese Form des Argumentierens ist die der formalen Logik. Zwischen den Prämissen und der Konklusion besteht dann ein sog. inferentieller (schließender) Zusammenhang. Wie oben schon eingeführt, unterscheiden sich von diesen Argumenten »im engeren Sinne« (Tetens) die nicht logisch schlüssigen Argumentationsmuster, wie zum Beispiel Schlüsse auf die beste Erklärung oder Analogieargumente.

Diese Formen der Argumentation lassen zwar keine logisch zwingenden Schlüsse zu, werden von uns aber zur Stützung bestimmter Vermutungen angewendet. Es handelt sich um Argumente, die eine statistische Komponente enthalten und im medizinischen Bereich eine große Rolle spielen: Wir wissen, dass eine Tatsache mehr oder weniger wahrscheinlich der Fall ist oder der Fall sein wird und argumentieren dann weiter unter der Annahme, dass sie der Fall sei oder dass sie nicht der Fall sei. Wir »projizieren« in diesem Sinne die Wahrscheinlichkeit auf die Sicherheit der Gültigkeit oder Falschheit einer Aussage.

Wenn wir wissen, dass jemand beim FC Bayern spielt, so gehen wir davon aus, dass er ein guter Fußballspieler ist, weil wir es für extrem unwahrscheinlich halten, dass der FC Bayern einen schlechten Fußballspieler unter Vertrag nehmen würde. Wenn als bekannt vorausgesetzt werden kann, dass Raucher ein stark erhöhtes Risiko haben, vor allem im mittleren und fortgeschrittenen Alter bestimmte schwere Erkrankungen zu bekommen, so muss jeder, der überlegt zu rauchen, sich der Gruppe derer zuordnen, die eine solche Krankheit tatsächlich bekommen werden oder denen, die keine dieser Krankheiten bekommen werden. Indem eine Person zum

29 Tetens, *Philosophisches Argumentieren*, 2004, S. 29–30

Beispiel sagt »das Risiko ist mir zu groß, das mache ich auf keinen Fall!« geht sie davon aus, dass sie damit rechnen muss, eine dieser schweren Krankheiten zu bekommen. Sie ordnet sich damit eher auf die Seite derer ein, die eine dieser Krankheiten bekommen werden. Sagt die Person aber »Ich bin ein gesunder Typ und außerdem hat bei uns in der Familie noch niemand so etwas bekommen«, so ordnet sie sich der Subgruppe derer zu, die trotz Rauchen eben nicht erkranken. Mit der Entscheidung für das eine oder das andere, unter der Prämisse, dass jeder diese Erkrankungen vermeiden möchte, folgt dann, ob jemand sich für das Rauchen entscheidet oder dagegen. Diese Rekonstruktion der Entscheidungsfindung ist aber sicher zu stark vereinfacht, wir wollen sie deshalb später wieder aufgreifen.

Folgende Argumentationsmuster des theoretischen Argumentierens sind neben den logisch schlüssigen Argumentationsformen einschlägig:

1. Die Induktion ist der Übergang von singulären Aussagen zu generelleren Aussagen. Während die Induktion bezogen auf theoretische Gegenstandsbereiche, wie zum Beispiel in der Mathematik, eine logisch gültige Schlussregel darstellt (man nennt sie dann auch vollständige Induktion), weil es hier eine Konstruktionsvorschrift für die betrachteten Gegenstände gibt und man somit weiß, welche Eigenschaften auf alle Gegenstände eines Bereichs zutreffen, ist die Induktion bezogen auf empirische Gegenstandsbereiche nicht logisch schlüssig. Zum Beispiel wird in den Naturwissenschaften und der Medizin aus endlich vielen Beobachtungen auf (generelle) Gesetzesaussagen »geschlossen«, die dann für alle Gegenstände mit bestimmten Eigenschaften zu allen Zeiten und an allen Orten als gültig angenommen werden.
2. Bei der Abduktion geht es um den vermuteten Übergang von einem Resultat mit Hilfe einer Regel (generelle Aussage) zu einem Ereignis, das in der Vergangenheit stattgefunden hat.[30] In seiner Antrittsvorlesung an der Universität Stuttgart (1997) betont C. Hubig, dass auch die Abduktion kein logisch schlüssiges Verfahren ist:

   »Im Zuge einer Abduktion im weitesten Sinne wird ausgehend von einer allgemeinen Regel und einem Resultat geschlossen auf einen vorausliegenden Fall. ›Geschlossen‹ muss hier natürlich in Anführungsstrichen gelesen werden:

30 Vgl. Hubig, *Die Kunst des Möglichen I – Technikphilosophie als Reflexion der Medialität*, 2006, S. 204ff

Es handelt sich um eine durch die Regel begründete Vermutung oder Konstruktion.«[31]

Die Abduktion ist also eine Vermutung über ein vergangenes und daher nicht mehr beobachtbares Ereignis. Der Detektiv muss ein Meister der Abduktion sein, wenn er einen Mordfall aufklären will.

3. Beim statistischen Argumentieren beruft man sich auf eine Wahrscheinlichkeitsaussage und folgert daraus. Wie im obigen Beispiel zum Rauchen deutlich wurde, muss man sich in der Argumentation entweder dafür oder dagegen entscheiden, dass eine als Wahrscheinlichkeitsaussage gegebene Behauptung zutrifft. Die Gründe dafür können vielfältig sein und werden auch davon abhängen, welchen Nutzen wir davon erwarten, wenn die Aussage zutrifft und welchen Schaden, wenn sie nicht zutrifft. Für Entscheidungen beim Gesundheitsverhalten werden wir eingehend diskutieren, wie dabei argumentiert werden kann. In diesem Bereich wird auch oftmals damit argumentiert, was als vernünftig gelten kann, dabei kommen sog. Rationalitätsargumente zum Einsatz.
4. Bei Rationalitätsargumenten wird vorausgesetzt, dass eine Person rational handelt, das heißt nach Gründen. Tetens nennt dies »Fundamentales Rationalitätsprinzip«: »Eine rationale Person lässt sich, wo immer es darauf ankommt, in ihren Überzeugungen und Handlungen von guten Gründen bestimmen«[32] . Es ist allerdings damit nicht festgelegt, was ein guter Grund ist. In verschiedenen Kontexten kann sehr Unterschiedliches als guter Grund gelten. Wir wollen sehr vorsichtig damit umgehen, eine Begründung einer Person als irrational zu bezeichnen, denn wie wir sehen werden, wird im Umfeld von Prävention und Gesundheitsförderung nur allzu schnell davon ausgegangen, dass es irrational sei, nicht jedes Gesundheitsrisiko vermeiden zu wollen. In Kapitel 6.4.1 diskutieren wir im Detail, was wir unter Rationalität und Irrationalität in diesem Zusammenhang verstehen können.

Neben den logischen Schlussformen und den nicht schlüssigen Argumentationsmustern sind die Prämissen Teil eines Arguments. Argumentieren beginnt oder endet, wie man will, bei den Prämissen. Je nach Gegenstandsbereich der Behauptung gibt es verschiedene Arten von Prämissen.

---

31 Hubig, Expertendilemma und Abduktion: Zum Umgang mit Ungewißheit (1997), 31.05.2011, http://elib. uni-stuttgart.de/opus/volltexte/2000/650/

32 Tetens, *Philosophisches Argumentieren*, 2004, S. 138

Ist der Gegenstandsbereich rein theoretisch, also zum Beispiel ein Kalkül, die Logik oder die Mathematik, so können folgende Arten von Prämissen unterschieden werden:

1. Axiome, die die gegebenen theoretischen Entitäten und ihre Eigenschaften festlegen (zum Beispiel Zeichen, Zahlen, geometrische Objekte, Festlegungen zur Unendlichkeit von Zahlen, und so weiter).
2. Übergangsregeln oder Operationsregeln, die den Übergang von bestimmten Zeichenfolgen oder theoretischen Entitäten zu anderen festlegen.

Hier wird der Gegenstand der Behauptungen selbst konstruiert und ist deshalb vollständig bekannt. In diesem Bereich gibt es auch logisch schlüssige Induktionsschlüsse, sog. vollständige Induktionen. Auch wenn in einem (konstruierten) Axiomensystem nicht alle Aussagen entscheidbar sind, wie Gödel gezeigt hat, so können wir doch von manchen eindeutig ihre Gültigkeit oder Falschheit ableiten (wir sagen dann »beweisen«). In diesem Sinne sagen wir dann, dass manche Aussagen wahr sind und andere falsch; dies kann man als logisch wahr bezeichnen.

Die empirische Welt hingegen ist die Sphäre des sinnlich Wahrnehmbaren. In dieser sind wir stets davon bedroht, dass wir uns täuschen, sei es durch eine falsche Wahrnehmung aufgrund einer Sinnestäuschung oder eine bloße Einbildung von Sinneseindrücken. Zudem ist nicht auszuschließen, dass andere ganz anders sinnlich wahrnehmen als wir. Wir können bei empirischen Behauptungen also nicht durch schlüssiges Argumentieren die Behauptung auf nicht anzweifelbare Axiome zurückführen, wie im Bereich des Theoretischen, wo wir sie uns selbst vorgeben, oder im Bereich des Normativen, wo sie als Werturteile letztlich von einer bestimmten Person vorgegeben werden (die wir natürlich auch selbst sein können).

Der Versuch, eine Deduktion empirischer Aussagen nach dem Vorbild des Theoretischen durchführen zu wollen, führt zum sog. Münchhausen-Trilemma, wie Hans Albert die drei Möglichkeiten genannt hat, in denen dieses Ansinnen enden muss. Wollten wir empirische Behauptungen durch Argumentation zweifelsfrei beweisen, so müssten wir einerseits ausnahmslos logisch schlüssige Argumentationsformen verwenden und andererseits bräuchten wir unanzweifelbare Prämissen. Da letztere fehlen, ist der unendliche Regress ein möglicher Ausweg, bei dem mit jeder Anwendung eines Argumentationsschlusses eine neue Behauptung hinzukommt, nämlich die Prämisse des gerade getätigten Schrittes. Die zweite Möglichkeit, die genauso wenig einen befriedigenden Ausweg darstellt, ist, dass wir im Laufe der Argumentation Aussagen als Prämissen verwenden, die schon mal als Konklusion aufgetreten sind, so dass sich ein Argumentationszirkel ergibt. Die dritte Möglichkeit besteht darin, die Argumentation quasi »dogmatisch« abzubrechen.[33] So macht es den Anschein, dass wir im Bereich der Empirie keine Aussage wirklich sicher wissen können.

Nur der Zirkel ist aber fatal. Stellen wir an den Regress die Forderung, dass ein Weiterfragen einen guten Grund braucht und ein Abbruch dann vorgenommen wird, wenn ein solcher nicht mehr vorhanden ist, so ist der Abbruch nicht mehr willkürlich. Wer also zum Beispiel einen Allsatz anzweifeln will, der muss zumindest Hinweise auf ein Gegenbeispiel vorbringen können. Ein guter Grund zum Weiterfragen ist auch immer dann gegeben, wenn mit der bis dato gegebenen Begründung bestimmte praktische Problemstellungen nicht erfolgreich gemeistert werden konnten.

Diese Probleme müssen aber nicht ausschließlich solche des täglichen Lebens sein, sondern können gerade aus dem von Hempel beschriebenen Drang nach Wissen heraus, also auf der Suche nach möglichst universellem Wissen über die empirische Welt, im Zuge der Forschung von uns selbst an uns gestellt werden (zum Beispiel in der Astrophysik, die für unser tägliches Handeln wohl eher untergeordnete Bedeutung hat).

Mit einem daraus resultierenden pragmatischen Verständnis von empirischem Wissen, können wir empirisches Wissen zwar nicht als absolut wahr auszeichnen, aber als gültig im Sinne einer gültigen Begründung.[34] Auch wenn in jedem Einzelfall geprüft werden muss, ob die Kriterien einer gültigen Begründung erfüllt sind, gibt es jedoch für empirische Behauptungen, seien sie singulär oder generell, Formen der Begründung, die sich bewährt haben. Um die Frage zu beantworten, welchen Kriterien eine gültige Begründung genügen muss (so dass sie ihrerseits als begründet gelten kann), müssen wir auf die pragmatische Ebene wechseln, wie schon angedeutet: die Begründung eines Kriteriums zur Begründung einer Behauptung P ist also nicht wiederum eine Behauptung, die sich auf den selben Gegenstandsbereich bezieht wie P, sondern eine, die Zwecken der Lebenspraxis genügt, zu der auch zum Beispiel das Forschen an wissenschaftlichen Problemstellungen zählt. Ausgangspunkt ist also immer eine Problemstellung, und an ihr können wir auch die pragmatischen Kriterien

33 Vgl. Albert, *Traktat über kritische Vernunft*, 1991, S. 15

34 Vgl. Kötter/Luft, *Informatik – eine moderne Wissenstechnik*, 1994, S. 60ff

festmachen. Das Schema der Begründung ist dann universell, die Inhalte sind es i.A. nicht.

Pragmatik und Begründung

Wir wollen damit beginnen, unter welchen Kriterien wir eine singuläre und unter welchen Kriterien wir eine generelle empirische Aussage als begründet annehmen können. Dabei spielen die pragmatischen Ansprüche an Wissen die entscheidende Rolle. Wir haben gerade gesehen, dass wir mit Argumentation alleine empirische Behauptungen nicht begründen können (und bei diesem Versuch beim Münchhausen-Trilemma enden). Wenn wir die Mitteilung einer Behauptung durch Autorität als Begründung außen vor lassen, so bleibt uns für die Begründung singulärer empirischer Aussagen nur sie selbst zu überprüfen, das heißt sich über sinnliche Wahrnehmung zu überzeugen.

Während die Wahrnehmung selbst keine Aussage und nicht falsifizierbar ist, das heißt gar nicht falsch oder richtig sein kann, denn sie ist das unmittelbare Empfinden empirischer Vorgänge und damit unhintergehbar, sind es die singulären empirischen Behauptungen aus der Interpretation unserer Wahrnehmungen schon: Behauptungen sind falsch, also empirisch unwahr, wenn der beschriebene Sachverhalt nicht mit unserer Wahrnehmung übereinstimmt: Das Gras ist nicht rot, sondern grün, der Zeiger nicht jenseits des Zwölf-Uhr-Strichs, sondern davor, und so weiter. Dabei braucht es nicht zu beunruhigen, dass es strittige Fälle gibt: Ist die Farbe dieses Glases noch ein grün oder schon ein blau?

Dies zeigt zum einen, dass die verwendeten Begriffe genau festgelegt sein müssen, beziehungsweise die Genauigkeit der Festlegung der Verwendung in einem Kontext genügen muss: Mag es für den Lackierer wichtig sein, welchen Farbton er genau verwendet (Lackierer haben nicht nur ein geschulteres Auge als Menschen anderer Professionen, sondern greifen bei Bedarf auch auf entsprechende Messtechnik zurück, um einen Farbton genauer zu bestimmen), so ist dies für viele Zwecke der täglichen Rede nicht von großer Bedeutung. Dies führt uns zu einer weiteren Beobachtung: Die Rede des Alltags ist oft unpräzise oder »schwammig« und zwar aus gutem Grund: Es ist einfach nicht notwendig genauer zu unterscheiden, weil eine bestimmte Unterscheidung in den meisten Fällen vollkommen ausreicht, um erfolgreich zu kommunizieren. Kann der Empfänger einer Rede nichts mit den Worten des Senders anfangen oder hält er sie gar kraft seiner eigenen Wahrnehmung für falsch, so kann er durch Nachfragen eine Präzisierung verlangen. Wir können also festhalten: Es gibt Behauptungen, die können eindeutig als falsch identifiziert werden, es gibt Behauptungen, die können in mehr oder weniger großzügiger Auslegung des eigenen Verständnisses der vorkommenden Begriffe als zutreffend gewertet werden und es gibt Behauptungen, die nicht entscheidbar oder unverständlich sind.

Wie eingangs erwähnt, hat man lange nach einer »Letztbegründung« für ein Fundament gesucht, auf das man zweifelsfrei seine Argumentation aufbauen könnte und meinte, jedenfalls in der Anfangszeit des Wiener Kreis, dieses in den Protokollsätzen gefunden zu haben. Man kann sich aber nicht nur täuschen, sondern die Wahl der Begriffe gibt schon zum Teil vor, was wir überhaupt beschreiben können. Oftmals geben unsere generellsten Vorstellungen über die Welt die Art der Beschreibung vor, insbesondere wenn wir Experimente machen, sind unsere Beobachtungen und Beschreibungen auch theoriegeleitet.[35]

Formen wir Sätze über unsere Wahrnehmung, so machen wir aus einem subjektiven Eindruck eine objektive Tatsache. Wie gerade schon erwähnt, nimmt die Art, wie wir diese Eindrücke zu beschreiben gedenken, schon in gewisser Weise vorweg, als was wir das Wahrgenommene überhaupt nur beschreiben können.

Objektiv kann hier einerseits »dem Objekt zukommend« heißen, das heißt eine Art realistische Vorstellung unterlegend, und andererseits kann es »intersubjektivierbar« bedeuten, das heißt nicht an die subjektive Sinnlichkeit des Einzelnen gebunden, sondern in einem Diskurs verhandelbar. Über die »Dinge an sich«, also wie sie sind hinter jeder Wahrnehmung eines Individuums, quasi wie sie wirklich sind oder sie Gott geschaffen hat, können wir nur spekulieren, aber nichts wissen, denn unser einziger Zugang zur Empirie sind unsere Sinne (auch wenn wir gleichwohl eine Vorstellung von Realität, einen Realitätsrahmen haben müssen, um die Welt als eine konsistente Welt denken zu können). Dies hat Kant in der Kritik der reinen Vernunft ausführlich gezeigt und deshalb zeigt sich für ihn die »objektive (empirische) Wahrheit« in der Übereinstimmung aller vernünftigen Menschen:

»Überredung ist ein bloßer Schein, weil der Grund des Urteils, welcher lediglich im Subjekte liegt, für objektiv gehalten wird. Daher hat ein solches Urteil auch nur

35 Vgl. Duhem, *Ziel und Struktur der physikalischen Theorien*, 1978, S. 188ff

Privatgültigkeit, und das Fürwahrhalten läßt sich nicht mitteilen. Wahrheit aber beruht auf der Übereinstimmung mit dem Objekte, in Ansehung dessen folglich die Urteile eines jeden Verstandes einstimmig sein müssen (consentientia uni tertio, consentiunt inter se). Der Probierstein des Fürwahrhaltens, ob es Überzeugung oder bloße Überredung sei, ist also, äußerlich, die Möglichkeit, dasselbe mitzuteilen und das Fürwahrhalten für jedes Menschen Vernunft gültig zu befinden; […].«[36]

Wie intersubjektivieren wir aber Konstatierungen, so dass wir die Forderung Kants »Übereinstimmung mit dem Objekte, in Ansehung dessen folglich die Urteile eines jeden Verstandes einstimmig sein müssen« erfüllen können?

Wir versuchen gemeinsam zu konstatieren, das heißt gleichzeitig gewisse Phänomene wahrzunehmen und sprachliche Ausdrücke dafür zu normieren. Dabei ist es dann irrelevant, ob das rot, das Person A sieht dasselbe Rot-Empfinden bei Person B hervorruft, solange es reproduzierbar ist. Treten Abweichungen von der eingeübten Praxis auf oder können einzelne Personen zum Beispiel farbliche Unterscheidungen von anderen nicht nachvollziehen, so ist das ein Grund, nach einer Erklärung dafür zu suchen, die zum Beispiel in der Rot-Grün-Blindheit einer Person gefunden werden kann.

Zur Intersubjektivierung von Konstatierungen eignen sich besonders klare Beispiele. Deshalb werden in der Naturwissenschaft Experimente so konstruiert, dass die Messergebnisse auf einer leicht lesbaren Zeigeroder Digitalskala ablesbar sind oder in einer Wertetabelle am Computer anzusehen sind.[37]

Diese Form der Intersubjektivierung ist nicht umgehbar, wer sie nicht mittragen will, kann an einem Diskurs der Ergebnisse nicht teilnehmen (in diesem Sinne ist dieses Verfahren wieder universell). Wobei anzumerken ist, dass hier kaum Probleme entstehen: Kaum jemand stellt infrage, dass wir beim gemeinsamen Ablesen einer Instrumentenskala bei einem Experiment Einigkeit erzielen können. Das »Messen«, das heißt das quantitative Feststellen von Ergebnissen in einem Experiment ist allerdings Grenzen unterworfen, wovon eine die technische Grenze ist: Wir können niemals unendlich genau messen.

Begründungen, also auch Konstatierungen, das heißt Bestätigungen eines Phänomens (unter Phänomen verstehen wir ein reproduzierbares Er-

36 Kant, *Kritik der reinen Vernunft*, 2004, S. 687–688, B 848

37 Vgl. Piccininni, »Epistemic divergence and the publicity of scientific methods«, 2003, S. 597–612

eignis), setzen immer generelle empirische Behauptungen (Regeln) voraus. Jede Begründung referiert also auf einen generellen Satz. Zum Beispiel: »Ich habe vorhin Herbert in der Stadt gesehen, ich habe ihn selbst gesehen und ich gehe davon aus, dass meine Sehfähigkeit im Moment sehr verlässlich ist, denn ich habe in letzter Zeit kein fehlerhaftes Funktionieren bemerken können (Regel)«.

Die Wahrnehmung der Gegenwart kann gar nicht sinnvoll als etwas interpretiert werden, ohne Regelhaftes in der Empirie anzunehmen. Es ist gerade die ständige Kontrolle unserer Wahrnehmung mit den uns bekannten generellen empirischen Sätzen, die uns Erscheinungen als etwas Bekanntes wiedererkennen lassen und uns oftmals vor Täuschungen bewahrt. Wie gelangen wir aber zu generellen Sätzen in begründeter Weise?

Generelle Sätze wie »Ein Schimmel ist ein weißes Pferd« lassen sich einfach dadurch begründen, dass zum Beispiel im Begriff »Schimmel« schon enthalten ist, dass es sich um ein weißes Objekt handelt. Der Begriff »Schimmel« ist in unserem Sprachgebrauch gerade so vereinbart, dass wir damit weiße Pferde bezeichnen. Dieser Satz bezieht sich damit nicht auf den empirischen Bereich, sondern auf den theoretischen, indem er eine Behauptung über die Definition eines Begriffs macht. Er ist also a priori beantwortbar und analytisch; wir wissen als jemand, der den Begriff Schimmel kennt, auch nicht mehr über die Welt, als wenn uns jemand sagt, ein Schimmel sei ein weißes Pferd. Der Gegenstand der Behauptung (der Begriff) ist konstruiert, der Satz also logisch wahr.

Generelle empirische Sätze, wie zum Beispiel »Alle Menschen sind sterblich«, »Eichen haben grüne Blätter« oder »Glas ist zerbrechlich« können nicht aus der Bedeutung der vorkommenden Begriffe als richtig oder falsch entschieden werden. Die Erfahrungen, die wir machen und das Wissen, das wir schon zu haben glauben, bringen uns dazu, manche Sätze als universell, andere in einem bestimmten Bereich oder unter bestimmten Bedingungen als gültig anzusehen, obwohl wir nicht alle Einzelfälle nachprüfen können. Vielmehr sind es diese empirischen Regeln und dahinter stehende empirische Prinzipien (auf die wir später noch zu sprechen kommen), die es uns erlauben, ein durchgängiges Verständnis von Realität zu entwickeln (Realitätsrahmen) und die es uns erlauben, in der Welt zielgerichtet zu handeln.

Diese Regeln können gar nicht in gleicher Weise »wahr« sein wie theoretische Behauptungen, deren Gegenstand konstruiert ist oder singuläre empirische Behauptungen, die wir mit unseren Sinnen und ggf. mit Messinstrumenten nachprüfen können. In welcher Weise können wir davon sprechen, dass diese Regeln stimmen, dass sie gültig sind?

Mit den Sinnen können wir nur erfassen, ob sich ein Ergebnis eingestellt hat, das wir anhand einer bestimmten Beschreibung von reproduzierbaren Ereignissen als Phänomene nach einer Regel erwartet haben, wir können dieses Ereignis also konstatieren. Eine Regel aber, die eine Allaussage ist, das heißt für alle Fälle Geltung beansprucht, die nach bestimmten Kriterien festgelegt sind, kann weder durch Argumentation noch durch Konstatierung begründet werden, denn sie bezieht sich ja auf unbestimmt viele Fälle. Dieses Induktionsproblem kann nicht durch logische Argumentation gelöst werden, zumindest aber können wir eine generelle empirische Behauptung falsifizieren, wenn sich ein eindeutiges Gegenbeispiel findet. Ein einziger schwarzer Schwan zeigt, dass die Aussage, alle Schwäne seien weiß, falsch ist.[38]

Jedoch gerade in der alltäglichen Rede liegen die Dinge oft nicht so eindeutig: Wenn jemand zum Beispiel sagt: »Bei uns fährt die S-Bahn im 20-Minuten-Takt«, so ist relevante Information zur Beurteilung dieser Aussage oft implizit im Kontext der Rede gegeben. Macht die Person diese Aussage wenn die Rede davon ist, an einem Montagvormittag die S-Bahn benutzen zu wollen, so ist die Aussage richtig, auch wenn die S-Bahn sonntags vielleicht nur im 40-Minuten-Takt fährt.

Gilt eine Regel als falsifiziert, so kann sie oftmals durch Einschränkung ihres Gültigkeitsbereichs gerettet werden und in vielen Bereichen der Praxis wird auch keine exakte und unbeschränkte Gültigkeit erwartet (wie man sich das von naturwissenschaftlichen Theorien wünschen würde). Vielmehr müssen sich generelle empirische Behauptungen in der Praxis bewähren, um als gültig anerkannt zu werden; sie werden also pragmatisch begründet.

Wie können wir nun davon sprechen, dass eine Person eine generelle empirische Behauptung weiß, das heißt die Regel auch begründen kann? Kötter gibt ein anschauliches Beispiel, das zeigt, dass sich ein pragmatisches Kriterium anbietet:

> Wer wissen möchte, warum er vor langen Autofahrten den Luftdruck in den Reifen seines Wagens etwas erniedrigen sollte, der möchte keine umfangreichen Ausführungen zur Gasdynamik und Elastizitätstheorie hören. Ihm wird es genügen, wenn er erfährt, welche Bedeutung für das Fahrverhalten des Wagens der Reifen-

38 dies gilt natürlich nur, wenn »weiß« nicht zu den Definitionsmerkmalen gehört, andernfalls wäre das schwarze Tier definitionsgemäß kein Schwan.

druck hat, wie sich dieser nach dem klassischen Gasgesetz mit der Temperatur ändert und welche Folgen dies für die Geometrie des Reifenquerschnitts hat. Dieses Wissen ist ausreichend, um die technischen Handlungsanforderungen als sinnvoll einzusehen. Wer allerdings mit Gasen unter hohen Drücken und Temperaturen zu tun hat, wird eine nicht mehr tolerierbare Abweichung von der klassischen Temperatur-Volumen-Druck-Relation feststellen […][39]

Jemand weiß also eine generelle empirische Behauptung, wenn er einen Begründungszusammenhang angeben kann, der in seinem Kontext ein Problemlösungspotential hat. Das heißt die Person ist dank dieses Wissens im Stande, das Problem zu lösen, oder erste Teilschritte zu lösen, sofern sie auch über das notwendige Können verfügt und bestimmte Mittel, wie zum Beispiel Werkzeuge, zur Verfügung hat.

Der »Grad der Vernetzung« beziehungsweise die »Tiefe« des Wissens ergibt sich durch die Art der Begründung. Er reicht von der bloßen Erkenntnis bis zum Begründen einer Regel innerhalb einer Theorie, was den Experten zum Beispiel einer Wissenschaft ausmacht. In diesem pragmatischen Sinne können wir auch Faustregeln als gültige Regeln anerkennen, auch wenn wir wissen, dass es meist Regeln gibt, die einen bestimmten Sachverhalt genauer beschreiben.

Auch die Suche nach besserem Wissen ist weitgehend pragmatisch geprägt, auch wenn sicherlich der von Hempel[40] geschilderte immanente Drang nach Wissen eine gewisse Rolle spielt.

»Vielmehr sind es gerade die Mißerfolge, die wir in unserem Handeln haben, und die Mißverständnisse, die sich bei unseren Reden einstellen, die uns zu einem Innehalten im Handeln und Reden bewegen und uns eigene Bemühungen, in denen wir unser Handeln und Reden kritisch rekonstruieren und gemäß unseren begründeten Urteilen vorbereiten, in Gang setzen lassen.«[41]

Da wir offensichtlich für singuläre und generelle empirische Aussagen keine »Letztbegründung« geben können, wie etwa im Theoretischen, wo wir den Gegenstand einer Behauptung selbst konstruiert haben, sondern uns auf Sinneswahrnehmungen stützen müssen, bei deren Wahrnehmung wir uns täuschen können und die eine Regel nur bestätigen, aber nicht beweisen können, werden immer wieder sog. skeptische Einwände erhoben, die darauf basieren, dass die Möglichkeit in Betracht gezogen wird,

39 Kötter/Luft, *Informatik – eine moderne Wissenstechnik*, 1994, S. 65
40 Hempel, *Aspekte wissenschaftlicher Erklärung*, 1977, S. 1
41 Lorenzen, *Lehrbuch der konstruktiven Wissenschaftstheorie*, 2000, S. 18

dass wir stets und auf beliebige Weise getäuscht werden könnten und demnach all unser Wissen in Zweifel gezogen werden muss.

Prominente Beispiele sind R. Descartes' böser Dämon[42], die Gehirne im Tank von H. Putnam[43] oder B. Russells Szenario, nach dem die Welt erst vor fünf Minuten entstanden sein soll, samt aller historischen Zeugnisse und unserer Erinnerungen[44]. Dem ist zu entgegnen, dass Zweifel ihrerseits erst begründet sind, wenn eine ernstgemeinte Alternative vorgeschlagen werden kann; und das kann im Falle einer Täuschung »in allem« gerade nicht geschehen. »Täuschung« wäre in diesem Zusammenhang ein leerer Begriff, alles kann nicht Täuschung sein, denn um von einer Täuschung zu sprechen, muss man die Vorstellung von einem Original haben. Es macht aus pragmatischer Sicht keinen Sinn, davon zu sprechen, dass alles eine Täuschung sei, wir müssen mit den sinnlichen Erscheinungen zurechtkommen, die wir eben als Menschen zur Verfügung haben (inklusive der technischen Erweiterungen unserer Sinne), die Dinge an sich bleiben für uns verschlossen.

Um zu Behauptungen über die empirische Welt zu kommen, die es dann zu begründen gilt, müssen wir die wahrgenommenen Ereignisse, Geschehnisse oder Phänomene, die uns sinnlich widerfahren, die uns erstaunen und die wir womöglich erwartet oder nicht erwartet haben, zuerst angemessen beschreiben. Dabei wird sich herausstellen, dass es nicht nur eine einzige Weise gibt, wie wir bestimmte Phänomene beschreiben können. Diese »Unterbestimmtheit« müssen wir füllen, indem wir eine Art der Beschreibung wählen, die uns das Verstehen der Phänomene ermöglicht, die es uns also erlaubt, eine Erklärung der Phänomene zu geben, die unser Erstaunen befriedigt und eine Lösung für unsere praktischen Probleme in Aussicht stellt.

1.3 Formen theoretischer Begründung: Beschreiben

Unter Beschreiben verstehen wir das Aufstellen von Behauptungen darüber, dass etwas in der empirischen Welt der Fall ist. Beschreiben ist damit

42 Vgl. Descartes, *Meditationen*, 2004, S. 69ff

43 Vgl. Putnam, *Reason, Truth and History*, 1981, S. 1ff

44 Vgl. Russell, *The Analysis of Mind*, 1961, S. 159ff

nicht normativ, darf also keine Wertung enthalten; ein beschreibendes Urteil heißt deshalb auch deskriptiv.

Indem wir gelernt haben, allen Gegenständen, die auf uns einen bestimmten Farbeindruck gemacht haben, zum Beispiel mit »grün« zu bezeichnen, haben wir gelernt, dass zum Beispiel die Größe oder Form des Gegenstandes dabei nicht relevant ist. Wie genau wir »grün« dabei von anderen Farben oder anderen Grüntönen unterscheiden, hängt vom Zweck der Handlungssituation ab und hat seine Grenzen in den Grenzen unserer Farbwahrnehmungsfähigkeit beziehungsweise der verfügbaren Messtechnik.

Fassen wir Gegenstände hinsichtlich des Vorliegens bestimmter Merkmale (Intension) unter einem Begriff zusammen, und sehen dabei von allen anderen Merkmalen ab, so bilden wir abstrakte Begriffe. Ein ähnliches Verfahren ist die Ideation. Hier werden allerdings nicht besondere Merkmale herausgegriffen, sondern bestimmte vorliegende Merkmale mit einer idealen Vorstellung verglichen. Bei genügend kleiner Abweichung dieses Merkmals vom Ideal wird dem Merkmalsträger der Begriff zugesprochen, der Merkmalsträger in den Begriffsumfang (Extension) aufgenommen. Abstraktion und Ideation sind grundlegende Operationen zur Bildung von Begriffen, die uns erst die vielfältigen Formen der Beschreibung ermöglichen.

Abstraktion und Ideation

Durch exemplarische Einführung und Definition lassen sich keine abstrakten Ausdrücke einführen. Abstrakta begegnen uns immer, wenn in singulären Aussagen anstelle eines Eigennamens oder einer Kennzeichnung ein sog. Allgemeinbegriff eingesetzt wird. Zum Beispiel »Eichen haben grüne Blätter«.

Wir fassen zum Beispiel Bäume nach bestimmten Merkmalen zu »Eichen« zusammen oder wiederum Eichen, Buchen, Eschen, usw. zu Laubbäumen, indem wir die Merkmale festlegen, die an einem konkreten Gegenstand gegeben sein müssen (Einschlusskriterium), um über ihn und andere, die diese Merkmale erfüllen, in invarianter Weise zu sprechen. Wenn wir z. B. über Eichen sprechen, so sprechen wir über sie, das heißt stellen Behauptungen auf, invariant bezüglich ihrer Gattungszugehörigkeit.

Diese Äquivalenz bezüglich unseres Sprechens wird durch eine Äquivalenzrelation bestimmt: Für Gegenstände, die äquivalent zu einem bestimmten Gegenstand sind, der unsere Merkmale erfüllt, muss unsere Aussage ebenfalls gelten, für Gegenstände, die äquivalent hinsichtlich der in Frage stehenden Merkmale zu einem Gegenstand sind, für den unsere Aussage nicht gilt, darf sie auch nicht gelten. Zwischen den Gegenständen, die bei dieser Redeweise entweder eingeschlossen oder ausgeschlossen werden, gilt eine Äquivalenzrelation, das heißt Reflexivität, Symmetrie und Transitivität.[45] C. Thiel zeigt am Beispiel von Zählzeichen (Ziffern) und Zahlen, dass man zum Begriff der Zahl über die Zähläquivalenz von Ziffern und damit auch zu arithmetischen Aussagen mittels Abstraktion gelangen kann. Die besondere Eleganz dieses Vorschlags zeigt sich auch darin, dass damit nicht über den ontologischen Status von Zahlen und abstrakten Begriffen im Allgemeinen spekuliert zu werden braucht, denn man kann stets von den Abstrakta über ihre Konstruktion aus der Äquivalenz von Konkreta bezüglich bestimmter Aussagen auf diese konkreten Gegenstände zurückgehen.

»Die philosophische Pointe dieses Übergangs von allgemeinen Aussagen über Ziffern zu arithmetischen Aussagen liegt darin, daß wir zwar zusätzlich zur Rede von Ziffern die Rede über Zahlen eingeführt haben, aber eben doch als eine Redeweise (façon de parler), deren Möglichkeit nicht davon abhängt, daß es etwa über die konkreten Ziffern hinaus noch abstrakte Gegenstände gäbe, die wir als Zahlen bezeichnen.«[46]

Kötter erläutert, dass jeder Abstraktion ein Zweck zugrunde liegt, das heißt dass wir bei jeder Abstraktion eine bestimmte Invarianz beim Sprechen im Sinn haben, die uns hilft, in einfacher und adäquater Weise über die Welt zu sprechen. »Einfach« und »adäquat« bestimmen sich dabei wieder durch die pragmatischen Ziele in einer Sprechsituation.

Wollen wir über Sätze sprechen, die alle dieselbe Aussage machen, so sprechen wir in abstrakter Weise über einen Sachverhalt und das invariante Sprechen über Worte bezüglich ihrer Synonymität ist ein Reden über Begriffe.[47] Wie Thiel darlegt, gibt es aber keine Hierarchie der Abstraktion, also die Vorstellung, dass man durch »iterierte« Abstraktion zu immer abstrakteren Begriffen käme. Wichtig ist lediglich, dass für jeden Bereich, zwischen dessen Termen eine Äquivalenzbeziehung erklärt ist, ein zu dieser Beziehung gehöriger Abstraktionsschritt zugelassen wird, falls sich für

45 Vgl. Thiel, *Philosophie und Mathematik*, 1995, S. 129–133
46 Ebd., S. 133
47 Vgl. Kötter/Luft, *Informatik – eine moderne Wissenstechnik*, 1994, S. 94

irgendwelche Zwecke die durch ihn ermöglichte neue »abstrakte Rede« als nützlich erweist.[48]

Wollen wir also einen abstrakten Begriff bestimmen, etwa den der Disposition oder den der Krankheit, so stellt sich die Frage, hinsichtlich welcher Merkmale Wörter oder Begriffe äquivalent sein müssen, wir also äquivalent über sie sprechen, wenn wir sie als Disposition oder als Fälle von Kranksein bezeichnen. Dies wird die Aufgabe der Kapitel 2 und 3 beziehungsweise 4 sein.

Während bei der Abstraktion vorliegende Merkmale herausgegriffen werden, bezieht man sich bei der Ideation auf nicht vorliegende Merkmale, die allerdings als Idealvorstellung und als Ziel eines Herstellungsprozesses gedacht werden können. Kötter spricht dann von »fingierten« Gegenständen und Eigenschaften:

»Allgemein läßt sich feststellen, daß in jeder handwerklichen Herstellungsnorm und in jedem technischen Konstruktionsplan von derart fingierten Gegenständen und Eigenschaften die Rede ist, man also in diesen Zusammenhängen von – unvermeidlichen – Realisierungsmängeln absieht. Da mit dieser Rede nicht nur auf Regeln Bezug genommen wird, die sprachliche und nichtsprachliche Zeichen betreffen, sondern auf Regeln zur Herstellung von Gegenständen mit bestimmten Eigenschaften, wäre es unglücklich, wollte man auch in diesem Zusammenhang von Abstraktion reden. In der konstruktiven Wissenschaftstheorie spricht man hier deshalb von Ideation: Eine ideative Rede ist eine fingierte Rede, durch die unterstellt wird, daß Gegenstände die in Herstellungsnormen beschriebenen Eigenschaften in vollkommener Weise besitzen.«[49]

Eine kreisrunde Form eines Rades oder die vollkommen ebene Oberfläche einer Tischplatte wären Beispiele für Ideationen in unserer Sprache, die sich auf (handwerkliche) Herstellungshandlungen beziehen. Dabei ist eine Ordnungsrelation in Bezug auf verschiedene Realisierungen festgelegt: Anhand bestimmter Parameter kann (innerhalb der Messgenauigkeit) bestimmt werden, ob eine Realisierung dem Ideal näher ist als eine andere.[50] P. Lorenzen und R. Inhetveen haben zum Beispiel auf diese Weise eine konstruktive Grundlegung der Geometrie vorgeschlagen.[51]

---

48 Vgl. Thiel, »Geo Siegwarts Szenario. Eine katastrophentheoretische Untersuchung. Zugleich ein Versuch, enttäuschte Kenner wieder aufzurichten«, 1993, S. 265

49 Kötter/Luft, *Informatik – eine moderne Wissenstechnik*, 1994, S. 96

50 Vgl. Thiel, »Realisierung und Ideation«, 1987, S. 190–202

51 Vgl. Lorenzen, *Elementargeometrie. Das Fundament der Analytischen Geometrie*, 1984; vgl. Inhetveen, *Konstruktive Geometrie. Eine formentheoretische Begründung der euklidischen Geometrie*, 1983

Mit Hilfe der Ideation wird auch von Körperteilen oder Organen in der Medizin gesprochen: Aufgrund einer Funktionszuweisung an bestimmte Körperteile oder Organe durch Übertragung aus der Technik wird diejenige Form als ideal ausgezeichnet, die diese Funktion aus technischer Sicht optimal erfüllt. Spricht man zum Beispiel in dieser Weise über ideal glatte Oberflächen von Gelenkinnenseiten, so ist die Glattheit hier wie in der Geometrie bestimmt.

Wie schon erwähnt, geben uns die Eindrücke der empirischen Welt die Art der Beschreibung nicht zwingend vor. Gerade wenn wir abstrahieren oder idealisieren, haben wir die Wahlfreiheit, nach welchen Kriterien wir abstrahierend oder idealisierend beschreiben wollen. Diese ergeben sich erst dadurch, dass der pragmatische Kontext, in dem die Rede stattfindet, bestimmte Kriterien fordert, damit unsere Rede unsere intendierten Zwecke erfüllt. Beschreiben kann damit als schöpferischer Akt angesehen werden und nur über das, was wir in einer Sprachgemeinschaft an Worten und Begriffen zur Verfügung haben, über das kann auch mit anderen gesprochen werden (»Die Grenzen meiner Sprache bedeuten die Grenzen meiner Welt.«[52]). Kommen wir nun zu den Grundformen des Beschreibens und beginnen beim Klassifizieren.

Klassifizieren

Durch Klassifikation bringen wir eine Ordnung in die uns umgebenden Dinge, Vorgänge und Handlungen. Während sich ein Ding als Ding durch zeitliche Konstanz bestimmter Eigenschaften auszeichnet, tun dies Vorgänge und Handlungen durch bestimmte Veränderungen in der Zeit.

Die Klassen werden durch Abstraktion und Ideation gebildet. Dies kann nach morphologischen, funktionalen oder vielen anderen Gesichtspunkten geschehen. Nach welchen Eigenschaften klassifiziert wird (die dann zu geeigneten Zeitpunkten als Merkmale bei den betreffenden Objekten feststellbar sein müssen), wird durch die vielfältigen pragmatischen Ziele des Klassifizierens bestimmt.

Bekannte Beispiele sind die Klassifikationssysteme der Flora und Fauna oder die Klassifikationssysteme von Krankheiten, wie zum Beispiel das ICD 10. Nimmt man ununterscheidbare volumenlose Partikel eines Gases an, die nur durch Stöße wechselwirken, so kommt man zum idealen Gas,

52 Wittgenstein, *Tractatus Logico-philosophicus*, 1969, 5.6

für das die Relation p·V/T=const. der Größen p Druck, V Volumen und T Temperatur gilt. Damit kann man auch klassifizieren: Alle realen Gase, die zumindest in einem bestimmten Bereich dieser Größen dieser Relation mit ausreichender Übereinstimmung genügen, dürfen als annähernd ideale Gase bezeichnet werden.

Erkennen wir anhand bestimmter Merkmale, dass ein Objekt der Wahrnehmung ein Exemplar einer Klasse ist, so dürfen wir auch andere Regeln, die für alle Vertreter dieser Klasse gelten, für dieses Objekt übernehmen. Dabei gibt es mögliche und notwendige Zusammenhänge: Wenn wir aus Erfahrung wissen, dass für die meisten Dinge der Art x auch die Eigenschaft y gilt, so können wir begründet vermuten, dass, wenn wir ein x vorliegen haben, es auch die Eigenschaft y besitzt. Kennen wir allerdings eine Regel, die besagt, dass alle Dinge der Art x auch die Eigenschaft y besitzen müssen, so wissen wir, dass ein vorliegendes x auch die Eigenschaft y besitzt.

Klassifizieren wir in der Medizin Gewebe zum Beispiel anhand morphologischer Eigenschaften, so können wir diese unterscheiden. Auf diese Weise können wir auch die Organe beschreiben – allerdings ergibt sich daraus noch nicht deren Funktion, sondern es wird lediglich ein potentieller Funktionsträger ausgewiesen. Klassifizieren kann man auch mit Hilfe statistischer Aussagen: Man kann Mengen von Dingen oder Personen danach klassifizieren, welchen Anteil an Dingen oder Personen mit einer bestimmten Eigenschaft sie enthalten (deskriptive Statistik).

Manche Eigenschaften, nach denen klassifiziert wird, liegen in mehr oder weniger deutlicher Ausprägung vor und stellen deshalb mehr oder weniger deutliche Merkmale dar. Es gibt dann eindeutige Fälle und Fälle, bei denen es unklar ist, ob sie noch der Klasse zugerechnet werden sollen oder nicht. Diese Schwierigkeit der Praxis spricht aber nicht gegen die Nützlichkeit von Klassifizierungen: vielmehr zeichnet sich eine Klassifikation durch ihren pragmatischen Nutzen aus, indem sie uns ermöglicht, zum Beispiel giftige Pilze von essbaren zu unterscheiden (hier sollten wir die unklaren Fälle auf jeden Fall vorsichtshalber zu den giftigen zählen) oder mit ausreichender Genauigkeit Erkrankungen zu diagnostizieren, um eine erfolgversprechende Therapie zu wählen.

Verlaufsbeschreibungen deterministischer Art

Für Verlaufsbeschreibungen deterministischer Art benötigen wir eine allgemeingültige Regel, ein Gesetz, das die Zeit explizit beinhaltet. Damit können wir deterministisch eine Entwicklung in der Zeit beschreiben, zum Beispiel einen Bewegungsverlauf oder einen Alterungsprozess. In der Kinematik wird damit zum Beispiel beschrieben, wie Planetenbahnen verlaufen, ausgehend von einer Startkonstellation. Ein Beispiel für ein Verlaufsgesetz aus der klassischen Mechanik wäre die Entwicklung des Ortes x eines Objekts in der Zeit t beim freien Fall (mit Gravitationsbeschleunigung g): $x(t)=1/2 \cdot g \cdot t^2$. Mit diesem Gesetz kann man zum Beispiel den Bewegungsverlauf des Herunterfallens eines Blumentopfs von einem Balkon für die meisten Zwecke hinreichend genau beschreiben.

Wenn Verlaufsgesetze auch vorwiegend mathematisch in Naturwissenschaft und Technik Anwendung finden, so kann man sie auch wieder im Alltag finden: die Flugbahn von Gegenständen, zum Beispiel von Bällen beim Sport, oder wie sich Sahne und Kaffee im Laufe des Rührens miteinander mischen sind alltägliche Anwendungsbeispiele, bei denen wir keine mathematische Formel brauchen, aber aus Erfahrung wissen, welcher Verlauf in etwa zu erwarten ist. Verläufe zu kennen, hat unmittelbar einen praktischen Nutzen für unser Handeln: Wir können Sachverhalte rekonstruieren, Chancen und Risiken erkennen und kontrolliert Ziele verfolgen.

Lässt sich aus den gemessenen Anfangsbedingungen der Verlauf vorhersagen in der Weise, dass eine Messungenauigkeit in den Anfangsbedingungen nur zu einer Ungenauigkeit in der Vorhersage in der gleichen Größenordnung führt, so sprechen wir von starkem Determinismus. Schwach deterministisch sind hingegen Systeme, die zwar mit deterministischen Gesetzen beschrieben werden können, die jedoch auf solche Weise von den Anfangsbedingungen abhängen, dass beliebig kleine Änderungen in den Anfangsbedingungen zu jedem möglichen Resultat führen können (deterministisches Chaos). Die Folge ist ein »praktischer« Indeterminismus, das heißt man kann die Entwicklung dieses Prozesses nicht vorhersagen, weil die Anfangsbedingungen niemals durch Messung exakt bestimmt werden können.

In manchen Sachverhalten können wir allerdings kein Gesetz finden, das uns angibt, wie die zeitliche Entwicklung notwendig verläuft, falls wir die Anfangsbedingungen hinreichend genau kennen. Können wir manchmal das Auftreten eines Ereignisses beobachten, kennen aber die Bedingungen des Auftretens nicht genau, so können wir nur sagen, dass das

Resultat möglich ist. Sind allerdings die Bedingungen des Auftretens bekannt und in unterschiedlichen Fällen nach bestimmten Kriterien als hinreichend ähnlich zu bewerten (wir kommen in Kapitel 1.6 darauf zurück) und treten die Resultate nicht immer, aber mit einer bestimmten Häufigkeit auf, so können wir diese Sachverhalte statistisch beschreiben.

Statistische Beschreibungen

Statistische Beschreibungen beziehen sich immer auf eine Mehrzahl von Fällen. Diese Fälle müssen hinsichtlich bestimmter Eigenschaften als gleichartig angesehen werden können, sich also als eine Klasse beschreiben lassen. Eine statistische Behauptung besagt dann, dass für einen bestimmten Anteil an Fällen eine bestimmte Behauptung zutrifft (die sogar selbst wieder statistisch sein kann.) Die Bedingung der Gleichartigkeit der betreffenden Fälle ist eine starke Forderung; ist sie nicht gewährleistet, kann man nicht viel mehr sagen, als dass es (offensichtlich) Fälle gibt, für die eine Behauptung zutrifft, dass also ein Resultat möglich ist. Diese Möglichkeit kann einerseits daraus gewonnen werden, dass wir beobachten konnten, dass ein bestimmtes Resultat schon ein- oder mehrmals aufgetreten ist, wir aber die Bedingungen dafür nicht genau kennen (wenn wir es durch unsere Handlungen hervorgerufen haben, so können wir sagen, dass es machbar ist) oder andererseits daraus, dass wir zwar Bedingungen kennen, unter denen das Resultat aufgetreten ist, wir aber keine verlässliche Statistik über das Auftreten des Resultats besitzen.

Die singuläre Aussage »Von diesen 30 Schülern haben 5 die Note sehr gut erhalten« wäre zum Beispiel eine (deskriptiv-) statistische Aussage. Bei Aussagen wie zum Beispiel den generellen Aussagen »Nach 100 000 Kilometer sind die Reifen meist abgefahren« oder »Im Mai gibt es in Süddeutschland noch manchmal Schnee« ist nicht klar, ob es sich lediglich um Aussagen der Möglichkeit handelt, um mehr oder weniger gesicherte statistische Aussagen (schwache statistische Aussagen), die wir aus der Erfahrung ableiten, oder um generelle statistische Aussagen im engeren Sinne. Letztere geben für eine Klasse von Fällen eine quantitative Wahrscheinlichkeit für das Auftreten bestimmter Resultate an.

Während schwache statistische Aussagen auf der Erfahrung basieren, dass ein Resultat mehr oder weniger häufig auftritt, wie bei den Beispielen mit den abgefahrenen Reifen und dem Schnee im Mai, müssen starke statistische Beschreibungen als eine Redeweise rekonstruierbar sein, in der man über eine Menge von Ereignissen in Form eines statistischen Gesetzes so spricht, als ob sie durch Zufall hervorgerufen würden. Grob gesprochen, werden dann Wahrscheinlichkeiten aus den mittleren beobachteten relativen Häufigkeiten gebildet, unter der Bedingung, dass nichts gegen die Annahme des Zufalls als Auslöser der Resultate spricht. Dagegen sprechen würde zum Beispiel das Wissen, dass ein Würfel gezinkt ist oder dass Menschen mit bestimmten physischen Eigenschaften anders auf einen bestimmten Giftstoff reagieren als die, wie man sagt, »Normalbevölkerung«.[53]

Wollen wir das Ergebnis eines Experiments auf eine Grundgesamtheit von Fällen übertragen, zum Beispiel die ganze Bevölkerung in Deutschland, so müssen wir prüfen, ob die im Experiment eingeschlossenen Fälle (Stichprobe) in allen relevanten Eigenschaften hinreichend ähnlich zur Gesamtbevölkerung sind. Ein besonderes Problem in der Medizin ist dabei dadurch gegeben, dass ihr Gegenstand, der Mensch, in vielerlei Hinsicht sehr inhomogen ist und Versuchsbedingungen aus guten Gründen oftmals nicht standardisierbar sind.[54]

Statistische Ergebnisse über die Fälle der Stichprobe sagen nur dann etwas über die Grundgesamtheit aus, wenn sie hinsichtlich der relevanten Verteilungen bestimmter Eigenschaften »repräsentativ« für die Grundgesamtheit sind, das heißt die relevanten Eigenschaften in hinreichend ähnlichem Verhältnis in der Stichprobe wie in der Grundgesamtheit vorliegen. In der sog. Induktiven Statistik ist es nach G. Bamberg und F. Baur das Ziel, ausgehend von einer Stichprobe einen einzigen geeigneten Schätzwert zu liefern (Punktschätzung) oder ein Intervall zu bestimmen, in das der unbekannte Parameter unter bestimmten Voraussetzungen mit einer vorgegebenen Wahrscheinlichkeit fällt (Intervallschätzung).[55]

Ein weiteres, besonders wichtiges Anwendungsgebiet der induktiven Statistik sind Signifikanztests. Es gilt dabei, die Stichprobe auf eine bestimmte Weise zu gewinnen, die uns garantiert, dass das Ergebnis dieser

---

53 Neben dem Bilden von Wahrscheinlichkeiten aus gemessenen mittleren relativen Häufigkeiten kann man Wahrscheinlichkeiten auch a priori bilden, indem man z.B. die Symmetrie eines Würfels oder einer Münze zugrundelegt, um dann allen aufgrund der Symmetrie als gleichartig eingestuften Möglichkeiten dieselbe Wahrscheinlichkeit zuzuordnen, die statistisch unabhängig von den anderen Wahrscheinlichkeiten ist. Allerdings muss dann immer noch die Empirie bestätigen, ob dieses »Modell« eines Würfels sich im Falle eines konkret vorliegenden Würfels bestätigen lässt.

54 Vgl. Bamberg/Baur, *Statistik*, 2001, S. 241ff; Vgl. Immich, *Medizinische Statistik. Eine Einführungsvorlesung*, 1974, S. 38ff

55 Vgl. Bamberg/Baur, *Statistik*, 2001, S. 133

Stichprobe Rückschlüsse auf die Grundgesamtheit zulassen. Wie soll aber eine Stichprobe gezogen werden, so dass dies zumindest mit einer bestimmten Sicherheit möglich ist?

»How should we choose a sample from a population? [...] We want our sample to be representative, in some sense, of our population. We want it to have all characteristics in terms of the proportions of individuals with particular qualities as has the whole population. In a sample of a human population, for example, we want the sample to have about the same proportion of men and women as in the population, the same proportions in different age groups, in occupational groups, with different diseases, and so on. [...]

The problem of obtaining a sample which is representative of a larger population is very similar to that of allocating patients into two comparable groups. We want a way of choosing members of the sample which does not depend on their own characteristics. The only way to be sure of this is to select them at random, so that whether or not each member of the population is chosen for the sample is purely a matter of chance.«[56]

Übliche Methoden zur Stichprobenerstellung sind die einfache Zufallsstichprobe, die geschichtete Stichprobe und die Klumpenstichprobe.[57] Alle diese Verfahren basieren darauf, dass man sich durch die zufällige Wahl der Stichprobe erhofft, dass bestimmte Eigenschaften der Probanden in der Stichprobe im annähernd selben Verhältnis vorliegen wie in der Grundgesamtheit. Kennt man bestimmte Eigenschaften, die für eine Untersuchung von Bedeutung sind (entweder weil sie direkt interessieren oder weil vermutet wird, dass sie das Messergebnis beeinflussen), so kann man die Zufallsauswahl unter der Bedingung vornehmen, dass jeweils genügend Probanden innerhalb der durch die Eigenschaften vorgegebenen Gruppen einbezogen werden; die Stichprobe ist dann stratifiziert nach diesen Eigenschaften und »genügend« bestimmt sich dadurch, dass wiederum die Stichprobenfälle einer dieser Gruppen den Teil der Grundgesamtheit mit dieser Eigenschaft repräsentativ abbildet, also zum Beispiel dass die Frauen einer Stichprobe repräsentativ sind für die Frauen der Grundgesamtheit.

Wie M. Bland weiter darlegt, muss man sich bei medizinischen Untersuchungen in der Praxis meist mit Beschränkungen der Methoden zu Stichprobenziehung zufriedengeben.[58] Auf diese Schwierigkeiten beim Wissen aus statistischen Beschreibungen, insbesondere die Rolle von sys-

56 Bland, *An introduction to medical statistics*, 2000, S. 28–29
57 Vgl. ebd., S. 29ff
58 Vgl. ebd.

tematischen Fehlern (bias), kommen wir noch in den Kapitel 1.6 und 5.2 zu sprechen.

Eine besondere Rolle spielen in der medizinischen Statistik Zeitreihenanalysen und zeitliche Korrelationen. Bei Zeitreihenanalysen geht es vor allem darum, statistische Aussagen über einen Verlauf zu gewinnen. Können wir eine solche statistische Aussage auf eine Grundgesamtheit anwenden, so können wir damit eine Prognose für den Verlauf eines Falles dieser Grundgesamtheit angeben.[59]

Zeitliche Korrelationen, also zum Beispiel das Auftreten einer Erkrankung oder das gehäufte Auftreten einer Erkrankung zeitlich in einem bestimmten Abstand zu einer Exposition mit einem chemischen Stoff, werden oftmals mit Kausalzusammenhängen verwechselt. Während aber die zeitliche Korrelation im besten Falle angibt, dass auf ein Ereignis A immer ein Ereignis B folgt, so muss im Kausalzusammenhang erklärt werden, warum Ereignis B immer auf das Ereignis A folgt. Wie wir bei der kausalen Erklärung sehen werden, ist Kausalität, wie Hume meinte, hier nicht einfach als eine Gewöhnung an eine Abfolge zu verstehen, sondern als konstitutives Prinzip im kantischen Sinne.

Zeitliche Korrelationen sind in der Medizin oftmals nur statistisch gegeben, das heißt auf ein Ereignis A folgt oftmals beziehungsweise häufiger als im Durchschnitt einer Grundgesamtheit das Ereignis B. Das Auffinden eines solchen korrelativen Zusammenhangs stellt dann einen guten Grund dar, nach den Ursachen dafür zu suchen.

Im Hinblick auf Gesundheitsrisiken ist besonders interessant, wie eine statistische Aussage, zum Beispiel über ein Gesundheitsrisiko in Bezug auf eine einzelne Person verstanden werden kann und wie dafür argumentiert werden könnte, dass eine bestimmte Person eine höhere oder geringere Neigung besitzt, von einer Erkrankung betroffen zu werden, als durch eine Stichprobe ermittelt. Diese Neigungen stellen Dispositionen dar, die diese Person von anderen unterscheiden – ein Grund mehr also, sich im Kapitel 2 mit Dispositionsbegriffen zu beschäftigen.

59 Vgl. Bamberg/Baur, *Statistik*, 2001, S. 217ff

1.4 Formen theoretischer Begründung: Erklären

Eine Erklärung suchen wir oder fordern sie von anderen immer dann, wenn uns ein Wissenszusammenhang fehlt. Dazu gibt es verschiedenste Anlässe: Es passiert zum Beispiel etwas Unerwartetes, wir verstehen die Handlungsziele einer anderen Person nicht oder wir wissen nicht, wie ein gewähltes Handlungsziel erreichen werden soll. Aber wir streben auch nach Erklärungen für alltägliche und erwartete Ereignisse: Wir streben danach, sie in einen Wissensbestand zu integrieren, so dass wir ein möglichst umfassendes Wissen über die Welt erlangen.

Eine Erklärung ist damit immer eine Antwort auf eine Warum-Frage.[60] Ein Kind fragt zum Beispiel warum es im Sommer länger hell ist als im Winter, ein Geschäftsmann fragt sich, warum seine Geschäftspartner heute so überaus großzügig in den Verhandlungen waren oder die Wissenschaftler fragen sich, warum die Dinosaurier ausgestorben sind.

»Mit einer Erklärung wird nicht eine schlichte Information geliefert, die eine Wissenslücke schließt, wie es z.B. bei Antworten auf Fragen der Art ›wie spät ist es?‹ oder ›wo geht es zum Bahnhof?‹ der Fall ist. Erklärungen werden vielmehr in speziellen Situationen gegeben, die durch die Erwartungen charakterisiert sind, daß mit der Erklärung ein bislang unbegriffener Sachverhalt in ein vorhandenes Wissen eingeordnet oder geläufigen Beurteilungen zugänglich gemacht wird.«[61]

Genauso wie bei der Argumentation, kann der Fragende den Antwortenden in einen unendlichen Regress, einen Zirkel oder in einen dogmatischen Abbruch treiben, wenn er auf jede gegebene Antwort mit »warum?« fragt. Eine Erklärung ist vielmehr dann erfolgt, wenn argumentativ und ggf. durch Vorweisen empirischer Fakten eine Warum-Frage durch Rückführung auf schon vorhandenes Wissen einer Person beantwortet wurde.

Eine Erklärung stellt also immer eine Kommunikationshandlung dar, die dem Vorwissen des Fragenden angepasst sein muss. Es macht keinen Sinn, dem Kind mit Hilfe der Festkörperphysik erklären zu wollen, dass bestimmte Gegenstände zerbrechen, wenn sie auf den Boden fallen und andere nicht. Eine solche Beschreibung dieser Sachverhalte wird nicht zur Erklärung für das Kind, sondern ist einfach nur unverständlich. In bestimmten pragmatischen Situationen des Fragens werden bestimmte Beschreibungen also für den Fragenden zu Erklärungen. Die Erklärung ist

60 Vgl. van Fraassen, »Die Pragmatik des Erklärens«, 1988, S. 57ff
61 Kötter/Luft, *Informatik – eine moderne Wissenstechnik*, 1994, S. 62

damit immer an den Kontext des Fragens gebunden. Sie zeichnet sich nicht durch eine besondere grammatikalische oder logische Struktur aus, die sie von Beschreibungen unterscheiden würde, sondern durch den gelungenen Kommunikationsakt im Kontext des Fragens.

Oftmals werden vor dem Hintergrund von Erklärungen, die im Alltag Anwendung finden, sog. wissenschaftliche Erklärungsschemata als besonders ausgezeichnet angesehen. Dem gerade geschilderten pragmatischen Ansatz, der Erklärungen nach ihrer Funktion in der Sprechhandlung charakterisiert, steht die Auffassung gegenüber, dass Erklärungen sich durch eine besondere Form auszeichnen. Das also, was uns im Alltag auf eine Warum-Frage als befriedigende Antwort genügt, wäre nur subjektiv als Erklärung empfunden, letzte beziehungsweise »echte« Erklärungen, bei denen dann auch die Warum-Fragen aufhören müssen, wären aber durch eine bestimmte Form, das heißt durch ein Erklärungsschema gegeben.

Ein solches ist zum Beispiel das Hempel-Oppenheim-Schema (deduktiv-nomologisches Schema).[62] Dabei wird ein Ereignis erklärt, indem es logisch schlüssig aus Anfangsbedingungen und einem empirischen Gesetz gefolgert wird. Damit wird gezeigt, dass das betreffende Ereignis notwendig auftreten muss, falls die entsprechenden Anfangsbedingungen gegeben sind und das Gesetz als gültig angenommen werden kann. Das Ereignis wird dann erklärt, indem es unter das Gesetz »subsummiert« wird. Im einfachsten Fall, das heißt für die Erklärung eines Ereignisses B(N) (N als Nominatorvariable) mit nur einem Gesetz, lässt sich eine solche Erklärung durch folgendes Schlussschema wiedergeben:

$A(N)$

$o_x (A(x) \rightarrow B(x))$

$B(N)$

Mit $A(N)$ als Anfangsbedingung und $G(x) = o_x (A(x) \rightarrow B(x))$ als empirisches Gesetz. Die beiden genannten bilden zusammen das Explanans, B(N) ist das Explanandum.

Es fällt sofort auf, dass dies das Schema des modus ponens ist. Die Formgleichheit von modus ponens und dem deduktiv-nomologischen Schema (logische Deduktion nach einem empirischen Gesetz (nomos)) für

62 Vgl. Hempel/Oppenheim, »Studies in the logic of Explanation«, 1948, S. 135–175; vgl. Schurz, »Scientific Explanation: A critical Survey«, 1995/96, S. 429–465; vgl. Bartelborth, *Erklären*, Walter de Gruyter, Berlin 2007

Erklärungen macht aber deutlich: Eine Erklärung zeichnet sich durch die pragmatische Funktion aus, und nicht durch ihre grammatikalische Form oder ihren semantischen Inhalt. Eine Argumentation mit Verwendung des modus ponens kann also in bestimmten Fällen zu einer Erklärung werden.

Allerdings ist das H-O-Schema paradigmatisch für naturwissenschaftliche Erklärungen, weil damit unter einer Erklärung die Rückführung einer Vielzahl von Phänomenen auf wenige Prinzipien möglich ist (Subsumption). Und dies ist, neben der Vorhersage, ja ein zentrales Anliegen der Wissenschaft (wir kommen in Kapitel 1.5 darauf zurück).

Beginnen wir bei Erklärungen im Alltag: Passmore[63] gibt zum Beispiel eine Vielzahl von Beispielen aus dem Alltag an, in denen bestimmte Beschreibungen zu Erklärungen werden. Das Gemeinsame in allen Alltagsbeispielen ist nach Passmore, dass eine Person sich »verwundert«, »staunend« oder »fragend« hinsichtlich einer Situation verhält.

»The only common factor, so far as I can see, is that in each instance I am puzzled; the explanation sets out to resolve my puzzlement. [...]

Being puzzled is a special sort of not knowing, not knowing »what to make of" a situation. The puzzling situation presents characteristics which are, from our point of view, unexpected; it interrupts the smoothness of our dealings with the world. The explanation, if we accept it, gets us moving again.

An explanation need not even be a reply to a question; we may offer an explanation to somebody who is standing before a turnstile and obviously does not know what to do next, or to a child whose voice sounds puzzled as he reads aloud.«[64]

Passmore fordert in seinem Aufsatz[65] deshalb drei pragmatische Kriterien, die eine gelungene Erklärung erfüllen muss:

1. Einsichtigkeit
2. Angemessenheit
3. Richtigkeit

Kötter[66] hat diese Forderungen von Passmore überarbeitet. Sie seien im Folgenden verkürzt dargestellt:

1. Einsichtigkeit. Kötter legt dar, dass sich eine Erklärung immer auf einen bereits vorhandenen Stand des Wissens beziehen muss. Dies ist in

63 Passmore, »Explanation in Everyday Life, in Science, and in History«, 1962, S. 106–107
64 Ebd., S. 107
65 Ebd., S. 105ff
66 Kötter/Luft, *Informatik – eine moderne Wissenstechnik*, 1994, S. 64–67

der Regel das Wissen des Fragenden; aber auch in den Wissenschaften, wo man fragen kann, »was nach dem Stand des bisherigen Wissens erklärt werden kann«, ist dies der Fall. Dann tritt kein einzelner Fragender auf, sondern es wird vielmehr danach gefragt, wie bestimmte Phänomene in Bezug auf die Prinzipien eines Forschungsprogramms »erklärt« werden, das heißt argumentativ auf sie zurückführbar sind. »Wo man auf Phänomene stößt, die sich nicht mehr durch Erklärungen in diesem Sinne in den Fundus bestehenden Wissens eingliedern lassen, wachsen die Zweifel der Wissenschaft an der Tauglichkeit der Werkzeuge, die den Wissenserwerb ermöglichen sollen (also an Theorien und Methoden). Dieser Verlust an affirmativer Einstellung bringt eine Wissenschaft in die Krise, wie Thomas Kuhn zeigen wollte. Erst die Erfindung neuer Theorien und Methoden bereitet dann den Boden für neue, einsichtige Erklärungen.«[67]

2. Angemessenheit. Passmore sieht die angemessenen (adäquaten) Erklärungen als diejenigen an, die einsichtig und zudem »strong enough« sind. Er diskutiert die Aussage, dass ein Mann an Grippe erkrankt war, als mögliche Erklärung dafür, dass er gestorben ist. Die Angemessenheit wird von Passmore eher unter den Bedingungen der Akzeptanz diskutiert, unter denen ein Fragender bereit ist, eine Erklärung zu akzeptieren. Bei Verwendung von generellen probabilistischen Aussagen (statistische Gesetze) kann man immer Zweifel anmelden, weil man einen Fall für »unwahrscheinlich« hält. Man zweifelt dann, dass der Mann an Grippe gestorben ist, weil er sonst bei bester Gesundheit und sehr robust gewesen sei. Das Aufstellen eines statistischen Zusammenhangs bedeutet immer, dass die eingeschlossenen Fälle als gleichartig angenommen werden müssen; es handelt sich um Aussagen über einen Durchschnitt, wenn das zugrunde gelegte Kollektiv zum Beispiel ein großer Teil der Bevölkerung ist. Wenn man einen Einzelfall vorliegen hat, der zum Beispiel »eine besonders gute Gesundheit hat«, so will man damit sagen, dass für ihn die statistische Aussage nicht zutrifft, weil er sich in relevanten Eigenschaften von diesem Durchschnitt unterscheidet. Diese Argumentation kommt besonders bei der Diskussion von Gesundheitsrisiken häufig vor; und führt oft dazu, dass Menschen davon ausgehen, dass zwar ein statistischer Zusammenhang gilt, sie aber nicht betroffen sind, weil sie robuster als die meisten anderen

67 Ebd., S. 64

sind. Aber auch bei generellen Allaussagen lassen sich immer Zweifel anbringen derart, ob die Beschreibung einer bestimmten Situation angemessen war. Da jede Beschreibung abstrahiert und oftmals nicht alle relevanten Eigenschaften bekannt sind, bieten sich vielfache Möglichkeiten zu zweifeln. Ob eine Erklärung angemessen ist, ob man sie »glaubt«, ist aber nicht nur eine Frage des Überzeugt-Seins. Genau wie bei der Frage, ob eine Person etwas weiß (siehe das Beispiel mit dem Luftdruck im Reifen in Kapitel 1.2), lässt sich auch hier anhand pragmatischer Kriterien festlegen, ob eine Erklärung angemessen ist. Erklären und Wissen hängen hier eng zusammen, so dass diese Parallele nicht von ungefähr kommt: Wir würden jemandem entsprechendes Wissen zuschreiben, wenn er uns eine angemessene Erklärung geben kann. In diesem Sinne geben nicht nur Personen angemessene Erklärungen, sondern auch Theorien; letztere aber im übertragenen Sinne: Es sind immer Personen, die mit Hilfe von Theorien Phänomene erklären.

> »Die alte und von Wissenschaftstheoretikern besonders gepflegte Vorstellung, daß umfassendere und präzisere Erklärungen immer und in jedem Fall die ›besseren‹ seien, läßt sich also bei genauerem Hinsehen so nicht aufrecht erhalten. [...] So wird man also die Erklärung als angemessen akzeptieren, durch die man in die Lage versetzt wird, in gewünschter Weise zu handeln, sei es in alltäglichen oder wissenschaftlichen Kontexten.«[68]

3. Richtigkeit. Wir haben die Richtigkeit weiter oben schon unter dem Begriff der Gültigkeit von Beschreibungen diskutiert. Wir haben gesehen, dass zur Beschreibung empirischer Phänomene Sätze verschiedener Ebenen an Allgemeinheit verwendet werden, von denen man in unterschiedlicher Weise als gültig sprechen muss: Singuläre Aussagen und generelle Aussagen (Gesetze). Kötter unterscheidet die »historische Richtigkeit« von der »empirischen Richtigkeit«: Unter historischer Richtigkeit zum Beispiel der evolutionstheoretischen Erklärungen versteht er, dass sie plausibel sind in dem Sinne, »daß durch sie das empirische, von der Geschichte überlassene Material in einer Weise geordnet erscheint, welche mit unserem systematischen und experimentell gehärteten Wissen verträglich erscheint«[69]. Die empirische Richtigkeit beschreibt Kötter so: »Eine physikalische Erklärung ist nur dann richtig,

68 Ebd., S. 65
69 Ebd., S. 66

wenn sich der empirische Fall noch als Konkretisierung des idealen Modells begreifen läßt und die Differenz zwischen den idealen Werten und den gemessenen innerhalb einer vorgegebenen Toleranz liegt«[70]. Wir haben weiter oben schon erörtert, dass die Frage, wann eine Toleranz zu groß ist und wann nicht, nach pragmatischen Kriterien entschieden werden muss: Ist die Beschreibung noch hilfreich bei der Lösung von praktischen Problemen oder nicht? In den Naturwissenschaften würde man eine Erklärung eines empirischen Falls auch dann ablehnen, wenn sich reproduzierbar die Messwerte von den idealen Werten unterscheiden und zusätzlich die Messgenauigkeit weit höher ist als diese Differenz. Dies kann zumindest als Grund gesehen werden, nach besseren Modellen oder gar besseren Theorien Ausschau zu halten.

Besondere Schwierigkeiten bestehen dabei, Handlungserklärungen als richtig oder unrichtig zu identifizieren. Wir müssen dabei von unseren eigenen normativen Urteilen absehen. »Gemessen an den Erwartungen, die man an Handlungserklärungen heranträgt, ist vielmehr die Erklärung richtig, die die Handlung aus Gründen verständlich erscheinen läßt [...].«[71] Bei Erklärungen von Handlungen von Personen oder auch von Tieren müssen wir Handlungsziele unterstellen, auch wenn wir sie nicht oder nicht genau kennen. Je nach Kontext wählen wir ein geeignetes regulatives Prinzip, das wir der Beschreibung zugrunde legen. Wir behandeln den Menschen dann zum Beispiel als rationalen Nutzenmaximierer oder zum Beispiel als »Idealisten«, der einer ethischen Maxime folgt. Wenn wir seine Handlungen unter diesen Voraussetzungen konsistent beschreiben können, können wir dies als richtige Erklärung für sein Verhalten ansehen.

Zusammenfassend kann man die von Passmore angestoßenen und von Kötter fortgeführten Überlegungen zur Pragmatik der Erklärung wie folgt wiedergeben: Eine Aussage ist eine Erklärung, wenn sie einen Argumentationszusammenhang wiedergibt, der anschlussfähig an das bisherige Wissen des Fragenden ist, der angemessen ist und der richtig beziehungsweise gültig ist. Dabei bestimmen sich die beiden letzten Forderungen nach pragmatischen Kriterien und sind nicht unbedingt immer unabhängig von-

70 Kötter/Luft, *Informatik – eine moderne Wissenstechnik*, 1994, S. 66; das kleinste Toleranzintervall ist dann die technisch realisierbare Messgenauigkeit in einem Experiment.

71 Ebd., S. 66

einander: Eine angemessene Beschreibung kann als gültig erachtet werden gerade weil sie die Problemstellungen der Praxis oder das Verfolgen von Handlungszielen erlaubt. Sie ist also gültig und aus denselben Gründen auch angemessen.

Selbst singuläre Aussagen können zu Erklärungen werden, dann, wenn nur noch ein kleines »Puzzleteilchen« fehlt, um den gewünschten Argumentationszusammenhang herzustellen. Aber wie Kötter im obigen Beispiel gezeigt hat, ist natürlich nicht jede Antwort in Form einer singulären Aussage eine Erklärung. Bei der Frage nach der Abfahrtszeit eines Zuges ist kein Zusammenhang für den Fragenden von Interesse (den kennt er ja), sondern nur die Tatsache alleine. Die Frage nach einer Erklärung ist die nach adäquatem Wissen, die Frage nach einer Information ist die nach adäquaten (Er-) Kenntnissen.

Auch wenn in Alltagssituationen abhängig vom Kontext sehr unterschiedliche Äußerungen zu Erklärungen werden können, so kann man doch verschiedene Formen herausdestillieren, die wohl in der überwiegenden Zahl der Situationen Anwendung finden. Kötter führt die verschiedenen Formen der Erklärung auf unterschiedliche Interessenslagen der Fragenden in den jeweiligen Kontexten zurück:

»Die Vielzahl der Erklärungsmuster rührt daher, daß man das Wissen, welches man durch die Frage nach Erklärungen einfordert, in recht unterschiedlicher Weise verwenden möchte. Wenn ein Kranker nach einer Erklärung für bestimmte Symptome sucht, die ihm Beschwerden bereiten, dann möchte er häufig eine teleologische (oder funktionalistische) Erklärung haben, die es ihm ermöglicht, seine Beschwerden als Ausdruck einer bewältigbaren Krankheit zu verstehen; der behandelnde Arzt dagegen benötigt ein Wissen, das ihn zu therapeutischen Eingriffen befähigt, er ist deshalb an Kausalerklärungen interessiert. Erklärungen ganz anderer Art benötigt man, will man das Handeln eines Menschen moralisch oder rechtlich beurteilen. Kurz: Erklärungen müssen unterschiedlich ausfallen, je nachdem, ob man an der Verfügung über Sachverhalte interessiert ist oder an deren Beurteilung.«[72]

Kausale Erklärungen

Kausalerklärungen beziehen sich immer auf eine zeitliche Abfolge von Ereignissen.[73] Diese können ganz verschieden lang sein: eine Geburt kann

72 Ebd., S. 63

73 Vgl. von Wright, *Erklären und Verstehen*, 2000, S. 42ff

als Ereignis beschrieben werden, genauso wie eine Fußballweltmeisterschaft oder die Deduktion eines Materieteilchens in einem physikalischen Experiment. Wie Hume dargelegt hat, legt uns unsere Erfahrung nahe, dass bestimmten Ereignissen immer andere folgen, dass wir durch Herstellung bestimmter Ereignisse immer bestimmte Folgen provozieren können.[74] Hume behauptet, dass die Verlässlichkeit von solchen Erfahrungen nicht theoretisch begründet werden kann, sondern nur eine Art Gewohnheit sei. Viele in dieser Tradition stehende Philosophen subsummieren deshalb auch statistische Erklärungen unter die Kausalerklärungen; wir machen die Erfahrung, dass auf das Ereignis E_1 meist, häufig, oder manchmal oder zum Beispiel mit einer Wahrscheinlichkeit von 75 Prozent das Ereignis E_2 folgt und nennen dann E_1 Ursache von E_2.

Wir wollen dieser Tradition nicht folgen und kausale Erklärungen als eine eigene Form von Erklärungen ausweisen, weil sich statistische Erklärungen und kausale Erklärungen formal unterscheiden lassen: erstere beziehen sich auf ein statistisches Gesetz und letztere auf ein empirisches (Kausal-) Prinzip (siehe dazu weiter unten). Auch aus deterministischen Gesetzen können keine kausalen Erklärungen gewonnen werden, auch wenn dies in der Rede des Alltags oftmals nahegelegt wird, indem aus deterministischen Gesetzen, die ja einen expliziten Zeitbezug haben, Zustände bestimmter Zeitintervalle als Ursache und andere Zeitintervalle als Folge benannt werden.

Wenn wir sagen, der Mond steht heute hier weil er gestern dort stand und morgen nach dem Gesetz, das seinen Verlauf beschreibt, woanders stehen wird, so beschreibt dies zwar den Lauf des Mondes und lässt eine Prognose zu, wir haben deshalb aber keinen Grund für die Form seiner Bahn, also warum er, wenn er gestern dort stand, heute hier steht und nicht ganz woanders. Ebenso ist es, wenn wir sagen, dass bei einem idealen Gas, das in einem Zylinder eingeschlossen ist, zum Beispiel der Druck steigt, weil wir den Kolben hineingedrückt und dabei die Temperatur konstant gelassen haben: Der kausale Grund für dieses Resultat ist in der Handlung des Hineindrückens des Kolbens zu sehen und in der Weise, wie die Gasteilchen darauf reagieren. Die Tatsache, dass ein ideales Gas immer der $p \cdot V/T=\text{const.}$ genügt, gibt keinen Grund an, wie es zu Veränderungen in der Zeit kommt.

---

74 Vgl. Hume, *A treatise of human nature (1739)*, 2000, Buch I, Teil iii Abschnitt 14; vgl. Hume, *An enquiry concerning human understanding (1748)*, 2000, Abschnitt VII

Kant löst sich vom Humeschen Konzept von Kausalität als Erfahrungsurteilen aus Gewohnheit und behauptet die Notwendigkeit der Annahme des Kausalprinzips aufgrund der Bedingungen der Möglichkeit, überhaupt Erfahrungen in der empirischen Welt machen zu können.

»Soll also meine Wahrnehmung die Erkenntnis einer Begebenheit enthalten, da nämlich etwas wirklich geschieht; so muß sie ein empirisches Urteil sein, in welchem man sich denkt, daß die Folge bestimmt sei, d.i. daß sie eine andere Erscheinung der Zeit nach voraussetze, worauf sie notwendig, oder nach einer Regel folgt. Widrigenfalls, wenn ich das Vorhergehende setze, und die Begebenheit folgte nicht darauf notwendig, so würde ich sie nur für ein subjektives Spiel meiner Einbildungen halten müssen, und stellete ich mir darunter doch etwas Objektives vor, sie einen bloßen Traum nennen. Also ist das Verhältnis der Erscheinungen (als möglicher Wahrnehmungen), nach welchem das Nachfolgende (was geschieht) durch etwas Vorhergehendes seinem Dasein nach notwendig, und nach einer Regel in der Zeit bestimmt ist, mithin das Verhältnis der Ursache zur Wirkung die Bedingung der objektiven Gültigkeit unserer empirischen Urteile, in Ansehung der Reihe der Wahrnehmungen, mithin der empirischen Wahrheit derselben, und also der Erfahrung. Der Grundsatz des Kausalverhältnisses in der Folge der Erscheinungen gilt daher auch vor allen Gegenständen der Erfahrung (unter den Bedingungen der Sukzession), weil er selbst der Grund der Möglichkeit einer solchen Erfahrung ist.«[75]

Das Kausalprinzip ist nach Kant also konstitutiv für unsere Möglichkeit, Erfahrungen zu machen. Wie oben schon angedeutet, ist eine Folge nicht schon dann notwendig, wenn zum Beispiel durch ein Verlaufsgesetz festgelegt ist, welcher Zustand auf einen vorhergehenden folgt. Erst die Begründung, warum dieser Verlauf notwendig ist, sichert die Notwendigkeit dieser Abfolgen. Dies soll an einem Beispiel verdeutlicht werden, der Bewegung eines Pendels: Ohne Reibung schwingt es auf ewig hin und her. Deshalb lässt sich diese Bewegung mit der Sinus- oder Kosinusfunktion beschreiben (harmonischer Oszillator)

$$x(t) = A_0 \cdot \sin(\omega t + \varphi)$$

Wir können nun zufrieden sein, weil wir zum Beispiel den Ort des Pendels für alle Zeiten vorausberechnen können. Ergibt sich aber eine Abweichung vom erwarteten Verlauf oder haben wir einen ganz anderen Verlauf erwartet, so stehen wir vor einem Problem (das Passmore ein »puzzle« nennen würde), für das wir eine Erklärung suchen. Unter »kausal Erklären« können wir verstehen, den Unterschied zwischen Erwartetem und tatsäch-

75 Kant, *Kritik der reinen Vernunft*, 2004, S. 235–236, B246–247

lich Vorhandenem mit einem möglichst universellen Konzept, also für möglichst viele unterschiedliche Fälle, handhabbar und damit verständlich zu machen. Dies geschieht über generelle empirische Prinzipien, wie die Newtonschen Axiome in der klassischen Mechanik oder entsprechende Strukturen des Hamilton-Lagrange-Formalismus (zum Beispiel in der Quantenmechanik). Die Newtonsche Mechanik führt zum Beispiel alle Formen von Bewegungen auf drei Prinzipien zurück (die Newtonschen Axiome), die selbst als einsichtig und nicht als erklärungsbedürftig gelten.

Die normative Auszeichnung eines Prinzips, einer grundlegenden empirischen Annahme, als normal und damit als nicht erklärungsbedürftig, ermöglicht den Abbruch der Kette der Warum-Fragen. Die Annahme dieses Prinzips rechtfertigt sich nicht dadurch, dass es der letzte Grund beziehungsweise die erste Ursache in der Welt wäre. Sie rechtfertigt sich wieder auf pragmatischer Ebene: Wenn damit eine Vielzahl von Bewegungsformen auf wenige universelle Prinzipien (mit speziellen Randbedingungen) zurückgeführt werden können, so sind die Phänomene leichter verständlich und handhabbar. Kötter zeigt im Detail, welche Rolle die Newtonschen Axiome bei der kausalen Erklärung von Bewegungen von Körpern spielen:

»Unter methodologischem Blickwinkel legt das erste Gesetz fest, was überhaupt erklärungsbedürftig ist: jede Abweichung von der ausgezeichneten Bewegungsform (die selbst nicht als erklärungsfähig gilt) muss als Störung aufgefasst werden. Im zweiten Gesetz wird dann die Art der Erklärung als eine spezielle Interpretation des kausalen Erklärungsschemas zum Ausdruck gebracht: Beschleunigungen von Körpern, die durch ihre Masse repräsentiert werden, sind durch die Angabe eines Kraftgesetzes zu erklären. Angemerkt sei an dieser Stelle, dass man manchmal in Physiklehrbüchern die Behauptung findet, das zweite Newtonsche Gesetz $K = m \cdot d^2s/dt^2$ (K Kraft; m: Masse; s: Weg; t: Zeit) sei als Definition der Kraft zu lesen, etwa wie $A = K \cdot s$ (A: Arbeit). Dies ist aber nicht richtig, da man für den schematischen Buchstaben ›K‹ nicht einen Wert als Belegung einer Variablen einzusetzen hat, sondern einen Term (ein Kraftgesetz, z.B. das Gravitationsgesetz), nur dann bekommt der ganze Ausdruck auch einen physikalischen Sinn. Das dritte Gesetz fordert, dass mechanische Kräfte unmittelbar und universell wirken, wodurch z.B. die Erhaltung des Gesamtimpulses für ein abgeschlossenes mechanisches System impliziert wird und ausgezeichnete Ursachen ausgeschlossen sind (im Rahmen der klassischen Mechanik wird z.B. der ›unbewegte Beweger‹ der aristotelischen Physik nicht zugelassen).«[76]

76 Kötter, »Kreationisten versus Evolutionstheoretiker – Zu wissenschaftstheoretischen Aspekten der Auseinandersetzung«, 2000, S. 8

Die Newtonsche Mechanik erklärt Bewegungsverläufe also für diejenigen, die den Formalismus verstehen und die bereit sind, die grundlegenden empirischen Prinzipien (die Axiome) zu akzeptieren. Eine Erklärung ist damit nur für die Abweichung vom geradlinigen und gleichförmigen Bewegungsverlauf möglich und zwar durch Rückführung über die Wirkung einer Kraft, die nach dem zweiten Newtonschen Axiom eine Beschleunigung hervorruft. Haben wir eine entsprechende Kraft in unsere Beschreibung eines Sachverhalts aufgenommen, müssen aber immer noch einen Unterschied zwischen erwartetem und tatsächlichem Bewegungsverlauf feststellen, so ist dies Anlass für die Suche nach weiteren Kräften.

Ob in der Chemie, der Biologie, der Technik oder der Medizin: Fragen wir immer weiter nach der Ursache für ein Phänomen, so müssen wir irgendwann auf die physikalische Ebene der Beschreibung wechseln und enden bei der Erklärung mit Kräften (beziehungsweise bei Bewegungsgleichungen, die sich aus dem Hamilton-Lagrange-Formalismus ergeben). Mag für manche Fragestellungen die Angabe einer chemischen Reaktionsgleichung vollauf genügen, so kann eine Antwort auf die Frage, warum bestimmte chemische Elemente auf eine bestimmte Weise reagieren, nur auf der physikalischen Ebene gegeben werden, also letztlich mit Kraftgesetzen. Die Kraftgesetze tragen also letztlich die Last der kausalen Erklärung.

Kausale Erklärungen im Alltag dürfen auch auf Erfahrungsbegriffen basieren, müssen also nicht die Termini und die formale Darstellung zum Beispiel der Physik aufweisen. Wenn wir nämlich zum Beispiel sagen, ein Schiff treibe den Fluss herunter, weil es von der Strömung mitgerissen wird, so ist dahinter nicht nur eine Kausalität im Humeschen Sinne zu sehen. Wir haben nicht nur die Erfahrung gemacht, dass Schiffe und andere schwimmende Gegenstände den Fluss herunter treiben, sondern wir haben auch eine Vorstellung davon, warum das so ist. Einem Kind, das uns fragt, warum zum Beispiel ein schwimmendes Blatt sich mit der Strömung den Fluss hinunter bewegt, könnten wir sagen, dass die Strömung auf alles, was sich ihr entgegenstellt, einen Druck ausübt. Den kann man erfahren, indem man zum Beispiel die Hand in die Strömung eines kleinen Baches hält. Auf diese Weise können wir Prinzipien der Kausalerklärung im Alltag bilden, wie zum Beispiel das »Billardprinzip« (Stoß starrer Körper).

Auch wenn wir davon reden, dass ein schnelles Auto aufgrund seines Schwungs einen größeren Bremsweg hat, oder das Schaufeln von Kohle auf den Rost einer Dampflok dazu führt, dass sich der Druck im Kessel erhöht, immer könnten wir diese Erklärungen im Alltag, die aber auch schon dort zu Prinzipien des Erklärens erhoben werden, in eine Erklärung durch die abstrakten Prinzipien der Physik überführen. Genau in dieser Möglichkeit der Überführung zeichnen sich kausale Erklärungen aus, welche alltagssprachlichen Begrifflichkeiten auch immer verwendet werden. Die Prinzipien selbst werden zu solchen erhoben. Sie sind pragmatisch begründet und nicht vor einer Revision durch bessere Theorien sicher (siehe auch dazu Kapitel 1.5).

Funktionale Erklärungen

Funktionalerklärungen antworten auf Fragen, »wie etwas funktioniert«, das heißt wie ein gegebener Zweck über untergeordnete Zwecke erreicht werden kann und mit welchen Mitteln. Dies geschieht dadurch, dass zum Beispiel Prozesse in Untereinheiten gegliedert werden und angegeben wird, welche Schritte zu welchem Teilziel führen und so das globale Ziel erreicht werden kann.[77]

Subzwecke werden häufig bestimmten Einheiten von technischen Geräten zugeordnet, die bei ihrer Konstruktion genau dafür geschaffen worden sind. Ein technisches Gerät, das einem oder mehreren Zwecken dient, kann diese Funktionsfähigkeit bieten, indem bestimmte Teile bestimmte Subfunktionen übernehmen. Das Gerät kann dann als technisches System beschrieben werden, dessen Subfunktionen durch Untereinheiten erfüllt werden. Die Heizung, oder wie man sagen kann, das Heizungssystem, eines Hauses wäre dafür ein Beispiel. Vereinfacht könnte man eine Heizung wie folgt beschreiben: Der Brenner oder die Solaranlage sorgen für warmes Wasser, das in einem Speicher aufbewahrt wird und mittels einer Pumpe zu den Heizkörpern in den Wohnräumen transportiert wird, die die Wärme dort abgeben. Auf diese Weise wird das globale Ziel erreicht, die Wohnräume mit Wärme zu versorgen.

Eine Funktion ist ganz allgemein über eine Funktionsnorm definiert, das heißt eine Funktion ist genau dann erfüllt, wenn der in der Norm festgelegte Zweck erfüllt wird. Wenn die Funktion nicht in dem in der Norm festgelegten Umfang erfüllt wird (zum Beispiel zu geringe Heizleistung des

77 Vgl. Kötter, »Wachstum, Evolution und Entwicklung (2011)«, 03.06.2011, http://www.philosophie.phil.uni-erlangen.de/lehrstuehle/mitarbeiter/publikationen_koetter/58Wachstum.pdf

Brenners oder eine zu geringe Pumpleistung der Pumpe), spricht man von einer Funktionseinschränkung oder Funktionsdefizit, bei Totalausfall von einem Funktionsdefekt.

Verwenden wir bestimmte Gegenstände, ob in der Umwelt natürlich vorhanden oder durch menschliches Tun hergestellt, um bestimmte Zwecke zu erreichen, so benützen wir sie als Werkzeug. Ursprünglich zur Bezeichnung von Kriegs- und Belagerungsmaschinen verwendet, bezeichnen wir heute komplexere Werkzeuge, oftmals mit eigener Energieversorgung und Regelung, als Maschinen. (Das Wort »Maschine« ist entlehnt aus dem französischen »machine« und dieses wiederum aus dem lateinischen »machina« und dem griechischen »mechané«, was Werkzeug, künstliche Vorrichtung oder Mittel bedeuten kann.[78])

Eine Maschine ist ein deterministisches System, das bestimmte Ziele erreichen lässt durch bestimmte Eingabe oder Arten der Benutzung. In der Funktionsnorm einer Maschine, der Leistungsbeschreibung, ist festgelegt, was eine Maschine eines bestimmten Typs leisten können muss bezogen auf bestimmte Umweltbedingungen und die (korrekte) Art der Bedienung.

Uhren, Bagger, Lastwagen oder Computer sind Maschinen, die dann richtig funktionieren, wenn sie ihre jeweils vorgegebene Funktionsnorm erfüllen, zum Beispiel die Zeit mit einer gewissen Genauigkeit anzeigen. Besondere Uhren sind für besonders raue Umgebungsbedingungen gemacht, indem sie zum Beispiel besonders robust gebaut sind und physikalische Phänomene zur Zeitmessung benutzen, die durch Stöße nicht gestört werden. Andere Uhren sollen neben der Anzeige der Zeit auch ein Schmuckstück im Raum sein, wie zum Beispiel eine schöne Pendeluhr. Wie am Beispiel des Computers offensichtlich, erfordert die Maschine oftmals eine korrekte Bedienung, ansonsten muss damit gerechnet werden, dass bestimmte Funktionsleistungen nicht aktualisiert werden können.

Funktionales Erklären bedeutet immer, Funktionen aus der Technik auf das zu beschreibende Objekt zu übertragen. Die Grenzen der Technik sind deshalb die Grenze aller möglichen funktionalen Erklärung. Funktional erklärt werden nämlich nicht nur technische Artefakte und Prozesse, sondern zum Beispiel auch Vorgänge in der Chemie, insbesondere der Biochemie, der Biologie oder der Medizin.

In der Biologie erklären wir zum Beispiel lebende Wesen (ob Tier oder Pflanze) als ob sie eine Maschine wären mit bestimmten Zielen. Diese

78 Vgl. Kluge, *Etymologisches Wörterbuch der deutschen Sprache*, 2002, S. 602, Stichwort »Maschine«

müssen wir erraten beziehungsweise voraussetzen. Dabei werden Teile von Pflanzen oder Tieren als Funktionsträger identifiziert (Organe), die für eine oder mehrere (Sub-) Funktionen zuständig sind, und die zur Erreichung übergeordneter Ziele (zum Beispiel Stoffwechsel oder Fortpflanzung) beitragen.

Aber auch auf tieferen Ebenen kann man funktional erklären: Enzyme sind nicht Moleküle besonderer Bauart, sondern sie können ganz unterschiedlicher Art sein, zeichnen sich aber durch ihre Funktion aus, die sie im biologischen System, zum Beispiel in einer Zelle, erfüllen. Bestimmte Proteine fungieren in der Zelle als Enzyme, andere Proteine können ganz andere Funktionen haben (Proteine sind hingegen Moleküle bestimmter (Bau-) Art). Folgendes Zitat aus einem Lehrbuch der Genetik verdeutlicht dies:

»Jedes Protein hat in der komplizierten und hochorganisierten Maschinerie einer Zelle eine spezielle Aufgabe. [...]

Die Koordination der zellulären Vorgänge ergibt sich aus dem Zusammenwirken kaskadenartig verknüpfter Proteinwechselwirkungen. Eine Schlüsselrolle für die Dynamik der Prozesse haben hierbei die Enzyme. Als Biokatalysatoren stellen sie die Grundfunktionen des Stoffwechsels sicher. Enzyme beschleunigen die Einstellung eines Reaktionsgleichgewichtes, beeinflussen aber nicht die Lage des Gleichgewichtes [...]

Im Stoffwechsel sind an der Enzymregulation sog. Effektoren beteiligt. Sie binden spezifisch an regulatorische Zentren im Enzym und moderieren so die enzymatische Aktivität. [...]

Mengenmäßig werden die Enzyme von den Strukturproteinen weit übertroffen. [...]

Strukturproteine sind für die mechanische Festigkeit und Formgebung von Zellen und Organen verantwortlich.«[79]

Enzyme haben also eine bestimmte Funktion bezogen auf den Stoffwechsel in der Zelle: Sie sorgen dafür, dass gewünschte Reaktionsgleichgewichte sich zu bestimmten Zeiten schneller einstellen. Diese Funktion zu aktivieren oder zu deaktivieren ist Aufgabe der Effektoren, also wiederum deren Funktion. Dieselben Eiweißmoleküle, die in einer Zelle aufgrund ihrer Funktion als Enzym bezeichnet werden können, sind in einem Reagenzglas einfach nur Eiweiße einer bestimmten Sorte – die Funktion und damit die Bezeichnung erhalten sie nur in Bezug auf die Zelle.

---

79 Tautz, »Struktur und Funktion von Proteinen«, 2003, S. 27–28

Die Physiologie ist gerade die medizinische Disziplin, die den Menschen als technisches System, als zum Beispiel mechanisches oder chemisches System erklärt. Wenn wir von der Leistungsfähigkeit des Herzens, der Statik des Skeletts oder der Mechanik des Bewegungsapparats sprechen, wird dies offensichtlich. Wir sprechen dann über den Menschen, als ob er ein mechanisches, chemisches, und so weiter. System wäre, das bestimmte Funktionen und Subfunktionen habe, die bestimmten Zwecken dienten. Somit gibt der Stand der Technik vor, wie wir den Menschen in der Medizin beschreiben können. Entwickelt sich die Technik weiter, so können sich auch unsere funktionalen Beschreibungen des Menschen ändern.

Sowohl beim Heizkreislauf als auch beim Blutkreislauf könnte sich nach Überprüfung der Subfunktionen herausgestellt haben, dass die Pumpleistung zu gering ist. Fragen wir weiter, warum die Pumpe beziehungsweise das Herz »nicht richtig« pumpe, so finden wir erst eine befriedigende Antwort (die auch Eingriffsmöglichkeiten verspricht), wenn wir zu einer kausalen Erklärung übergehen. Auch wenn immer wieder die Auffassung vertreten wird, letzte oder »echte« Erklärungen wären nur kausale, so muss man feststellen: Kausale Erklärungen ersetzen nicht funktionale, denn mit funktionalen können wir aus einer Menge möglicher Resultate bestimmte interessierende klassifizieren, nämlich diejenigen, die zu einem bestimmten Zweck beitragen. Dabei ist es gerade die Ähnlichkeit der Funktionsweise, die wir bei der Funktionalerklärung annehmen, die uns auf mögliche fehlerhafte Bauteile oder Schwachstellen bei einem Funktionsdefizit zum Beispiel in einem biologischen System hinweisen: Typische Fehlerquellen (im Sinne von Bauteilen) in technischen Systemen können zum Beispiel in den analogen Einheiten des biologischen Systems vermutet werden. Werden die aus morphologischer Beschreibung erhaltenen Organe, chemische Substanzen, und so weiter mit ihren Funktionen belegt, so erhalten wir einen Bauplan analog zum Bauplan eines technischen Geräts (mehr dazu in Abschnitt 1.6)

Wenn wir sagen, eine Maschine, ein Teil einer Maschine oder ein menschliches Organ funktioniere, so kann es einerseits eine Tatsachenbeschreibung sein, das heißt die Aussage, dass die Funktion im Moment ausgeführt wird, was wir anhand bestimmter Resultate aktual beobachten können, oder wir meinen damit, dass die Maschine, der Teil der Maschine oder das Organ eine bestimmte Funktionsfähigkeit besitzt. Wir wissen zum Beispiel, dass das Herz seine Schlagfrequenz steigern kann, wenn es notwendig ist, und sie danach auch wieder absenken kann. Diese Fähigkeit zur Regulation müssen wir aber im Moment nicht beobachten können und trotzdem sprechen wir zu Recht davon, dass das Herz sie besitzt. Eine Fähigkeit, ein bestimmtes Resultat hervorzubringen, kann ein Träger auch besitzen, wenn er es nicht aktual zeigt – der Träger besitzt mit der Fähigkeit also eine Disposition. Wie ist das Vorhandensein einer Funktionsfähigkeit aber zu begründen, wenn sich die Funktionsleistung gar nicht aktual zeigen muss? Die Funktionsfähigkeit des menschlichen Körpers wird eine wichtige Rolle bei der Diskussion des Krankheitsbegriffs spielen und deshalb gilt es zuvor, den Begriff der Disposition zu klären und damit auch, wie Dispositionen, also zum Beispiel Funktionsfähigkeiten, zu Recht einem Träger zugeschrieben werden können (siehe dazu Kapitel 2 »Dispositionen und aktuale Eigenschaften«).

Statistische Erklärungen

Statistische Erklärungen werden manchmal als strukturgleich zur Erklärung durch Subsumption unter ein Gesetz wie beim Hempel-Oppenheim-Schema angesehen, nur eben mit Verwendung einer statistischen Gesetzmäßigkeit. Es wird in der Literatur diskutiert, welchen Status solche probabilistischen Erklärungen besäßen und ob man sogar von statistischer Kausalität sprechen könne.[80]

Eine statistische Erklärung ist unserer Auffassung nach eine Erklärung in dem Sinne, dass eine Warum-Frage relativiert wird, indem darauf verwiesen wird, was (aufgrund statistischen Wissens) zu erwarten ist. Sie kann zudem als »Bindeglied« zur kausalen gesehen werden: Besonders bei seltenen Ereignissen wird man sich die Frage stellen, warum sie gerade zu einem bestimmten Zeitpunkt auftraten, also nach einer Kausalerklärung verlangen.

Wir sehen etwas als erklärungsbedürftig an, wenn es nicht »normal« ist, wenn wir es nicht erwartet haben: Das Auftretens eines Resultats halten wir für »normal«, wenn es aus der statistischen Beschreibung aus unserer Sicht zu erwarten gewesen wäre, für unnormal oder ungewöhnlich, wenn eine mehr oder weniger große Abweichung von dem statistisch bekannten

80 Vgl. Salmon, *Causality and explanation*, 1998; vgl. Bartelborth, *Erklären*, 2007, S. 30ff, 96ff; vgl. Schurz, »Was ist wissenschaftliches Verstehen?«, 1988, S. 268ff; vgl. Spohn, »Deterministic Causation«, 2000, S. 21–46

Zusammenhang gegeben ist: Wenn die Reifen schon nach 10.000 Kilometer abgefahren sind oder wenn es im Juli schneit. Indem wir einen Fragenden darauf hinweisen, dass ein Resultat anhand eines statistischen Gesetzes zu erwarten gewesen wäre, nehmen wir ihm den Grund, es für erklärungsbedürftig zu halten. Die Aussage »Hier in Süddeutschland ist es ganz typisch, dass es im April oftmals noch schneit.« kann zum Beispiel dem Fragenden aus dem Ausland seine Verwunderung über den für ihn überraschend gekommenen Schnee Ende April nehmen.

Die vorgestellten Formen der Erklärung finden in Alltag und Wissenschaft Anwendung, allerdings unterscheiden sie sich in ihrer Anwendung in Alltag und Wissenschaft: Im Alltag verstehen wir unter einer Erklärung vor allem das Aufzeigen eines Wissenszusammenhangs als Antwort auf eine Warum-Frage einer bestimmten Person; wir können ihre Wissenslücke erfolgreich schließen, wenn wir die oben genannten pragmatischen Kriterien (Passmore/Kötter) berücksichtigen. Insbesondere müssen wir dabei darauf zurückgehen, was die fragende Person schon weiß, was ihr einsichtig ist. Wenn wir hingegen vom Erklären in der Wissenschaft sprechen beziehungsweise von der Erklärungsfähigkeit einer wissenschaftlichen Theorie, so findet auch hier, wie immer beim Erklären, ein Bezug zu nicht weiter als erklärungsbedürftig eingestuften empirischen Annahmen statt; allerdings müssen die gerade nicht auf den ersten Blick für die Fragenden, also die Wissenschaftler, einsichtig sein. Man denke nur an die Axiome der allgemeinen oder speziellen Relativitätstheorie oder der Quantenmechanik. Den Zusammenhang zwischen den Zwecken der Wissenschaft, dem Erklären in der Wissenschaft und den grundlegenden empirischen Prinzipen einer Theorie hat Stephen Toulmin[81] besonders elegant dargestellt; eine Auswahl seiner Gedanken soll uns dabei helfen, Erklärungen in der Wissenschaft mit Hilfe grundlegender empirischer Prinzipien zu diskutieren.

1.5 Beschreiben und Erklären in der Wissenschaft

Die Wissenschaft ist stets bestrebt, Beschreibungen möglichst kontextunabhängig, also auch sprecher- und hörerinvariant zu geben. Die angestrebte Unabhängigkeit von den Subjekten bei gleichzeitiger Intersubjektivierbar-

81 Toulmin, *Voraussicht und Verstehen – Ein Versuch über die Ziele der Wissenschaft*, 1968

keit der Sprache (Termini, die eindeutig definiert oder zum Beispiel durch standardisierte Messvorschriften festgelegt sind) sollen Aussagen über Objekte der sinnlichen Wahrnehmung ermöglichen, die so weitgehend wie möglich als »nur dem Objekt zukommend«, in diesem Sinne also als objektiv, verstanden werden können.

Jede Wissenschaft bildet deshalb ihre eigene Terminologie heraus, das heißt eine Festlegung der wichtigen Begriffe in Form von Definitionen, die möglichst wiederum nur auf Begriffe referieren, die in alltäglichen Sprachspielen mit großer Klarheit und Homogenität eingeführt werden konnten. Damit werden auch Beschreibungen normiert, was die Kommunikation der Wissenschaftler untereinander über Sprach- und Kulturgrenzen manchmal erst ermöglicht. Es werden oftmals Worte aus anderen Sprachen herangezogen, um Fachtermini zu bilden, zum Beispiel die lateinischen Begriffe in der Medizin. Hier zeigt schon die Verwendung eines lateinischen Ausdrucks an, dass es um einen Fachausdruck in der Medizin geht und nicht um eine umgangssprachliche Beschreibung. Manchmal werden auch alltägliche Begriffe in wissenschaftlichen Disziplinen »umgedeutet« und präzisiert, so dass nur derjenige die Sätze dieser Wissenschaft versteht, der auch die Terminologie beherrscht. Wenn zum Beispiel ein Physiker von einem »Teilchen« spricht, so meint er etwas ganz anderes als die Verkäuferin beim Bäcker. Die Formen der Beschreibungen sind dann allerdings keine anderen als die oben besprochenen.

Besonderen Ansprüchen soll auch das Erklären in den Wissenschaften genügen: Ziel ist es hier, Erklärungsschemata herauszubilden, die möglichst universell, also für einen weiten Bereich an Problemen anwendbar sind. Wenn man von der Erklärungsfähigkeit einer wissenschaftlichen Theorie spricht, so meint man, dass ein Phänomen erklärt ist, wenn es auf die Strukturen einer Theorie zurückgeführt werden kann, also auf die grundlegenden empirischen Annahmen (Prinzipien) und auf die Modelle der Theorie. Dieses Erklären ist dann unabhängig vom Wissen eines einzelnen Fragenden; diese Rückführung stellt dann eine Erklärungsleistung für alle diejenigen dar, die diese Theorie beherrschen und ihre (empirischen) Prinzipien akzeptieren. Es stellen sich dann zwei Fragen:

1. Wie kommt man auf bestimmte empirische Prinzipien?
2. Und worin unterscheiden sie sich, beziehungsweise wie kann man bessere von schlechteren unterscheiden, das heißt wie lassen sie sich begründen?

Ein kurzer Blick in die Historie der Naturwissenschaft zeigt: Zum Beispiel gab es vor Newton ganz andere Versuche, die empirischen Phänomene zu erklären. Wie Toulmin darlegt, wird die Ansicht, die Versuche vor der Newtonschen Mechanik wären einfach nur Irrwege gewesen, die sich als falsch herausgestellt haben, diesen Versuchen bei weitem nicht gerecht. Diese Ansicht wäre nur der erste Schritt eines Rückfalls in einen kruden Realismus, der nach der Wahrheit von empirischen Prinzipien fragt.

Die Physik des Aristoteles scheint zum Beispiel aus heutiger Sicht auf den ersten Blick vollkommen verfehlt. Wir können aber folgendem Zitat entnehmen, dass wir damit vorschnell urteilen. Erkennen wir die pragmatische Begründung von grundlegenden empirischen Prinzipien in seinem Ansatz, so zeigt sich Aristoteles' Ansatz in ganz anderem Licht.

»Wenn wir den freien Fall für den Augenblick einmal beiseitelassen, dann vollziehen sich alle Bewegungen in unserer unmittelbaren Umgebung – wie Aristoteles beobachtet hat – durch einen mehr oder minder vollständigen Ausgleich zwischen einander entgegengesetzten Kräften: denen, die die Bewegung zu erhalten streben, und denen, die ihr Widerstand leisten. Und in Wirklichkeit benötigt ein Körper immer eine bestimmte Zeit, um eine bestimmte Strecke zurückzulegen. Die Frage nach der Augenblicksgeschwindigkeit hätte Aristoteles übermäßig abstrakt gefunden, und mit der vollkommen widerstandsfreien Bewegung erging es ihm ähnlich; er hätte sie als unrealistisch verworfen. [...] Wenn wir unsere Aufmerksamkeit auf die Arten von Bewegung richten, die Aristoteles für typisch hielt, dann entdecken wir, daß seine Proportionen selbst in der Physik des zwanzigsten Jahrhunderts noch einen achtbaren Platz finden. Wenn man sie nämlich nicht als Rivalen der Newtonschen Gesetze interpretiert, sondern als Verallgemeinerungen unserer Alltagserfahrung, sind viele dieser Aussagen völlig wahr. Man kann die Dinge sogar so darstellen, als ob Aristoteles treffender gesprochen hätte, als er es wußte. Denn dort, wo er nur für ungefähre und qualitative Verhältnisse argumentierte, die im groben Entfernungen und Zeitabschnitte verknüpfen sollten, kennt die zeitgenössische Physik eine mathematische Gleichung [das Stokessche Gesetz, J.K.], die diesen Verhältnissen ziemlich genau korrespondiert – obwohl es in ihr natürlich Variable über beliebig kurze Zeitabschnitte gibt, wie Aristoteles sie nie verwendet hat.«[82]

Kopernikus versuchte ein anderes Erklärungsideal (grundlegendes empirisches Prinzip) für die Bewegung von Körpern als Aristoteles; er hatte es auch mit ganz anderen Körpern zu tun, nämlich den Planeten. Man kann vermuten, dass es wohl vor allem ästhetischen (und religiösen) Anschau-

82 Toulmin, *Voraussicht und Verstehen – Ein Versuch über die Ziele der Wissenschaft, 1968*, S. 61–62

ungen geschuldet ist; allerdings liegt es auch nahe, die verschiedenen Ellipsen als Abweichung von der idealen Kreisbewegung erklären zu wollen. Dieser Ansatz, der die ideale Kreisbewegung als nicht erklärungsbedürftig auszeichnet, hat sich aber nicht als praktikabel erwiesen. Selbst wenn Kopernikus Newtons genialen Einfall, über das Schema einer Kraft die Veränderungen vom idealen Bewegungsverlauf zu beschreiben und zu erklären (Newton II) gehabt hätte, so wäre die mathematische Beschreibung sehr kompliziert und unpraktisch geworden. Jedoch war Kopernikus in dem Sinne ein moderner Naturforscher, als er ideale, nicht erklärungsbedürftige Bewegungsformen als Prinzip auszeichnete.

»Kopernikus wollte mehr finden als ein Rechenverfahren, das mit den Beobachtungen übereinstimmte: das hatte ja schon Ptolemäus getan. Er wollte die Himmelsbewegungen erklären, indem er zeigte, wie alle scheinbaren Anomalien sich als Kombination bestimmter idealer, »absoluter« Bewegungen darstellen ließen. Diese regelmäßigen Bewegungen allein waren natürlich und selbstverständlich. [...]

Doch wir werden sehen, daß die Richtigkeit eines bestimmten Erklärungsideals niemals evident sein kann, daß diese Richtigkeit sich vielmehr erst im Gebrauch demonstriert. Kopernikus erkannte, daß Erklärungen in der Astronomie den Appell an ein Regularitätsprinzip oder an ein Ideal der natürlichen Gleichförmigkeit erforderlich machen, und er nannte dieses Prinzip ›die Regel der absoluten Bewegung‹. Aber sein Gleichförmigkeitsideal ist nicht das unsere. Er hatte nicht das Bedürfnis, nach interplanetarischen Kräften zu suchen, um zu erklären, warum die Planeten geschlossene Bahnen beschreiben: seiner Auffassung nach bedurfte eine gleichförmige Kreisbewegung keiner weiteren Erklärung und würde sich – so war die Natur der Dinge – beliebig lange erhalten. Newtons Astronomie beruhte dann auf einem Begriff der geradlinigen Trägheitsbewegung; in ihr galt allein die Bewegung auf einer Geraden als die natürliche Form einer sich selbst erhaltenden Bewegung; für Kopernikus bestand dieses Ideal noch in der Rotation, eine gleichförmige Kreisbewegung war ›selbstverständlich‹.

Trotz alledem: weil er darauf bestand, daß irgendein Prinzip der Regelmäßigkeit erforderlich sei, war Kopernikus ein durchaus moderner Naturforscher.«[83]

Wie gut eine Theorie ist und damit wie gut ihre Prinzipien sind, zeigt sich vielmehr erst im Gebrauch: Vereinfacht gesagt, ist eine Theorie besser als eine andere, wenn sie universeller ist, also einen größeren Gegenstandsbereich an Phänomenen erklären kann; bei gleicher Erklärungsfähigkeit kann

83 Toulmin, *Voraussicht und Verstehen – Ein Versuch über die Ziele der Wissenschaft, 1968*, S. 51–52

die einfachere vorgezogen werden.[84] Ockham's Razor fügt sich in diese pragmatische Rechtfertigung von Theorien stimmig ein; nur wenn man unbedingt in realistischem Sinne von der Wahrheit einer Theorie sprechen will, stellt sich die Frage, wieso die einfachere Theorie die richtige sein sollte.

Wenn mit den Prinzipien wissenschaftlicher Theorien erklärt wird, so unterscheidet sich das, wie oben angedeutet, vom Erklären im Alltag. Beim Erklären der empirischen »Welt« durch Theorien kommt es weniger darauf an, dass sie unmittelbar einsichtig sind, sondern darauf, dass sie möglichst universell sind.

»Wissenschaftliche Leistungen bestehen jedoch nicht aus Argumenten, die ad hominem plausibel sind, sondern vielmehr aus Erklärungen, die auf eigenen Füßen stehen. Und bei diesen Erklärungen kann sich das Verhältnis zwischen ›vertraut‹ und ›unvertraut‹ umkehren. Wenn wir noch einmal die Newtonsche Dynamik betrachten: man kann kaum sagen, daß uns das Ideal der Trägheitsbewegung, das seinen Erklärungen zugrundeliegt, vertraut wäre. (Aristoteles hätte über einen solchen Gedanken nur gelacht.) Wenn wir immer darauf bestünden, das Unvertraute durch das Vertraute zu erklären, und nicht umgekehrt, dann hätten wir uns niemals von der aristotelischen Dynamik frei machen können. Das aristotelische Paradigma ist uns auf eine Weise vertraut, wie es das Newtonsche niemals werden kann; und Newtons Programm, die Bewegung von Pferdefuhrwerken als eine höchst komplexe Angelegenheit zu behandeln, kann man nur verstehen, wenn man von Planeten und Projektilen ausgeht und vielfältige Kombinationen von Kräften zuläßt – und unserem Alltagsverstand erscheint es letzten Endes immer noch ziemlich paradox.«[85]

Kausales Erklären bedarf immer eines Prinzips, das selbst nicht erklärungsbedürftig ist. In vielen Bereichen des Lebens gehen wir davon aus, dass die Geschehnisse durch kausale Gesetze regiert werden, obwohl wir im Einzelfall die zugehörige kausale Schlusskette nicht angeben können. Dies ist zum Beispiel im Computer- und Softwarebereich der Fall. Es wird zwar ein Mechanismus unterstellt, oft ist er aber nicht bekannt. Aus pragmatischer Sicht lohnt sich der Aufwand zum Beispiel meist nicht, zu untersuchen, warum eine neue Grafikkarte in einem Rechner nicht funktioniert. Computersysteme sind oft so komplex, dass es einfacher ist, die Zusammenarbeit bestimmter Komponenten einfach auszuprobieren; bei Misser-

84 Vgl. Kuhn, *Die Struktur wissenschaftlicher Revolutionen*, 1989; vgl. Lakatos, »Falsifikation und die Methodologie wissenschaftlicher Forschungsprogramme«, 1974, S. 89–190

85 Toulmin, *Voraussicht und Verstehen – Ein Versuch über die Ziele der Wissenschaft, 1968*, S. 73–74

folg nimmt man dann besser eine andere Komponente als nach dem Grund für die Fehlfunktion zu suchen.

Auch in der Medizin erscheint es oftmals aussichtslos, die genauen Gründe zu ermitteln, das heißt die lückenlose Kausalkette aufzustellen, warum sich eine Krankheit gebildet hat. Solches Wissen ist für den Mediziner nur der halbe Weg, denn erst mit dem Verhindern und Heilen von Krankheiten sind seine Ansprüche erfüllt. Zum Heilen muss neben dem Wissen ein Können beim jeweiligen Mediziner vorhanden sein: Er muss im Einzelfall des ihm vorstelligen Patienten richtig diagnostizieren und dann entsprechende therapeutische Maßnahmen einleiten. Man könnte auch sagen, er muss wissen, was im Einzelfall zu tun ist. Dabei handelt es sich allerdings nicht um ein Wissen, wie wir es eingeführt haben, sondern um eine Fähigkeit, ein Können. Wir wollen diesen Unterschied kurz beleuchten.

Wenn wir davon sprechen, dass jemand zum Beispiel weiß, wie man einen Walzer tanzt, so meinen wir damit meist auch, dass die Person in der Lage ist, diese Handlungen auszuführen, das heißt eine Fähigkeit, ein Können hat. Ryle spricht in diesem Zusammenhang vom »knowing how and knowing that«[86] Mit »knowing how« bezeichnet er die Fähigkeit, eine Handlung auszuführen, mit »knowing that« das, was wir unter Wissen verstehen. Wenn eine Person etwas weiß in unserem Sinne, so ist das vielmehr ein Können besonderer Art: das begründen können einer bestimmten Behauptung.[87]

Das Können ist im Gegensatz zu Wissen nur bedingt mitteilbar: wir sprechen deshalb von der Kunst des Ingenieurs, der Kunst des Heilens oder der Technik als die Kunst des Möglichen.[88] Immer dann, wenn es uns nicht gelingt, das Können zu erklären, also zu beschreiben, wie etwas funktioniert, haftet der Tätigkeit etwas Magisches an. Und in der Tat ist das Magische ja dadurch bestimmt, dass es nur Auserwählten zugänglich ist. Wissen ist niemals magisch, denn aufgrund seiner sprachlichen Verfasstheit ist es potentiell jedermann zugänglich.

Mit dem Können geht nicht die Fähigkeit einher zu wissen, warum etwas funktioniert, mit dem Wissen noch lange nicht das Können. Besonders deutlich wird dies bei der Sportwissenschaft: Sie versucht im Sinne einer Wissenschaft möglichst situationsinvariante Beschreibungen und Erklärun-

86 Vgl. Ryle, *The Concept of Mind*, 2002, S. 25ff

87 Vgl. Jung, »Probleme mit dem Wissensbegriff«, 2010, S. 18–27

88 Vgl. Hubig, *Die Kunst des Möglichen II – Ethik der Technik als provisorische Moral*, 2007

gen zu geben. Dabei wird zum Beispiel untersucht, wie ein Fußball getreten werden muss, um zu einem erfolgreichen Freistoß zu werden. Das kann so weit gehen, dass man den Raum dreidimensional parametrisiert, und die Bewegung zum Beispiel des Balles, das heißt seine Flugbahn, seinen Drehimpuls, seine Elastizität und die Luftreibung physikalisch beschreibt. Innerhalb der Physik kann dann erklärt werden, warum ein Freistoß, der auf eine bestimmte Weise geschossen wird, zum Beispiel um die Mauer herum fliegen kann.

Solche Untersuchungen führen oft zu sog. »Techniken« oder »Schulbuch«-Lehren, die beschreiben, wie der (sportliche) Erfolg am besten zu erreichen sei. Dabei kann ein jeder aus eigener Erfahrung feststellen, dass man damit eine Sportart bei weitem nicht beherrscht und andersherum, dass die besten Sportler der Welt in einer Disziplin es oft anders machen, als »schulbuchmäßig« vorgeschrieben und damit oft erfolgreicher sind als alle anderen.

In Bezug auf die Medizin ist das Zusammenspiel von Wissen, Erfahrung und Können besonders interessant: Wissen ist immer genereller Natur, ob im Einzelfall des Patienten bestimmte Merkmale und Symptome vorhanden sind, muss der Mediziner mit »geschultem Auge« erkennen. Er benötigt also neben dem Wissen eine Urteilskraft, die ein Erkennen aufgrund von Erfahrungen (einem Kennen, kein Wissen!) ermöglicht. Um entsprechende angezeigte therapeutische Maßnahmen in die Tat umzusetzen, braucht er dann das notwendige medizinische Können. Im folgenden Abschnitt wollen wir einige Besonderheiten des medizinischen Wissens erörtern.

1.6 Wissen in der Medizin

In der Medizin steht die Anwendung in der Praxis ganz besonders im Vordergrund: Das Wissen soll dazu dienen, Krankheiten zu heilen oder zu vermeiden und die Gesundheit zu erhalten beziehungsweise womöglich gar zu fördern. Das medizinische Wissen des Laien muss ihn handlungsfähig machen, das heißt ihn verstehen lassen, durch welche Gefahren seine Gesundheit bedroht ist, wie er diese vermeiden kann, wie er seine Gesundheit stärken kann, wann er zum Arzt gehen sollte und was die Vor- und Nachteile bestimmter Therapien sind. Grundlage dafür ist ein Basiswissen über die Funktionsweise des Organismus und der Entstehung von Krankheiten. Wie oben dargelegt, spricht man auch dann mit Recht vom medizinischen Wissen einer Person, wenn sie nicht das Fachwissen eines Arztes oder das Detailwissen eines Spezialisten besitzt. Die pragmatischen Kriterien der Wissenschaft sind hingegen auf größtmögliche Erklärungsfähigkeit ausgerichtet und erheben somit den höchsten Anspruch.

Aber ist die Medizin überhaupt eine eigene Wissenschaft? Ohne Zweifel hat die Medizin eine eigene Terminologie. Was in der westlichen naturwissenschaftlichen Medizin erklärt werden kann, bestimmt sich allerdings dadurch, was in anderen Naturwissenschaften an erklärungsfähigen Theorien vorhanden ist. Es wird dabei auf das gesamte Wissen der Physik, der Chemie (insbesondere der Biochemie) und der Biologie zurückgegriffen. Von der Genetik über die Virologie bis zur Physiologie, immer sind es naturwissenschaftliche Theorien und die darin vorkommenden fundamentalen empirischen Annahmen oder Entlehnungen aus der Technik, die die Erklärungsleistung erbringen. Dies liegt daran, dass wir Vorgänge im Organismus auf ganz verschiedenen Ebenen beschreiben können: von der molekularen Ebene über die Zellebene, die Organebene bis hin zu den Makrofunktionen des lebenden Organismus.

Damit soll aber keinesfalls behauptet werden, dass die Medizin kein eigenes Wissen hervorbrächte und das, was als medizinisches Wissen gilt, auf physische und chemische Zusammenhänge reduzierbar wäre. Erkrankungen und ihre Ursache betreffen immer mehrere dieser Ebenen und zu ihrer Erklärung muss auf diesen verschiedenen Ebenen argumentiert werden. Der Zusammenhang der Argumentationen auf diesen Ebenen leistet ein funktionales Gesamtkonzept des Organismus bis hin zum Erleben zum Beispiel von Schmerz. Und wie wir gesehen haben, sind funktionale Erklärungen gerade nicht auf zum Beispiel kausale reduzierbar, sondern stellen eine eigene Leistung dar: Sie zeichnen die für das Erreichen eines Funktionsziels geeigneten Verläufe der Menge der nach physikalischem, chemischem oder biologischem Wissen möglichen aus.

Der Rückbezug der Medizin auf naturwissenschaftliches und technisches Wissen ist allerdings eine Entwicklung der Neuzeit. Zuvor waren vor allem Konzepte in der Medizin vorherrschend, die Krankheiten in einer abgeschlossenen Theorie zum Beispiel immer als Ungleichgewicht der Säfte in der sog. Humoralpathologie[89] zu erklären versuchten. Die großen

89 Vgl. Eckart, *Geschichte der Medizin*, 2009, S. 45ff

Erfolge der modernen naturwissenschaftlichen Medizin lassen sich gerade darauf zurückführen, dass naturwissenschaftliches Wissen in der Medizin Anwendung fand.

Claude Bernard und andere Mediziner und Naturforscher im 19. Jahrhundert forderten einerseits, dass die Medizin die naturwissenschaftliche Vorgehensweise aus Theorie und Experiment einschlagen sollte und andererseits (damit zusammenhängend), dass die körperlichen Vorgänge nur in naturwissenschaftlichen Termini, also vor allem physikalischen und chemischen, beschrieben werden sollten. Bernard hatte zum Ziel, medizinisches Wissen zu erlangen, welches in der Praxis anwendbar ist, es also erlaubt, in die Vorgänge im Organismus einzugreifen. Er geht dabei davon aus, dass der menschliche Organismus von denselben physikalischen und chemischen Gesetzmäßigkeiten regiert wird wie die unbelebte Materie.

»Die experimentelle Medizin unterscheidet sich in ihrem Ziel von der beobachtenden Medizin in gleicher Weise, wie sich die beobachtenden Wissenschaften allgemein von den Experimentalwissenschaften unterscheiden. Das Ziel einer beobachtenden Wissenschaft ist, die Gesetze der Naturvorgänge zu entdecken, um sie voraussehen zu können; aber sie kann sie nicht ändern, noch nach Gutdünken beherrschen. Der Typus dieser Wissenschaften ist die Astronomie: wir können die astronomischen Vorgänge voraussehen, aber wir können an ihnen nicht ändern. Das Ziel der Experimentalwissenschaft ist die Entdeckung der Gesetze der Naturvorgänge, nicht nur, um sie vorauszusehen, sondern in der Absicht, sie nach Belieben zu lenken und Herr über sie zu werden; solche Wissenschaften sind die Physik und die Chemie.«[90]

Etwa zur selben Zeit vertraten die vier Physiologen Ernst Wilhelm Brücke, Carl Ludwig, Hermann von Helmholtz und Emil Heinrich du Bois-Reymond die Auffassung, dass Physiologie ausschließlich auf der Grundlage der Physik und der Chemie betrieben werden solle. In einem Brief an E. Hallmann schrieb du Bois-Reymond: »Brücke und ich, wir haben uns verschworen, die Wahrheit geltend zu machen, dass im Organismus keine anderen Kräfte wirksam sind als die gemein physikalisch-chemischen.«[91]

Damit traten sie Schulen entgegen, die eine sog. romantische Physiologie oder vitalistische Strömungen vertraten, in denen die belebte Materie anderen Gesetzen gehorchte als die unbelebte. Die Art der Beschreibung in ihrer Physiologie ist aber eine funktionale, denn die Zwecke der Organe können nicht aus der Physik oder Chemie entnommen werden. Die Erklä-

---

90 Bernard, *Einführung in das Studium der experimentellen Medizin* (Paris 1865), 1961, S. 275
91 Zitiert nach Eckart, *Geschichte der Medizin*, 2009, S. 202

rung der Funktionsweise wiederum ist physikalisch-chemisch, das heißt letztlich basierend auf physikalischen Kräften.

Für die Medizin, die den Menschen als Gegenstand hat und deren Ziel es ist beizutragen, dass Erkrankungen verhindert beziehungsweise geheilt werden, ist es eine besondere Herausforderung, dass ihr Gegenstand der Mensch, hinsichtlich bestimmter Eigenschaften oftmals sehr inhomogen und (aus guten Gründen) nur eingeschränkt experimentell zugänglich ist. Bevor wir auf die damit einhergehenden Probleme bei der Genese und Anwendung medizinischen Wissens zu sprechen kommen, wollen wir kurz darstellen, dass die Annahme der Gleichartigkeit eine Bedingung der Möglichkeit ist, überhaupt von der Physiologie des Menschen zu sprechen – und in vielerlei Hinsicht ist diese ja auch empirisch in ausreichender Weise gegeben.

Unter der Annahme der Gleichartigkeit

In vielerlei Hinsicht kann man versuchen, den menschlichen Organismus mit einer Art Bauplan zu beschreiben. Sowohl in morphologischer Hinsicht als auch in funktionaler. Alle Menschen oder eine durch bestimmte Eigenschaften ausgezeichnete Gruppe von Menschen werden in dieser Hinsicht als gleichartig beschrieben: Aussagen über »den Menschen« oder »den Vertreter einer Gruppe« sind Allaussagen, das heißt Gesetze, die für alle Menschen oder Mitglieder dieser Gruppe gelten.

Nur auf diese Weise ist medizinisches Wissen möglich: Das, was im Allgemeinen als gültig erkannt wurde, muss auch beim Einzelfall entsprechend sein. Könnten wir nicht davon ausgehen, dass der Einzelfall gleichartig zu einem typischen Vertreter ist, zum Beispiel einem aus Durchschnittswerten ermittelten Vertreter oder einem idealtypischen Vertreter seiner Gruppe, so könnten wir über diesen Einzelfall auch gar nichts wissen und gar nichts sagen (damit wird aber nicht behauptet, dass alle Menschen gleich wären!). Wir könnten ihn zwar individuell beschreiben, aber ohne einen Zusammenhang zu einem Durchschnitts- oder Idealtypus könnten wir ihn nicht als Menschen beschreiben, sondern nur als ein fremdes und neuartiges Ding. Es sei noch darauf verwiesen, dass ein typischer oder idealtypischer Vertreter nur ein theoretisches Konstrukt sein kann, dem kein Vertreter einer Gruppe von Menschen exakt entsprechen muss.

Der Bauplan des Menschen zusammen mit der Zuweisung von Funktionen an die »Bauteile«, die Organe, liefert eine Beschreibung des Menschen als Maschine. R. Descartes hat diese Art der Beschreibung in mehreren seiner Werke angesprochen.[92] Er versucht dabei die Organe und ihre Funktionen von menschlichen und tierischen Körpern nicht nur funktional wie die Teile einer Maschine zu beschreiben, sondern auch als rein mechanische Maschinen, deren Funktionsweise dann auch mit der klassischen Mechanik (feste Körper und Stoßkräfte) erklärt werden kann.

Den Menschen unterscheidet er vom Tier und der Maschine vor allem durch den Besitz der Seele, was seinem ontologischen Konzept der Trennung von res extensa und res cogitans entspricht. In seiner Abhandlung »Über den Menschen« von 1632 schreibt er zum Beispiel Folgendes in den einleitenden Worten:

»Ich stelle mir einmal vor, daß der Körper nichts anderes sei als eine Statue oder Maschine aus Erde, die Gott gänzlich in der Absicht formt, sie uns so ähnlich wie möglich zu machen, und zwar derart, daß er ihr nicht nur äußerlich die Farbe und die Gestalt aller unserer Glieder gibt, sondern auch in ihr Inneres alle jene Teile legt, die notwendig sind, um sie laufen, essen, atmen, kurz all unsere Funktionen nachahmen zu lassen, von denen man sich vorstellen könnte, daß sie aus der Materie ihren Ursprung nehmen und lediglich von der Disposition der Organe abhängen.«[93]

Er kann als Vorläufer von Bernard und den deutschen Physiologen um Brücke angesehen werden, denn damit lehnt er ebenso wie diese Vitalkräfte als besondere Kräfte ab, die dem Lebenden innewohnen. Ebenso lässt sich aus seinen Worten die »als ob«-Perspektive (als ob der Mensch eine mechanische Maschine wäre) erkennen, die womöglich auch eine Vorsichtsmaßnahme gegen Verdächtigungen des Ketzertums war.

Auch wenn sich seine Beschreibungen der Funktionen des Herzens und der Lunge als eine Art Wärmekraftmaschine als nicht zutreffend herausstellten (»Und man muss wissen, daß das Fleisch des Herzens in seinen Poren eines dieser nicht leuchtenden Feuer enthält, das ich oben erwähnt habe; dieses Feuer macht das Herz so warm und so erhitzend, daß das Blut, welches in eine der beiden in ihm vorhandenen Herzkammern oder

92 Vgl. Descartes, *Abhandlung über die Methode des richtigen Vernunftgebrauchs*, 1980; vgl. Descartes, »Über den Menschen (1632)«, 1969, S. 41–136; vgl. Descartes, »Beschreibung des menschlichen Körpers (1648)«, 1969, S. 137–190

93 Descartes, »Über den Menschen (1632)«, 1969, S. 44

Höhlungen eindringt, dort sofort anschwillt ...«[94]), so ist zum Beispiel die Beschreibung der Funktionsweise des Trommelfells und des Auges aus heutiger Sicht weitgehend richtig[95], wobei er sich beim Auge nach Rothschuh[96] vor allem auf die von J. Kepler beschriebenen Strahlengänge im Auge stützt.

In seinen Schriften findet sich immer wieder der Vergleich zu mechanischen Maschinen, zum Beispiel zu einer mechanischen Uhr. Daran bestimmt er auch, was er als Krankheit ansieht. In der sechsten Meditation, Absatz 17, schreibt er zum Beispiel:

»Und wie eine Uhr, die aus Rädern und Gewichten angefertigt wurde, nicht weniger genau alle Gesetze der Natur beachtet, wenn sie schlecht angefertigt wurde und die Stunden nicht richtig anzeigt, als wenn sie in jeder Hinsicht dem Wunsch des Handwerkers genügt, so erkenne ich leicht – [...] – dass es ihm [dem Menschen, J.K.], wenn er z.B. an Wassersucht leidet, ebenso natürlich ist, dass er von dieser Trockenheit der Kehle betroffen wird, die normalerweise im Geist die Empfindung des Durstes verursacht, und dass durch sie auch seine Nerven und die übrigen Teile so disponiert werden, dass er ein Getränk zu sich nimmt, durch das die Krankheit verschlimmert wird, wie es ihm, wenn in ihm kein solcher Fehler ist, natürlich ist, dass er durch eine ähnliche Trockenheit der Kehle dazu bewegt wird, ein Getränk zu sich zu nehmen, das ihm nützlich ist. Und obwohl ich, wenn ich den vorgesehenen Zweck der Uhr berücksichtige, sagen könnte, dass sie von ihrer Natur abweicht, wenn sie die Stunden nicht richtig angibt, und obwohl ich ebenso – wenn ich die Maschine des menschlichen Körpers betrachte, als sei er eingerichtet für die Bewegungen, die gewöhnlicherweise in ihm sind – glaube, dass auch er von seiner Natur abirrt, wenn seine Kehle trocken ist, obwohl ein Getränk zu seinem Erhalt nicht von Nutzen ist, so bemerke ich dennoch sehr wohl, dass die letzte Verwendungsweise von ›Natur‹ sich von der ersten stark unterscheidet: Sie ist nämlich nichts anderes als eine Bezeichnung, die von meinem Denken abhängt, das einen kranken Menschen und eine schlecht hergestellte Uhr vergleicht mit der Idee eines gesunden Menschen und einer korrekt hergestellten Uhr, und die den Dingen, von denen gesprochen wird, äußerlich ist; unter der ersten Verwendungsweise von ›Natur‹ aber verstehe ich etwas, das wirklich in den Dingen zu finden ist und deshalb eine gewisse Wahrheit hat.«[97]

Hier wird der Unterschied einer physikalisch-deterministischen Beschreibung (die nach Descartes »wirklich in den Dingen zu finden ist«) und einer funktionalen Erklärung (die nach Descartes »äußerlich« ist) noch einmal

94 Descartes, »Über den Menschen (1632)«, 1969, S.47ff

95 Vgl. ebd., S.78ff

96 Ebd., S. 78

97 Descartes, *Meditationen*, 2004, S. 233, 235 und 237

deutlich: Bei der funktionalen Erklärung müssen die Funktionsziele vorgegeben werden, bei der deterministischen Beschreibung nicht. Der kranke Mensch in Analogie zur schlecht gemachten Uhr unterliegt zwar denselben Naturgesetzen, das Kranke aber wird dadurch bestimmt, dass der Körper so beschaffen ist, dass bestimmte Funktionen (deren Funktionsziele wir bestimmen oder wir erraten müssen) nicht ausgeführt, bestimmte Funktionsziele also nicht erreicht werden können.

Seine strikt mechanischen Vorstellungen sind aus heutiger Sicht sicherlich unzureichend, wir verwenden heute verschiedenste Analogien zur Technik, die sich auf chemische, elektrische, und so weiter Modelle stützen – zur Erklärung greifen sie allerdings alle letztlich auf die physikalischen Kräfte zu, wie es Brücke in seiner »Verschwörung« gefordert hatte.

Auch in modernen Lehrbüchern der Physiologie gibt es klassisch-mechanische Beschreibungen, wie etwa wenn das Herz als Pumpe beschrieben wird:

»Funktionell betrachtet, besteht das Herz aus zwei hintereinander geschalteten Pumpen, wobei die Pumpleistung jeweils identisch ist. Das linke Herz pumpt sein Schlagvolumen in die Aorta und den großen Körperkreislauf, das rechte Herz pumpt das Blut über die Arteria pulmonaris in den Lungenkreislauf. Die Herzklappen haben Ventilfunktion und erlauben den Blutfluss nur in eine Richtung.«[98]

Hier wird dem morphologisch identifizierten Gegenstand des Herzens eine Funktion zugeschrieben – und damit wird es zum Organ in einem Organismus mit seinen Funktionen, die es darin zu erfüllen hat. Die Anwendung chemischer und elektrochemischer Modelle zeigt folgendes Zitat zur Kaliumbilanz im Organismus:

»Die K+-Homöostase des Organismus wird durch das Zusammenspiel von Na+-K+-Pumpe und K+-Permeabilität der Zellen aufrechterhalten. Wird die Funktion eines dieser beiden K+-Transportsysteme beeinträchtigt, treten u.U. lebensbedrohliche K+-Bewegungen zwischen Intra- und Extrazellularraum auf. Änderungen der extrazellulären K+-Konzentration können am Herzen Rhythmusstörungen auslösen. Die Niere ist das entscheidende Kontrollorgan, das die K+-Ausscheidung den jeweiligen Bedingungen anpasst.«[99]

Im darauf folgenden längeren Textabschnitt wird beschrieben, welche Kaliumkonzentrationen als Normalwerte gelten, welche Funktion die Na+-K+-Pumpe hat und welche Folgen sich durch Konzentrationsände-

98 Schrader/Kelm, »Das Herz«, 2005, S. 138
99 Oberleithner, »Salz- und Wasserhaushalt«, 2005, S. 394

rungen des K+ über oder unter die Normwerte ergeben. In den Lehrbüchern der Physiologie werden die Erklärungen der Funktionsweisen bestimmter Organe oder Bestandteile einer Zelle allerdings meist nicht bis auf die Ebene physikalischer Kräfte herunter gebrochen, da entsprechendes physikalisches oder chemisches Wissen vorausgesetzt wird.

Descartes' Leitvorstellung, dass Krankheiten darin bestehen, dass organische Gegebenheiten des Körpers so ausgestaltet sind, dass bestimmte Leistungen nicht mehr erfüllt werden können, in Analogie zur schlecht gemachten Uhr, die die Stunden nicht richtig anzeigt, hat zu enormen Erfolgen bei der Erklärung von Erkrankungen und deren Therapien geführt. Die Erfolge der wissenschaftlich orientierten Medizin im Nachgang an C. Bernard und E. W. Brücke über R. Koch, R. Virchow, L. Pasteur, K. Röntgen und viele weitere große Forscher und Mediziner sind so umfangreich und außerdem allgemein bekannt, dass hier auf eine Aufzählung verzichtet wird.

Die nach dieser Leitvorstellung praktizierte naturwissenschaftlich orientierte Medizin wird allgemein als »Schulmedizin« bezeichnet, im Gegensatz zur Alternativmedizin, wie zum Beispiel die Homöopathie oder die Traditionelle Chinesische Medizin (TCM). Vertreter der Alternativmedizin werfen der Schulmedizin oftmals vor, mit der Vorstellung des Menschen als Maschine und vor allem der Rückführung von Erkrankungen auf organische Gegebenheiten, die Funktionsdefekte in der Maschine »Organismus« darstellen, einen unzulässigen Reduktionismus zu betreiben.

Flankiert wird diese Kritik unglücklicherweise oftmals von Meinungen, die darin ein überholtes erkenntnistheoretisches Paradigma zu erkennen meinen und die dafür eintreten, dass wir die Art, Wissenschaft zu betreiben, das heißt die empirische Welt zu beschreiben und Erklärungen zu suchen, ändern sollten. Dabei geht es nicht um die Annahme neuer empirischer Prinzipien zur Erklärung, wie etwa die Newtonschen Axiome welche darstellen (siehe oben), sondern um eine neue Art und Weise, die empirischen Phänomene zu beschreiben. Allerdings werden diese beiden Aspekte (also die empirischen Prinzipien zur Erklärung einerseits und die Bedingungen der Möglichkeit, die empirische Welt überhaupt zu beschreiben) manchmal auch verwechselt, wie sich im Folgenden zeigt:

F. Capra zum Beispiel macht ein mechanisches Paradigma dafür verantwortlich, dass die westliche Medizin mit bestimmten Leiden nicht gut umgehen könne. Er kritisiert, dass dies daraus folge, dass der Mensch als Maschine angesehen werde, wie es auf Descartes zurückgeht.

»Dieses Bild des menschlichen Körpers als Uhrwerk ist heute noch die Grundlage für die Theorie und Praxis unserer Schulmedizin, die den menschlichen Organismus von seiner natürlichen und sozialen Umwelt trennt und wie eine Maschine behandelt, die durch Zerlegen in ihre kleinsten Teile verstanden werden kann. Krankheit wird als Fehlfunktion von biologischen Mechanismen gesehen, und die Rolle des Arztes besteht darin, physikalisch oder chemisch einzugreifen, um die Fehlfunktion eines bestimmten Mechanismus zu korrigieren, wobei verschiedene Teile von verschiedenen Spezialisten behandelt werden.«[100]

Dem stellt er ein neues Paradigma gegenüber, das angeblich zum Beispiel von der Traditionellen Chinesischen Medizin erfüllt werde:

»In diesem neuen Paradigma wird die Welt nicht mehr als Maschine gesehen, sondern als lebendes System. Es ist ein Weltbild, das die wechselseitige Verknüpfung und Abhängigkeit aller [!, J.K.] Phänomene betont und versucht, die Natur nicht durch fundamentale Strukturen, sondern vielmehr durch Organisationsmuster und dynamische Prozesse zu verstehen. Der menschliche Organismus wird als sich selbstorganisierendes System gesehen, das sich durch vielfältige, wechselseitig verknüpfte Fluktuationen auszeichnet. Gesundheit ist ein Gefühl des Wohlbefindens als Ergebnis dynamischer Ausgeglichenheit des physischen und psychischen Aspekts des Organismus. Darüber hinaus ist das ökologische Verstehen, das alle Lebewesen und alle Gesellschaften in die zyklischen Vorgänge der Natur eingebettet sieht, ein wesentliches Merkmal des neuen Weltbildes.«[101]

Wie wir in unserer vorangegangen Erörterung zum Beschreiben gesehen haben, ist es nicht möglich »alle Phänomene« zu erfassen, denn welches Kriterium gäbe es, dass wir auch wirklich alle Phänomene berücksichtigt hätten – vielmehr ergeben sich die einzelnen Phänomene ja erst durch unsere sprachliche Gliederung der sinnlichen Eindrücke. Das begriffliche Gliedern in der Beschreibung, die Herauslösung und Benennung von Dingen und Strukturen aus unserer Wahrnehmung, ist sicherlich auch von unseren Ideen und Vorstellungen abhängig, also theoriegeleitet. Die Merkmale, die herausgegriffen werden, können dabei auch je nach pragmatischer Relevanz bei gleicher erlebter Situation verschieden sein (siehe dazu auch Abschnitt 1.3).

Die Traditionelle Chinesischen Medizin beschreibt den Menschen zwar mit sog. »Funktionskreisen«, erklärt damit aber nicht funktional in unserem Sinne, das heißt mit der Analogie zur Maschine als regulatives Prinzip. Einzelnen körperlichen Einheiten werden zwar Aufgaben zugewiesen,

100 Capra, »Von der Notwendigkeit eines Paradigmenwechsels«, 1991, S. 10
101 Ebd., S. 11

diese sind aber nicht dieselben wie die bestimmter Einheiten einer Maschine (wie etwa das Herz als eine Art von Pumpe in einem technischen System). Im Laufe der langen Tradition der chinesischen Medizin wurde eine Vielzahl an Erfahrungen (und damit korrelativen Zusammenhängen) in ein medizinisches (Deutungs-) System integriert, aus dem sich auch die Aufgaben der einzelnen Einheiten ergeben.[102] Die TCM unterscheidet sich von der wissenschaftlich orientierten westlichen Medizin unter anderem darin, dass sie nicht auf technische Analogien verweist, das heißt auf funktionale Erklärungen aus der Analogie zur Maschine zurückgreift.

Allerdings scheint die TCM Zusammenhänge im Organismus und der Psyche zu erfassen, die in der Schulmedizin heute nur wenig beachtet werden.[103] Die Zusammenfassung von Verdauung und geistiger Verarbeitung und deren Abhängigkeiten im Funktionskreis »Mitte« ist hierfür ein Beispiel.[104] Dass »Geistiges« auch verdaut werden muss, kennen auch wir im Westen in unseren Redeweisen vom Verdauen bestimmter Nachrichten.

So ist die von Capra anvisierte Kritik der Schulmedizin auf erkenntnistheoretischer Ebene zurückzuweisen –, was bleibt ist sicherlich aber der berechtigte Vorwurf, dass oftmals die Position bezogen wird, dass das, was nach momentanem Stand der (Schul-) Medizin und Wissenschaft nicht gemessen oder mit ihrer Terminologie nicht beschrieben werden kann, auch nicht existiere. Mehr aber noch ist es wohl die Reduktion von Ursachen von Krankheiten auf distinkte organische Defekte, die zu kritisieren ist, so dass das Ziel der Medizin oftmals allein darin gesehen wird, »physikalisch oder chemisch einzugreifen, um die Fehlfunktion eines bestimmten Mechanismus zu korrigieren.«[105] Wir kommen bei der Diskussion des Krankheitsbegriffs noch einmal darauf zurück.

Das von Kritikern der Schulmedizin so heftig angegriffene Bild des Menschens als Maschine ist gegen diese Kritik jedoch immun: Immer wenn wir erklären wollen, wie es vonstatten geht, dass eine Maschine, eine Pflanze, ein Tier oder ein Mensch bestimmte Ziele vollbringt und wie seine Teile dazu beitragen, müssen wir eine funktionale Erklärung wählen. Capras Kritik trifft vielmehr ein eingeengtes Bild des Menschen als Maschine durch die Schulmedizin und vor allem die Haltung, Fehlfunktionen stets

---

102 Siehe dazu Hempen, *Die Medizin der Chinesen – Erfahrungen mit fernöstlicher Heilkunst*, 1991, S. 56ff

103 Mit Ausnahme der Psychosomatik.

104 Hempen, *Die Medizin der Chinesen – Erfahrungen mit fernöstlicher Heilkunst*, 1991, S. 62ff

105 Capra, »Von der Notwendigkeit eines Paradigmenwechsels«, 1991, S. 10

durch ein »Eingreifen« des Arztes zu korrigieren (»die Rolle des Arztes besteht darin, physikalisch oder chemisch einzugreifen, um die Fehlfunktion eines bestimmten Mechanismus zu korrigieren«[106]). Betrachten wir uns bekannte technische Geräte, also Maschinen, wie zum Beispiel einen Geländewagen, eine Taschenuhr, einen Bagger, oder einen Computer: Im Lastenheft, in dem die für den Anwender relevanten Funktionsleistungen beschrieben sind (im Sinne einer Funktionsnorm der Maschine), sind auch die Umweltbedingungen und die korrekten Weisen der Bedienung der Maschine beschrieben, unter denen erst die volle Funktionsfähigkeit gegeben ist und auch die Herstellergarantie gewährt wird.

Wer seinen Geländewagen in zu steilem Gelände betreibt, die Hydraulik seines Baggers nicht richtig wartet, oder wer seinen Computer unter extremer Nässe einsetzt, der muss damit rechnen, dass manche Funktionsleistungen nicht gezeitigt werden und die Maschine sogar Schaden nehmen kann. Jeder hat sicherlich schon einmal die Erfahrung gemacht, dass der Computer nicht das tut, was man will. Auch wenn man gerne auf die Maschine schimpft, oftmals handelt es sich einfach um einen Bedienfehler.

Wenn wir vom Funktionieren zum Beispiel einer Maschine sprechen, meinen wir zweierlei: Wir müssen die Funktionsfähigkeit einer Maschine, die sich auf geeignete Umweltbedingungen und eine korrekte Bedienung bezieht, unterscheiden vom aktualen Zeitigen einer Funktionsleistung. Eine Taschenuhr, die nicht aufgezogen ist, funktioniert nicht, aber sie ist funktionsfähig! Die Funktionsfähigkeit ist eine Disposition – und deshalb ist es notwendig auf dem Weg zur Diskussion des Krankheits- und Gesundheitsbegriffs den Dispositionsbegriff klären.

Das zum medizinischen Wissen bisher Gesagte bezieht sich auf eine (in vielerlei Hinsicht gerechtfertigte) Gleichartigkeit, eine Homogenität des Gegenstands (der Mensch), die angenommen werden muss, um überhaupt bauplanartige Beschreibungen verfertigen zu können und die in vielen Bereichen der Medizin berechtigt angenommen wird. Nun unterscheiden sich Menschen aber ganz offensichtlich in vielen Eigenschaften: In Größe, Gewicht, Geschlecht, Alter, Vorerkrankungen, Lebenswandel, Gene, in biochemischen Gleichgewichten und in vielen physiologischen Parametern. Bei der Gewinnung medizinischen Wissens ist es also von größter Relevanz zu wissen, ob bestimmte Ungleichheiten von Menschen für be-

106 Ebd., S. 10

stimmte medizinische Fragen eine Rolle spielen oder nicht. Es ist also zu klären, welche Menschen in eine Subgruppe eingeordnet werden können, für die dann eine bestimmte Aussage gilt, und an welchen Merkmalen das festzumachen ist.

Unter Berücksichtigung der Inhomogenität

Die bauplanartige Beschreibung des menschlichen Organismus kommt dadurch zustande, dass über Abstraktionen und Idealisierungen ein Prototyp des Menschen beschrieben wird, der als Exemplar nicht existieren muss (und wahrscheinlich auch nicht existiert). Dabei verliert man bei der Beschreibung viele Eigenheiten einzelner Menschen – die Unterschiedlichkeit der Menschen muss aber in der Methodologie von Experimenten (und sicherlich auch in Therapien) unbedingt berücksichtigt werden.[107]

Will man experimentell eine Behauptung bestätigen oder widerlegen, so muss man eine bestimmte Beschreibung der eingeschlossenen Probanden wählen, die natürlich nur eine endliche Zahl von Eigenschaften erfassen kann (deshalb ist sie auch immer abstrahierend). Zu deren Auswahl muss man schon eine Idee eines Zusammenhangs haben und es gilt, die relevanten Eigenschaften auszuwählen. Es kann nun zum einen sein, dass bestimmte als relevant erachtete Eigenschaften (oder Parameter, wie man auch sagt) nicht zugänglich sind, weil sie zum Beispiel die unkontrollierbaren Lebensstile der Probanden betreffen oder technisch nicht messbar sind. Zum anderen muss auch immer damit gerechnet werden, dass unbekannte Eigenschaften das Ergebnis des Experiments beeinflussen.

Kann ein Ergebnis bei allen Probanden bestätigt werden, und ebenso bei Wiederholung des Versuchs, auch mit anderen Probanden, so können wir den induktiven Schritt wagen, und die Aussage als Allaussage formulieren, die für alle unbestimmt vielen Exemplare einer Klasse gilt, zum Beispiel für alle Menschen oder für alle Frauen und so weiter. Wir haben oben bei der statistischen Beschreibung schon darauf verwiesen, dass es deshalb das Ziel sein muss, eine repräsentative Stichprobe zu verwenden.

Findet sich ein Gegenbeispiel, also ein Mensch, der zwar die Eigenschaften einer Klasse besitzt, für den aber eine bestimmte Aussage nicht

107 Siehe dazu Bernard, *Einführung in das Studium der experimentellen Medizin* (Paris 1865), 1961; vgl. Kötter, »Claude Bernard und die Logik des Experiments in der modernen Physiologie«, 2008, S. 283–302

gilt, so wird man ihn zunächst als Anomalie einordnen, die Aussage aber (noch) nicht revidieren. Mehren sich diese Anomalien und ist eine Gleichartigkeit der Anomalien festzustellen, so wird man den Gültigkeitsbereich der Behauptung einschränken müssen.

In vielen Bereichen der Medizin sind jedoch nur statistische Aussagen möglich, die die Möglichkeit und die mehr oder weniger große Wahrscheinlichkeit angeben, dass ein (Mess-) Ergebnis auftritt, wenn eine betreffende Person zu einer Gruppe mit bestimmten Eigenschaften zählt. Dies ist zum Beispiel bei bestimmten Therapieformen der Fall, von denen man nur weiß, dass sie bei manchen Patienten helfen, bei anderen jedoch nicht. Für unser Thema, die Diskussion von Handlungsoptionen hinsichtlich Prävention und Gesundheitsförderung, ist das Wissen über Gesundheitsgefahren von besonderer Bedeutung: Wir wissen, dass manche Einflüsse auf den menschlichen Organismus sicher zu bestimmten Erkrankungen führen, oftmals wissen wir jedoch nur, dass bei bestimmten Einflüssen nur ein Teil der Betroffenen erkrankt. Können wir diesen quantitativ und reproduzierbar unter standardisierten Bedingungen bestimmen, so kennen wir die relative Häufigkeit, mit der eine Erkrankung unter bestimmten Bedingungen in einer Stichprobe auftritt. Haben wir zudem gute Gründe, dass die Probanden repräsentativ sind für eine bestimmte Grundgesamtheit, so dürfen wir dazu übergehen zu sagen, dass für die Mitglieder einer bestimmten Grundgesamtheit die Wahrscheinlichkeit x besteht, an der Erkrankung y zu erkranken.

Oftmals treten bestimmte Erkrankungen jedoch in praktisch jeder Gruppe von Menschen auf, die eine gewisse Ähnlichkeit zu der interessierenden aufweist (allerdings nicht unbedingt mit derselben Häufigkeit!); dann versucht man zu ermitteln, ob ein bestimmter Unterschied einer Gruppe zu einer anderen zu einer Erhöhung der relativen Häufigkeit der Erkrankungen führt. Dies können unterschiedliche körperliche Eigenschaften sein, unterschiedliche Behandlungen oder verschiedene Expositionsdosen. Und sollten beide Gruppen als repräsentativ gelten für bestimmte Grundgesamtheiten, so spricht man von einer höheren Wahrscheinlichkeit oder einem höherem relativen Risiko der Mitglieder einer Grundgesamtheit bezogen auf die andere.

Bei statistischen Untersuchungen versucht man einen Effekt nachzuweisen, indem ein Parameter isoliert wird und dann überprüft wird, ob die Effektstärke im Experiment von diesem abhängt. Weil man davon ausgehen muss, dass viele relevante Eigenschaften der Probanden nicht erfassbar oder noch unbekannt sind, versucht man, die zugänglichen und die unzugänglichen potentiell relevanten Eigenschaften auf zwei Gruppen durch zufällige Auswahl gleich zu verteilen, um dann einen Effekt zu messen, der von dem einen übrig gebliebenen Parameter (zum Beispiel einer therapeutischen Maßnahme oder der Exposition eines bestimmten Schadstoffs) abhängig ist.

Bei der Aufteilung der Probanden auf zwei Vergleichsgruppen und der Ziehung von möglichst repräsentativen Stichproben stehen wir vor demselben Problem: Wir wollen unbekannte oder nicht zugängliche, möglicherweise für das Ergebnis relevante Eigenschaften in beiden Gruppen (Vergleichsexperiment) oder in der Stichprobe und der Grundgesamtheit mit möglichst derselben Häufigkeit vorliegen haben, so dass ein gemessener Unterschied (Vergleichsexperiment) auf die Unterschiede in der Behandlung/Exposition zurückzuführen ist beziehungsweise wir eben gerade davon ausgehen dürfen, dass kein Unterschied zwischen Stichprobe und Grundgesamtheit hinsichtlich des Resultats einer Untersuchung zu erwarten ist. Dafür verwendet man bestimmte Methoden der sog. »Randomisierung« (wir haben das schon im Kapitel 1.3 angesprochen).

Indem man die zur Verfügung stehenden Probanden über möglichst »zufällige« Prozesse (zum Beispiel Würfeln, Lose, Zufallsgenerator am Computer, und so weiter) auf die unterschiedlich zu behandelnden Gruppen verteilt, erhofft man sich, dass diese relevanten Eigenschaften etwa gleichverteilt in diesen Gruppen vorhanden sind, beziehungsweise erhofft sich, dass die Stichprobe in etwa dieselben Häufigkeiten dieser Eigenschaften aufweist wie die Grundgesamtheit.[108]

Ist diese Gleichverteilung der Fall, und ein Unterschied in den Versuchsergebnissen zwischen den Gruppen feststellbar, so kann man darin gute Gründe sehen, einen tatsächlichen Effekt anzunehmen. Allerdings kann es eben auch sein, dass die Randomisierung nicht geglückt ist, das heißt dass unbekannte relevante Eigenschaften oder Parameter nicht gleichverteilt worden sind, und deshalb sich ein Unterschied in den Messergebnissen ergeben hat.

Zusammen mit dieser Randomisierung wird meist auch eine Verblindung vorgenommen: Weder die Probanden noch der durchführende Untersucher erfahren, zu welcher Gruppe sie gehören, um einerseits psychische Reaktionen auf die Einteilung in eine bestimmte Gruppe zu

108 Vgl. Bland, *An introduction to medical statistics*, 2000, S. 26ff; vgl. Bamberg/Baur, *Statistik*, 2001, S. 241ff; vgl. Immich, *Medizinische Statistik. Eine Einführungsvorlesung*, 1974, S. 38ff;

vermeiden und damit andererseits nicht die Gefahr besteht, dass der Untersucher bewusst oder unbewusst das Ergebnis verfälscht, indem er zum Beispiel Patienten, denen er eine aussichtsreiche Therapie aus Sympathiegründen gönnt, in die entsprechende Gruppe einteilt oder der Wunsch nach einem positiven Studienergebnis die Beurteilung der Ergebnisse beeinflusst. Bei Studien, in denen die unterschiedlichen Therapien für den Patienten offensichtlich sind oder mit biologischem Material, kann natürlich nur einfach verblindet werden.

Manchmal wäre es ein glücklicher Zufall, wenn einzelne relevante unbekannte Eigenschaften nicht gleichverteilt wären: Eine bestimmte Studie würde dann widersprüchliche Ergebnisse zu anderen Studien in diesem Bereich liefern. Dies wäre ein guter Grund nach Eigenschaften bei den Probanden dieser Studie zu suchen, die für dieses unerwartete Ergebnis verantwortlich sind, und nach einer zugehörigen Theorie, mit der diese Abweichung erklärt werden kann.

Wenn bekannt ist, dass zum Beispiel das Alter, das Geschlecht, bestimmte Lebensgewohnheiten, oder andere physiologische Parameter eine Messung beeinflussen können und diese Parameter bekannt sind, so kann man die zu untersuchende Gruppe und die Vergleichsgruppen stratifizieren, das heißt in Untergruppen einteilen zum Beispiel nach Alter, Geschlecht, und so weiter, deren Mitglieder dann als gleichartig hinsichtlich dieser Eigenschaften angesehen werden können (sofern man überhaupt genug Teilnehmer an einer Studie hat, so dass die Ergebnisse dieser Untergruppen noch signifikant sein können.)

Hat man in einem Experiment Unterschiede zwischen Probandengruppen gemessen, so kann man statistisch absichern, ob die Stärke dieses Effekts vielleicht nur durch die Wahl der Stichprobe(n) beziehungsweise der Zuordnung der Probanden bedingt ist. Mit sog. Signifikanztests setzt man die Höhe eines gemessenen Unterschieds mit der statistischen Güte der Stichproben beziehungsweise der Verteilung von Probanden auf Vergleichsgruppen in Beziehung. Je nach dem Vorwissen über die Verteilung eines Parameters in einer Grundgesamtheit kommen dann unterschiedliche Testverfahren zum Einsatz.[109] Dabei wird berücksichtigt, wie die Wahl der Stichprobe oder die Verteilung von Probanden auf zwei Vergleichsgruppen vorgenommen wurde (im Normalfall: wie randomisiert wurde) und welche Größe die Stichprobe hat. Dabei geht man davon aus, dass mit steigender

109 Vgl. Bamberg/Baur, *Statistik*, 2001, S. 173ff

Größe der Stichprobe »sie der Grundgesamtheit immer ähnlicher wird«, das heißt dass bei einer kleinen Stichprobe es wahrscheinlicher ist, eine nicht-repräsentative Stichprobe zu erhalten (Gesetz der großen Zahlen; dazu wird unter anderem die statistische Unabhängigkeit der verschiedenen Eigenschaften der Mitglieder der Grundgesamtheit gefordert).

Zur Bestimmung der Signifikanz auf einem bestimmten Wahrscheinlichkeitsniveau berechnet man die Wahrscheinlichkeit, dass der gemessene Effekt (der Unterschied der Ergebnisse der Stichproben) zustande kommt, unter der Bedingung, dass die Grundgesamtheiten dieser Stichproben als identisch angenommen werden. Ist ein Messergebnis derart (deutlich), dass nur mit einer sehr geringen Wahrscheinlichkeit zu erwarten ist, dass das Messergebnis durch die (unglückliche) Ziehung der Stichproben zustande kam, so nimmt man an, dass nicht die Ziehung dieser bestimmten Stichproben der Grund für die gemessenen Unterschiede ist.

Dazu nimmt man meist eine (Wahrscheinlichkeits-) Schranke von 5 Prozent an. Das Ergebnis wird dann signifikant genannt, und zwar auf dem 95 Prozent Niveau. Es sei darauf verwiesen, dass falls das Ergebnis tatsächlich durch zufällige Einflüsse entstanden sein sollte, mit einer Wahrscheinlichkeit von 5 Prozent aber angenommen wird, es sei tatsächlich ein Unterschied der Grundgesamtheiten vorhanden.

Wir haben allerdings mit der Bestimmung eines Signifikanzniveaus, dem ein Ergebnis genügt, nur einen Plausibilitätstest durchgeführt, denn es lassen sich mit einem Signifikanztest niemals methodische oder systematische Fehler erkennen.[110]

Da Signifikanztests sowohl von der Höhe des gemessenen Effekts als auch von der Stichprobe und ihrer Größe abhängen, kann jeder noch so kleine Unterschied bei genügend großer randomisiert gezogener Stichprobe signifikant werden. Die Signifikanz ist also weder mit der Richtigkeit einer Hypothese zu verwechseln, noch mit der wissenschaftlichen Bedeutung des gemessenen Unterschieds.

Gerade im Hinblick auf Prävention und Gesundheitsförderung ergibt sich oft das Problem, dass bestimmte Eigenschaften nicht vom Lebensstil der Probanden getrennt werden können. Bestimmte Eigenschaften sind also statistisch abhängig voneinander. Behauptungen wie zum Beispiel dass ein täglicher moderater Alkoholkonsum lebensverlängernd sei, muss selbst bei einem statistisch signifikantem Zusammenhang nicht richtig sein: es

110 Vgl. Bland, *An introduction to medical statistics*, 2000, S. 137ff

könnten zum Beispiel andere lebensstilabhängige Eigenschaften derjenigen sein, die moderat Alkohol konsumieren, die dafür verantwortlich sind, dass diese Menschen älter als der Durchschnitt der Bevölkerung werden. Lediglich seinen Alkoholgenuss auf eine bestimmte Menge anzupassen, würde dann nicht den gewünschten Effekt hervorrufen.

Medizinische Untersuchungen sind weiteren Einschränkungen unterworfen: Bei der Bestimmung von Gesundheitsrisiken durch eine bestimmte Exposition (zum Beispiel durch einen chemischen Stoff, eine Strahlung oder bestimmte Stresssituationen) unterliegt die Forschung aus guten Gründen hohen Beschränkungen: Es handelt sich bei den Teilnehmern in der Regel um gesunde Personen, die, vereinfacht gesagt, im Experiment nicht Expositionen ausgesetzt werden dürfen, von denen man vermutet, dass sie Krankheiten hervorrufen.

Die in diesem Abschnitt diskutierten Probleme bei der Ermittlung medizinischen Wissens treffen insbesondere auf die Ermittlung von Gesundheitsrisiken zu. Weil diese für unser Thema, die Handlungsoptionen hinsichtlich Prävention und Gesundheitsförderung, von besonderer Bedeutung sind, werden diese später noch einmal ausführlich besprochen (siehe dazu Kapitel 5.2).

Wie wir gesehen haben, ist medizinisches Wissen oft statistischer Natur. Bezogen auf den Einzelfall kann man dann von einer Wahrscheinlichkeit sprechen, dass eine bestimmte Aussage auf die jeweilige Person zutrifft. Hat man Eigenschaften identifiziert, die die Person als zugehörig zu einer Gruppe auszeichnet, die eine höhere oder geringere Wahrscheinlichkeit besitzt als andere Gruppen von Personen (zum Beispiel als die »Durchschnittsbevölkerung«), so sagen wir auch, die Person sei aufgrund dieser Eigenschaft in besonderem Maße disponiert, das heißt zum Beispiel in besonderer Weise anfällig für eine bestimmte Erkrankung. In der medizinischen Terminologie spricht man dann von Risikofaktoren; ein hoher Bauchfettanteil stellt zum Beispiel einen Risikofaktor für Altersdiabetes dar, der Träger dieses Merkmals (hoher Bauchfettanteil) ist also in besonderem Maße für Altersdiabetes disponiert. Auch bestimmte genetische Eigenschaften können dafür verantwortlich sein, dass der Träger für bestimmte Krankheiten besonders anfällig ist, er also dafür disponiert ist. Es ist also an der Zeit, den Begriff der Disposition zu klären. Wir wollen die beiden Gründe dafür noch einmal wiederholen:

1. Bei Funktionsfähigkeiten handelt es sich um Dispositionen; Funktionsfähigkeiten sind zentral bei der funktionalen Erklärung des Körpers

(Physiologie) – und ebenso beim Krankheitsbegriff, wie wir sehen werden.

2. Die Träger von Risikofaktoren sind oftmals disponiert für bestimmte Krankheiten, das heißt für sie gilt eine höhere Wahrscheinlichkeit, an einer bestimmten Krankheit zu erkranken. Sie sind also aufgrund einer körperlichen Eigenschaft oder einer Verhaltensweise in besonderem Maße anfällig für eine bestimmte Erkrankung.

2 Dispositionen und aktuale Eigenschaften

Medizinisches Wissen bezieht sich in vielfacher Weise auf Eigenschaften des Menschen: Menschliche Körper als materiale Objekte haben zum Beispiel Form, Temperatur, bestimmte Leberwerte, einen bestimmten Blutdruck oder bestimmte Genausprägungen. Diese Eigenschaften schreiben wir den Objekten zu, in diesem Fall den menschlichen Körpern. Wir können ihr Vorhandensein kontrollieren, indem wir eine Messung machen (manchmal genügt dazu auch das bloße Hinschauen), das heißt uns kraft unserer Sinne und ggf. mit technischen Hilfsmitteln vom Vorliegen einer bestimmten Eigenschaft überzeugen. Das Resultat der Messung ist also der Beleg für das Vorliegen einer solchen Eigenschaft und wir gehen davon aus, dass diese Eigenschaften auf bestimmten Zeitskalen (je nach Eigenschaft und Gegenstand) dauerhaft vorhanden sind. Diese Art von Eigenschaften wollen wir aktuale Eigenschaften nennen.

Daneben gibt es Eigenschaften, die in einer anderen Weise verwendet werden: Wenn wir sagen, jemand habe eine Allergie, dann drücken wir damit aus, dass wir davon ausgehen, dass jemand zum Beispiel eine Rötung der Haut zeigen wird, wenn er mit einem bestimmten Stoff in Berührung kommt. Diese Allergie ist nun eine Eigenschaft der betreffenden Person, die angibt, dass erst bei Eintreten eines Ereignisses (Kontakt mit dem Stoff) ein Resultat erwartet wird (die Rötung der Haut). Es ist also vergeblich, diese Eigenschaft aufgrund dieses Resultats feststellen zu wollen, wenn das Ereignis noch gar nicht eingetreten ist. Eigenschaften dieser zweiten Art werden Dispositionen genannt.

Dispositionen verwenden wir auch, wenn es um die Beschreibung von Personen und ihren Handlungen geht: Wenn wir davon sprechen, dass jemand etwas könne oder nicht könne, zum Beispiel schnell Treppen steigen, so sprechen wir von Fähigkeiten, die der Betreffende aktualisieren kann, wenn er will und sich eine entsprechende Möglichkeit (zum Beispiel eine Treppe) bietet. Weitere Dispositionen sind zum Beispiel die Anfälligkeit, aufgrund einer genetischen Ausprägung krank zu werden oder das Vermögen eines Kindes Fahrrad fahren zu lernen.

Prominente Beispiele sind auch die Prädikate »zerbrechlich« oder »elastisch«, aber auch »Klavier spielen können« oder »ein zorniger Mensch sein«. Wenn wir einen solchen Dispositionsbegriff einem Objekt zuschreiben, sagen wir, »x habe die Disposition D«. Also zum Beispiel »x ist zerbrechlich« bedeutet, dass x die Disposition hat, zerbrechen zu können, oder gefährdet ist zu zerbrechen. Wenn jemand eine bestimmte Ausprägung eines Gens besitzt, sagen wir auch, er sei für eine bestimmte Krankheit »disponiert«, das heißt er habe eine »genetische Disposition«, an der Krankheit xy zu erkranken. Dies bedeutet zum Beispiel, dass er eine größere Neigung hat, an der Krankheit xy zu erkranken als der Bevölkerungsdurchschnitt. Damit ist keineswegs sicher, dass er jemals diese Krankheit bekommen wird.

Insbesondere bei der funktionalen Erklärung benötigen wir Dispositionsbegriffe: Wenn wir zum Beispiel sagen »Das Herz erfüllt unter anderem die Funktion, den Blutkreislauf in Gang zu halten. Es hat die Fähigkeit, bis zu x Liter pro Minute Blut in die Arterien zu pumpen«, so beschreiben wir keinen vorliegenden Sachverhalt, sondern behaupten einerseits die generelle Aussage, dass menschliche Herzen in der Regel eine bestimmte Fähigkeit haben oder, wenn wir es auf das Herz eines bestimmten Menschen beziehen, die Fähigkeit dieses bestimmten Herzens. Dann sagen wir zum Beispiel »Nach diesem Herzinfarkt ist die Leistungsfähigkeit des Herzens dieses Patienten eingeschränkt, aber um sie wenigstens auf diesem Niveau zu erhalten, sollte er unbedingt regelmäßig Sport treiben«. Wenn etwas die Fähigkeit hat, etwas zu tun/leisten und so weiter., dann muss es nicht im Moment der Fall sein. Die eingeschränkte Leistungsfähigkeit eines Herzens nach einem Infarkt könnte sich zum Beispiel aber bei einem Belastungs-EKG zeigen.

Wenn wir jemanden bitten würden, aus unserer Sammlung von Blumenvasen im Keller eine nicht zerbrechliche zu holen, weil wir die Blumen an einem Ort im Haus aufstellen wollen, an dem die Vase sehr gefährdet ist, heruntergestoßen zu werden, so stellt sich die Frage, wie derjenige eine passende Vase erkennen kann. Eine, wenn auch unpraktische Möglichkeit wäre, die Vasen zum Test auf den Boden zu werfen. Er würde also solange die zerbrechlichen Vasen zerschmettern, bis er an eine kommt, die nach dem Herunterfallen nicht zerbrochen ist. Diese müsste er aber mehrmals unter leicht variierten Bedingungen aus etwa derselben Höhe herunterfallen lassen und auf annähernd denselben Boden, wie das nach dem Aufstellen im Haus passieren könnte. Ein einziger Versuch, der ein Resultat liefert, reicht nicht aus, denn die Vase könnte auch glücklicherweise so auf dem Boden aufgekommen sein, dass sie nicht zerbrochen ist, obwohl eine solche Art von Vasen in der Regel dabei zerbricht. Dies kann als ein erster Hinweis dafür aufgefasst werden, dass einzelne Resultate auch nicht auf das Vorhandensein einer Disposition zeitlich vor dem Ereignis, auf das sich die Disposition bezieht (zum Beispiel das Herunterfallen), schließen lassen.

Hätte unser freundlicher Helfer jedoch das Wissen gehabt, dass Vasen aus Kunststoff im Allgemeinen bezogen auf das Herunterfallen von einem Tisch nicht zerbrechlich sind, so hätte er schnell eine geeignete wählen können. Um es ihm leichter zu machen, hätten wir also besser sagen sollen: »Hol doch bitte die Vase aus Kunststoff aus dem Keller, diese ist nämlich nicht zerbrechlich.« Zur weiteren Diskussion wollen wir noch einige Beispiele geben, auf die sich in der weiteren Erörterung bezogen wird:

1. Diese Rose ist rot.
2. Dieser Körper ist würfelförmig.
3. Das Polymermaterial in diesem Stoßdämpfer ist elastisch.
4. Glas ist zerbrechlich.
5. Der gezinkte Würfel hat die Neigung, beim Wurf auf der Eins liegen zu bleiben (so dass sich eine Sechs ergibt)
6. Dieser Würfel ist hart.
7. Ein Quadrat ist in zwei identische Dreiecke teilbar.
8. Die Zahl 8 ist gerade, das heißt sie ist durch 2 teilbar.
9. Die Gleichung x2 − 4 = 0 hat zwei reelle Lösungen.
10. Die Gleichung x2 − 4 = 0 ist lösbar.
11. Die Gleichung x2 − 4 = 0 ist für Hans, einen Schüler der siebten Klasse, lösbar.
12. Er ist Raucher.
13. Sie hat die Fähigkeit, Klavier zu spielen.
14. Dieses Kind entwickelt sich normal, es hat das Vermögen, lesen zu lernen.
15. Sie ist Nichtraucherin.

Die Beispiele eins und zwei weisen einem empirisch gegebenen Objekt, einem Einzelding, aktuale Eigenschaften zu, die Beispiele drei bis sechs Dispositionen. Bei den Beispielen sieben bis elf sind es theoretische Entitäten, denen eine Eigenschaft zugesprochen wird, wobei hier noch erörtert werden muss, inwieweit diese als dispositional oder aktual aufgefasst werden können. In den Beispielen zwölf bis fünfzehn werden Personen Dispositionen zugesprochen.

Auf den ersten Blick fällt auf, dass in der deutschen Sprache viele Dispositionen die Endungen »bar«, »lich« oder »sam« aufweisen. Jedoch zeigen die obigen Beispiele, dass auch Ausdrücke ohne diese Endungen zu den Dispositionen zu rechnen sind. Zum Beispiel bezieht man sich mit dem Prädikat »hart« (x ist hart) in verkürzter Rede auf die Relation »x ist härter als y«, was bedeutet »x zerkratzt y bei aufeinander reiben.«

Sehen wir uns ein Beispiel zum Gebrauch eines Dispositionsbegriffs im Alltag an: Wir verwenden zum Beispiel Glasscheiben oftmals dann, wenn wir ein durchsichtiges Material benötigen, zum Beispiel in einem Fenster. Beim Umgehen mit einer solchen Glasscheibe können wir jederzeit sehen, dass sie durchsichtig ist. Jedoch nur aus Erfahrungen mit anderen Glasscheiben etwa gleicher Art wissen wir, dass die Scheibe vor dem Einbau in ein Fenster zerbrechen kann, wenn wir sie zu großen Spannungen aussetzen (zum Beispiel beim Transport). Es sind also die Erfahrungen mit anderen solchen Glasscheiben, die uns um diese Gefahr wissen lassen und die daher unseren Umgang mit Glasscheiben einer bestimmten Bauart festlegen. Diese Erwartungen oder Befürchtungen in einem Handlungskontext, zum Beispiel beim Umgang mit bestimmten Glasscheiben, lassen sich durch Zuschreiben des Dispositionsbegriffs »zerbrechlich« auf eine sprachlich äußert elegante und kurze Weise realisieren. Wenn einer uns zuruft: »Vorsicht, diese Vase ist sehr zerbrechlich!« oder wenn auf einem Paket zu lesen ist »Vorsicht, zerbrechlich!« so wissen wir aus dem Kontext, welche Handlungen und Umgangsformen mit dem Gegenstand angezeigt sind.

Die »Schwammigkeit« der Verwendung von Dispositionsbegriffen, wie zum Beispiel »zerbrechlich«, erlaubt es gerade diese Vielfalt aus Erwartungen, Hoffnungen und Befürchtungen und die damit zusammenhängenden Umgangsformen und Handlungsweisen in einem Wort zum Ausdruck zu bringen. Allerdings führt gerade diese Weise der Verwendung zu großen Schwierigkeiten, wenn man genau bestimmen will, was zum Beispiel unter »zerbrechlich« zu verstehen ist und welche Kriterien für das Vorhandensein dieser Disposition gefordert werden müssen (siehe dazu Kapitel 2.1).

Die Zuschreibung von Dispositionsbegriffen hat die gleiche grammatikalische Form wie die von aktualen Eigenschaften. So wie wir nämlich sagen »x ist aus Holz«, sagen wir auch »x ist aufblasbar«. Gerade auch deshalb werden Dispositionsbegriffe in der Philosophie kontrovers diskutiert, vor allem unter ontologischen Gesichtspunkten. Mit »ontologisch« soll hier gemeint sein, dass dabei unterschieden wird, ob Eigenschaften einem Ding wirklich, »in echt«, also »an sich« zukommen oder nicht.

Eine Klärung der Dispositionsbegriffe ist für die Praxis des Sprechens über Krankheit und Gesundheit unverzichtbar; ihre Verwechslung kann zu einem problematischen Verständnis von Krankheit und Gesundheit führen (wie sich in den nächsten Kapiteln zeigen wird). Für uns ist es deshalb besonders wichtig, von der alltäglichen Sprachpraxis auszugehen und ein pragmatisch orientiertes Konzept von dispositionalen Zuschreibungen zu entwerfen, das diesen Sprachgebrauch verstehen lässt, das heißt die sprachlichen Funktionen von Dispositionsbegriffen aufzeigt, ihn aber auch dort korrigiert, wo es nötig ist: Es muss klar sein, welche Begründungspflicht jemand eingeht, der eine dispositionale Behauptung aufstellt und es muss klar sein, was mit einer Disposition nur behauptet werden kann. So lassen sich unhinterfragte Vorstellungen und Weltbilder auf dasjenige zurückholen, was wir in einer gemeinsamen Sprachpraxis einlösen, also über was wir überhaupt nur vernünftig diskutieren können.

Folgende Fragestellungen wurden in der philosophischen Diskussion zu Dispositionsbegriffen immer wieder aufgeworfen:

- Wenn Dispositionen sich vermeintlich erst bei ihrer Aktualisierung zeigen, wie kann man sie dann im Vorhinein feststellen? Ist diese Feststellung dann »sicher«, oder kann man nur sagen, dass es sein könnte, dass jemand oder ein Ding diese oder jene Disposition besitzt?
- Wie kann man eine Disposition einer Person oder einem Ding alleine zusprechen (»Dieses Glas ist zerbrechlich«), wenn doch ihre zukünftige Aktualisierung von den zukünftigen Lebensumständen der Person oder den zukünftigen Umgebungsbedingungen des Dinges abhängen?
- Ist eine Disposition eine aktuale Eigenschaft (das heißt eine dauerhaft vorliegende Eigenschaft, wie etwa die atomare Struktur eines Kristalls oder die Eigenschaft »aus Holz zu sein« eines hölzernen Gegenstands) im Modus der Möglichkeit?
- Oder ist vielmehr jede aktuale Eigenschaft auch dispositional zu verstehen, da sie sich nur unter bestimmten Umweltbedingungen zeigt (eine Kristallstruktur können wir zum Beispiel nur mit entsprechenden Messgeräten und unter bestimmten Messbedingungen feststellen)?

– Wenn sich Dispositionen auf aktuale Eigenschaften zurückführen ließen, wäre es dann nicht hinsichtlich sprachlicher Klarheit besser, auf sie zu verzichten?

2.1 Die Diskussion zu Dispositionsbegriffen

Es stellt sich also die Frage nach dem Verhältnis von aktualen und dispositionalen Eigenschaften und wiederum deren Verhältnis zu bestimmten Merkmalen. Weiter ist zu klären, ob sich Dispositionen als aktuale Eigenschaften darstellen lassen oder zumindest auf solche zurückgeführt werden können. Ernsthaft angegangen wurde dieses Problem in jüngerer Zeit von den Mitgliedern des Wiener Kreises.

2.1.1 Logizistische Ansätze und Reduktionssätze

Arbeitsprogramm der Vertreter des Wiener Kreises war es, eine Grundlegung der empirischen Wissenschaften zu finden, die lediglich auf elementaren Prädikationen, der formalen Logik und der Mathematik aufbaut. An den Dispositionsbegriffen hat sich gezeigt, dass dies nicht möglich und auch nicht sinnvoll ist. Der Versuch, Wissenschaft so weit zu »objektivieren«, dass es kein Subjekt mehr gibt, keinen der handelt, scheitert dann, wenn für die Beschreibung zum Beispiel des Aufbaus und der Funktionsweise von Experimenten oder der Vorhersagefähigkeit von Gesetzen eben Funktionen der Sprache ins Spiel kommen (müssen), die pragmatische Ziele ausdrücken.

In seinem Aufsatz »Testability and Meaning« hat Carnap[111] gezeigt, dass Dispositionen in dem Sinne theoretische Begriffe sind, als sie nicht durch Rückführung auf eine endliche Menge an elementaren, empirisch überprüfbaren Prädikatoren festgelegt, das heißt definiert werden können.

Das Anliegen von Vertretern des Neopositivismus, alle nötigen Begriffe einer Naturwissenschaft entweder über Beobachtungssätze einzuführen oder in theoretischer Form zu konstruieren, hat damit einen ersten schweren Schlag erlitten:

111 Carnap, *Testability and Meaning*, 1953

»Let us consider the question whether the so-called disposition-concepts can be defined, i.e. predicates which enunciate the disposition of a point or body for reacting in such and such a way to such and such conditions, e.g. ›visible‹, ›smellable‹, [...]. We shall see that such disposition-terms cannot be defined by means of the terms by which these conditions and reactions are described, but they can be introduced by sentences of another form. Suppose, we wish to introduce the predicate ›Q_3‹ meaning ›soluble in water‹. Suppose further, that ›Q_1‹ and ›Q_2‹ are already defined in such a way that ›$Q_1(x, t)$‹ means ›the body x is placed into water at the time t,‹ and ›Q_2 (x, t)‹ means ›the body x dissolves at the time t.‹ Then one might perhaps think that we could define ›soluble in water‹ in the following way: ›x is soluble in water‹ is to mean ›whenever x is put into water, x dissolves,‹ in symbols:

$Q_3(x) \equiv (t)[Q_1\ (x, t) \supset Q_2\ (x, t)]$«[112] (2.1)

Carnap begründet dann, warum dieser Versuch einer Definition[113] nicht funktioniert: Die logische Subjunktion gibt die logischen Wahrheitswerte einer verknüpften Aussage wieder, basierend auf der Kombination der Wahrheitswerte der Einzelaussagen. Die Subjunktion gibt aber nicht die Formen des »wenn ..., dann ...« oder im Englischen »whenever ..., then ...« der Rede wieder.

»But this definition would not give the intended meaning of ›Q_3‹. For, suppose that c is a certain match which I completely burnt yesterday. As the match was made of wood, I can rightly assert that it was not soluble in water; hence the sentence ›Q_3 (c)‹ (S_1) which asserts that the match c is soluble in water, is false. But if we assume the definition D [hier Ausdruck 2.1, J.K.], S1 becomes equipollent with ›(t)[Q_1(c, t) $\rightarrow$ Q_2 (c, t)]‹ (S2). Now the match c has never been placed into water and on the hypothesis made never can be so placed. Thus any sentence of the form ›(t)[Q_1(c, t)]‹ is false for any value of ›t‹. Hence S_2 is true, and, because of D [hier Ausdruck 2.1, J.K.], S_1 also is true, in contradiction to the intended meaning of S_1.«[114]

Liegt es nun an der unpassenden Formalisierung der sprachlich gegebenen Definition »x ist löslich genau dann, wenn gilt: Wenn x zu einem beliebigen Zeitpunkt in Wasser gegeben wird, dann löst x sich auf » (nennen wir sie D_{sp}), oder ist diese sprachlich gegebene Definition selbst ungeeignet, die aus der Sprachpraxis übliche Verwendung der Disposition »löslich« einzuholen?

112 Ebd., S. 52

113 In moderner Notation kann dies wie folgt dargestellt werden: o o_t Q3 (x) $\leftrightarrow$ [Q_1 (x, t) $\rightarrow$ Q_2 (x, t)].

114 Carnap, *Testability and Meaning*, 1953, S. 53

Nehmen wir zunächst an, die Definition D_{sp} wäre dazu geeignet. Wie Carnap zeigt, ist die formale Definition 2.1 aber nicht geeignet D_{sp} wiederzugeben. Dies liegt daran, dass sich die logische Subjunktion, wie sie traditionell durch Wahrheitstafeln festgelegt ist, dazu nicht eignet, denn in der formalen Logik gibt es nur wahre oder falsche Sätze, die aus elementaren Sätzen aufgebaut sind, aber keine unsinnigen. Die Semantik des zusammengesetzten Satzes bleibt unberücksichtigt.

»In der klassischen Logik interessieren lediglich die Wahrheitswerte der Teilsätze einerseits, der entstehenden Verknüpfungen andererseits, dagegen nicht etwaige ›inhaltliche‹ Zusammenhänge der Teilsätze, die in der Umgangssprache aufzutreten pflegen. ›Wenn es regnet, dann wird die Straße naß‹, dieser umgangssprachliche Satz berücksichtigt einen kausalen Zusammenhang, der in der Logik nicht interessiert. Hier geht es allein um die Frage, welche Wahrheitswerte der erste und der zweite Teilsatz haben dürfen, damit der zusammengesetzte Satz als ganzer wahr [hier ist die logische Wahrheit gemeint, J.K.] wird.«[115]

Nun besteht aber der Ausdruck »Wenn x zu einem beliebigen Zeitpunkt in Wasser gegeben wird, dann löst x sich auf » nicht aus zwei zu bestimmten Zeitpunkten empirisch überprüfbaren Teilsätzen, denn durch den Ausdruck »zu einem beliebigen Zeitpunkt« wird ein unbestimmter Verweis auf die Zukunft gemacht; würde man versuchen wollen, Dispositionen darüber zu begründen, indem man das in der Disposition genannte Resultat empirisch feststellen will, so müsste man wissen, zu welchem Zeitpunkt dies der Fall sein soll. Gerade dies drücken Dispositionsbegriffe aber nicht aus, sie sind keine Vorhersagen darüber, dass zu einem bestimmten Zeitpunkt ein bestimmtes Ereignis eintrete. Ein zerbrechliches Glas muss niemals zerbrechen.

Carnap geht deshalb einen anderen Weg: Er versucht die Dispositionsbegriffe über sog. Reduktionssätze einzuführen. Er behauptet:

»But we can introduce it [die Löslichkeit von x, J.K.] by the following sentence:

$(x)(t)[Q_1 (x, t) \rightarrow (Q_3(x) \Leftrightarrow Q_2(x, t))]$ (2.2)

in words: ›if any thing x is put into water at any time t, then, if x is soluble in water, x dissolves at the time t, and if x is not soluble in water, it does not.‹ This sentence belongs to that kind of sentences which we shall call reduction sentences.«[116]

115 Kamlah/Lorenzen, *Logische Propädeutik. Vorschule des vernünftigen Redens*, 1996, S. 157
116 Carnap, *Testability and Meaning*, 1953, S. 53

Damit wäre das Problem umgangen, dass die formallogische Subjunktion keine adäquate Formalisierung des »wenn …, dann …« ist. Diese Form der Formalisierung und damit der Versuch der Einführung von Dispositionsbegriffen sagt jedoch nicht mehr aus, als dass wir Dinge, von denen wir zu einem Zeitpunkt t beobachten können, dass sie sich an diesem Zeitpunkt t (in Wasser) lösen, löslich genannt werden dürfen. Damit wäre »löslich« nur eine verkürzte Rede von »sich lösend« oder »hat sich zum Zeitpunkt t gelöst«. Hier zeigt sich, dass es der Zeitbezug der Dispositionsbegriffe ist, der von der formalen Logik gerade nicht eingeholt werden kann: Ein gelöstes Salz ist eben nicht mehr löslich, ein zerbrochenes Glas nicht mehr zerbrechlich. Und ob sich ein Resultat, das in einer Disposition beschrieben wird, auch ein zweites Mal einstellen wird, ist nicht nur unsicher, sondern oftmals auch unmöglich: Ein Glas, das in unzählige Scherben zerbrochen ist, ist kaum wiederherstellbar. Und wie wir später sehen werden, ist es außerdem möglich, dass ein Glas, das zum Beispiel vom Tisch herunterfällt und nicht kaputt geht, trotzdem aus guten Gründen als zerbrechlich bezeichnet werden darf. Die Zerbrechlichkeit oder die Löslichkeit durch das empirische Feststellen des Zerbrechens oder des Lösens begründen zu wollen, ist also i. A. kein geeigneter Vorschlag.

Wie wir oben gesehen haben, beziehen sich Sätze, die Dispositionsbegriffe verwenden, auf mögliche zukünftige Resultate, die Dinge unter bestimmten (möglichen) Bedingungen zeitigen werden. Dies hat Goodman in seiner bekannten Formulierung zum Ausdruck gebracht:

»Besides the observable properties it exhibits and the actual processes it undergoes, a thing is full of threats and promises. The dispositions or capacities of a thing – its flexibility, its inflammability, its solubility – are no less important to us than its overt behavior, but they strike us by comparison as rather ethereal. And so we are moved to inquire whether we can bring them down to earth; whether, that is, we can explain disposition-terms without any reference to occult powers.«[117]

Ein weiterer, breit diskutierter Versuch, Dispositionsbegriffe fasslich zu machen, ist der Ansatz über hypothetische Bedingungssätze.

117 Goodman, »Counterfactuals and Dispositions«, 1978, S. 20

2.1.2 Hypothetische Bedingungssätze

Zunächst sei ein Beispiel für einen hypothetischen Bedingungssatz (counterfactual) gegeben: Es wurde vorgeschlagen, eine dispositionale Aussage, wie zum Beispiel

Dieses Salz war zum Zeitpunkt t löslich.

gleichzusetzen mit

Wenn dieses Salz zum Zeitpunkt t in Wasser gegeben worden wäre, dann hätte es sich gelöst.

Man hat durch vermeintlich sinnerhaltende Umformungen versucht, den modalen Charakter von dispositionalen Aussagen einzuholen und sie auf einfache Indikativaussagen zurückzuführen, die dann wieder durch Beobachtungssätze bestätigt werden können. Eine weitere Umformung könnte also wie folgt aussehen:

Falls die Aussage »Dieses Salz wurde zum Zeitpunkt t in Wasser gegeben« wahr wäre, dann wäre auch die Aussage »Das Salz hat sich zum Zeitpunkt t aufgelöst« wahr.

Dies fußt auf der problematischen Annahme, alle Aussagen der Form x9P würden letztlich behaupten, dass eine beobachtbare Tatsache der Fall sei, beziehungsweise gewesen sei. Diese wurde sicher dadurch gestützt, dass man nur für diese Sätze ein akzeptables Wahrheitskriterium gegeben sah (nämlich die Konstatierung), welches außerdem die alte Vorstellung einer realistischen Wahrheit unabhängig von unserer Fähigkeit der Überprüfung unangetastet ließ. Nicht beachtet hat man die Pragmatik von Dispositionsaussagen. Ryle hat dies prägnant zum Ausdruck gebracht:

»The temptation to construe dispositional words as episodic words and this other temptation to postulate that any verb that has a dispositional use must also have a corresponding episodic use are two sources of one and the same myth.«[118]

und

»But the truth that sentences containing words like ›might‹, ›could‹ and ›would ... if‹ do not report limbo facts does not entail that such sentences have not got proper jobs of their own to perform. The job of reporting matters of fact is only one of a wide range of sentence-jobs.«[119]

118 Ryle, *The Concept of Mind*, 2002, S. 119
119 Ebd., S. 120

Auch Goodman sieht, dass eine »wenn ..., dann ...«–Aussage nicht formallogisch als Subjunktion in ihrem Wahrheitswert betrachtet werden kann, wie wir schon weiter oben dargelegt haben, sondern behauptet »[...], the task is to discover the necessary and sufficient conditions under which counterfactual coupling of antecedent and consequent is warranted.«[120] Er schlägt deshalb vor, durch ein empirisches Gesetz diesen Schluss zu ermöglichen:

»A counterfactual is true if and only if the antecedent conjoined with relevant true statements about the attendant circumstances leads by way of a true general principle to the consequent.«[121]

Indem er sich auf die Gültigkeit der Indikativsätze bezieht, auf Antezedens und Konsequenz, zieht er implizit das Resultat, das in einer Disposition angesprochen wird, als Beleg für das Vorliegen der Disposition heran.

Sind die relevanten Umstände oder Bedingungen gegeben, fordert das Gesetz, dass sich das Resultat einstellen muss. Goodman fragt sich deshalb zurecht: »But what statements are relevant?«[122] In der üblichen Form dispositionaler Aussagen gibt es keinen expliziten Hinweis auf die Bedingungen, die gegeben sein müssen, damit sich das Resultat zeigt. Es wird meist noch nicht einmal genau genannt, unter welchen Umständen sich das Resultat zeigen müsste. Wie viel Salz auf wie viel Wasser? Bei welcher Wassertemperatur? Dies ist aber nicht nur eine Ungenauigkeit der alltagssprachlichen Rede, sondern eine verkürzte Redeweise, bei der wir davon ausgehen, dass der Empfänger weiß, in welchem Kontext die Aussage zu verstehen ist, was als normal erwartet werden kann. Im Gegensatz zur Aufgabe der Naturwissenschaften, in denen immer möglichst genau die Umstände beschrieben und kontrolliert werden müssen, lassen wir in der Alltagssprache zudem ganz bewusst die genauen Umstände weg, nicht nur, weil wir sonst stets mit einer etwas langwierigen Kommunikation zu rechnen hätten, sondern auch, weil wir so den vielen möglichen Realisierungen Raum geben können (wir haben das in unserem Beispiel am Anfang dieses Kapitels schon angesprochen).

Wenn wir allerdings die Gültigkeit dispositionaler Aussagen von Resultaten abhängig machen, die unter nicht genau genannten Umständen eintreten können oder nicht (zum Beispiel das Lösen eines Salzes oder das

120 Goodman, »Counterfactuals and Dispositions«, 1978, S. 18
121 Ebd.
122 Ebd., S. 18

Zerbrechen eines Glases), ergibt sich ein Problem: Auf diese Weise ist es unmöglich, einem Ding oder einer Person eine Disposition begründet zuzuschreiben, solange das Resultat noch nicht eingetreten ist. Und sollte es eingetreten sein, wäre die Zuschreibung nicht nur unnütz, sondern zumindest im Präsens auch falsch, wie wir oben gesehen haben, denn zum Beispiel ist ein gelöstes Salz eben nicht mehr löslich. Es ist gerade der Witz an Dispositionen, dass wir sie auch Dingen zuschreiben können, bei denen sich ein Resultat noch nicht gezeigt hat, um in einer Rede eben genau diese Möglichkeit (threats and promises) auszudrücken. »A thing that never bends may yet be flexible; an inflammable thing may happen never to burn.«[123]

Goodman verwirft die hypothetischen Bedingungssätze, sieht aber das Problem nicht (oder will es nicht sehen), das bleibt, wenn man die Gültigkeit dispositionaler Behauptungen an das Eintreten des Resultats bindet, sie also als Beschreibungen von Tatsachen versteht.

»To speak very loosely, the dispositional statement says something exclusively about the ›internal state‹ of w [ein Ding, dem eine Disposition zugesprochen wurde, J.K.], while our original counterfactual says in addition something about the surrounding circumstances; but the important point is that the dispositional statement is the weaker.«[124]

Wenn Goodman behauptet, dass sich eine dispositionale Aussage nur auf ein Ding alleine, in Absehung von den (zukünftigen) Umständen, in denen sich das Resultat zeigen könnte, bezieht, hat er recht und unrecht zugleich: Das Zusprechen einer Disposition macht keine Aussage darüber, ob sich diese Umstände einstellen werden oder nicht. Die dispositionale Behauptung ist in dem Sinne schwächer als ein hypothetischer Bedingungssatz, als sie bestimmte Umgebungsbedingungen nicht voraussetzt, während dies in jenen immer getan wird. Eine Begründung einer Zuschreibung einer Disposition darf sich also nicht auf die Realisierung solcher Umgebungsbedingungen beziehen, zumal sie ja zukünftig sind und, wie wir oben dargelegt haben, oftmals in der dispositionalen Behauptung nicht genau genannt sind. Jedoch beziehen sich Dispositionen immer auf diese Umstände.

»The peculiarity of dispositional predicates is that they seem to be applied to things in virtue of possible rather than actual occurrences – and possible occurrences are for us no more admissible as unexplained elements than are occult capacities. The

123 Goodman, »Counterfactuals and Dispositions«, 1978, S. 22
124 Ebd., S. 20

problem, then, is to explain how dispositional predicates can be assigned to things solely on the basis of actual occurrences and yet in due accordance with ordinary or scientific usage. In other words, what we want is a criterion in terms of actual occurrences – that is, in terms of manifest predicates – for the correct assignment of dispositional predicates to things.«[125]

Der auf diesen Überlegungen basierende Vorschlag Goodmans ist dann folgender: Können wir zum Beispiel bei bestimmten Dingen mit bestimmten »manifest predicates«, das heißt in unserer Terminologie mit aktualen Eigenschaften (wie zum Beispiel »aus Gummi«), bestimmte andere, sich später zeigende Resultate, wie zum Beispiel »biegt sich unter angemessenem Druck«, beobachten, so können wir mit der Bildung von Dispositionsbegriffen diesen Zusammenhang auf alle Dinge mit der aktualen Eigenschaft (»aus Gummi«) übertragen.

»In other words, we can define ›flexible‹ if we find an auxiliary manifest predicate that is suitably related to ›flexes‹ [damit meint Goodman die beobachtbare Eigenschaft, dass sich ein Ding unter entsprechendem Druck biegt, J.K.] through causal principles or laws.«[126]

Jedoch sieht er damit noch keinen befriedigenden Ansatz von Dispositionsbegriffen gegeben:

»But the question when such a ›causal‹ connection obtains or how laws are to be distinguished from accidental truths is an especially perplexing one.«[127]

Goodmans Idee, über Gesetzmäßigkeiten das beobachtbare Resultat (zum Beispiel »es biegt sich«) mit anderen beobachtbaren Eigenschaften zu verbinden (zum Beispiel »es hat diese oder jene Molekularstruktur«) ist vielversprechend. Sein Ansatz ist aber durchzogen von der Leitvorstellung, Dispositionen seien Aussagen, die sich auf aktuale Eigenschaften eines Dinges oder einer Person in Verbindung mit einem später auftretenden Resultat (zum Beispiel »zerbrochen«) reduzieren lassen. Dass dies nicht funktioniert, haben wir schon mehrmals dargelegt. Damit gerät er in eine Sackgasse und muss feststellen:

»However, nothing in this digression on the desirability of defining dispositional predicates helps to solve the central and pressing problem of the nature of the

125 Goodman, »Counterfactuals and Dispositions«, 1978, S. 21
126 Ebd., S. 23
127 Ebd.

relation between initial manifest predicates and the manifest predicates used to project them.«[128]

In seinem Schlusssatz gibt er uns mit auf den Weg, »that dispositional as well as manifest predicates are labels used in classifying actual things.«[129] Mit Dispositionen klassifizieren wir sicherlich Dinge und Personen hinsichtlich ihrer »threats and promises« und beziehen uns damit zum Beispiel auf unsere Handlungsmöglichkeiten. Anhand von Dispositionen können wir aber keine Dinge unterscheiden, wir können Dispositionen nicht feststellen in einem Akt der Beobachtung und Konstatierung. Vereinfacht gesprochen, sieht ein Ding nicht zerbrechlich oder entflammbar aus, sondern Dinge sehen gläsern oder wie Streichhölzer aus. Erst das Wissen, dass gläserne Objekte unter bestimmten Umständen zerbrechen können und dass sich Streichhölzer unter bestimmten Bedingungen entzünden lassen, lässt uns diese möglichen Resultate einer Handlung oder eines Verlaufs als Vermutung, Warnung, Erwartung, et cetera in Form einer Disposition zum Ausdruck bringen. Damit wird dem in Frage stehenden Ding aber keine weitere aktuale Eigenschaft zugeschrieben und es ist deshalb aussichtslos danach zu suchen.

Vielen Konzepten zu Dispositionen unterliegen ontologisch geprägte Vorstellungen zu aktualen Eigenschaften. Und in der Diskussion von Dispositionsbegriffen wird dann plötzlich offenbar, dass ja auch jede so manifeste und intrinsisch gedachte (aktuale) Eigenschaft auch dispositional verstanden werden kann. Dazu wollen wir auf die Diskussion von Armstrong, Martin und Place eingehen.

2.1.3 Dispositional versus aktual

Aufgrund der Tatsache, dass Dispositionen sich auf Bedingungen einer (zukünftigen) Situation beziehen und sich das, was wir unter aktualen Eigenschaften eines Dinges verstehen, jedoch auch nur unter bestimmten Bedingungen zeigt (um Farben zu sehen, ist das Vorhandensein von Licht nötig, um die Kristallstruktur von Silizium zu erkennen, muss man aufwendige Experimente machen, und so weiter), wurde in der Diskussion zwischen D. M. Armstrong, C. B. Martin und U. T. Place von Martin und Place behauptet, Eigenschaften aller Art hätten sowohl aktualen als auch

128 Goodman, »Counterfactuals and Dispositions«, 1978, S. 25
129 Ebd.

dispositionalen Charakter. Bei Martin zum Beispiel gibt es »real properties«, die sich als aktual oder dispositional zeigen:

»– To speak of a qualitative [aktual, J.K.] property is to take some real property as only at its bare potency-free purely qualitative limit, which, of course, it never is.
– To speak of a dispositional property is to take some real property as only at its purely dispositional non-qualitative limit which, of course, it never is.
– No real property of an object, event, process or even space-time segment or field can be thought of as existing at either limit.«[130]

Von seinem Vorschlag behauptet Martin:

»On the Limit View, the dispositionality of a property could vary, as a sort of disposition-flutter of an otherwise stable state, as an ontic grounding for disjunctivities and probabilities over a period of such fluttering.

The dream of a purely non-dispositional qualitative property is as much a philosophical fantasy as that of the purely non-qualitative dispositional property.

The Limit-View has maximum flexibility in expressing both the necessary (if any) and the contingent (if any) relations between qualitativity and the dispositionality of properties.

This is an important and largely unexplored area of ontology.«[131]

Im Gegensatz zu Martin vertritt Place folgende Vorstellung:

»Roughly speaking, we can say that the microstructure of an entity is inside the entity, whereas the dispositional property, in so far it is located anywhere, is outside the entity at its point of interaction with other things. Two descriptions which refer to things which are located at different points or areas of space cannot be descriptions of one and the same thing.«[132]

Place gibt dann einige Beispiele, bei denen das angeblich offensichtlich wäre: Das Magnetfeld, die Glattheit eines Gegenstands, aber auch das Schlafmittel, bei dem es wohl kaum noch stimmt, was er behauptet. Dazu sagt er:

»In this case [Schlafmittel, J.K.] everything is inside; but the difference in the precision with which location is specified in the case of manifestation, interaction and

130 Martin, »Properties and Dispositions«, 1996, S. 74
131 Ebd., S. 87
132 Place, »A Conceptualist Ontology«, 1996, S. 61

microstructural basis is hardly consistent with the hypothesis that the dispositional property and its microstructural basis are one and the same thing.«[133]

Armstrong behauptet auf seiner Vorstellung aufbauend, dass dispositionale Eigenschaften auf aktuale reduzierbar seien.[134] Aus einer realistischen Position behauptet er, dass aktuale Eigenschaften, und in seinem Verständnis damit Eigenschaften eines Dinges an sich, diejenigen sind, die zum Beispiel dafür verantwortlich sind, dass ein Glas zerbricht, wenn es auf geeignete Weise herunter geworfen wird. Bei Armstrong, im Gegensatz zu den meisten anderen Ansätzen in der Literatur, sind Dispositionen keine Eigenschaften »anderer Art«, sondern ein Name für eine Zusammenstellung aktualer Eigenschaften.

Die Diskussion von Armstrong, Martin und Place ist durchwegs ontologisch geführt. Wir wollen hier aber nicht darüber spekulieren, wie Dispositionsbegriffe in einem ontologischen Sinne einzuordnen sind, sondern versuchen zu verstehen, welcher Anspruch mit einer dispositionalen Behauptung verbunden ist und wie er eingelöst werden kann.

Von dieser Diskussion können wir aber mitnehmen, dass es in der Tat nicht nur unklar ist, was unter Dispositionen verstanden werden kann, sondern auch, was wir unter aktualen Eigenschaften verstehen können. Dies legt zum Beispiel auch Goodman dar:

»And for that matter, a red object is likewise one capable of certain color-appearances under certain lights; and a cubical object is one capable of fitting try squares and measuring instruments in certain ways. Indeed, almost every predicate commonly thought of as describing a lasting objective characteristic of a thing [also eine aktuale Eigenschaft in unserer Terminologie, J.K.] is as much a dispositional predicate as any other. To find non-dispositional, or manifest, predicates of things we must turn to those describing events – predicates like ›bends‹, ›breaks‹, ›burns‹, ›looks orange‹, or ›test square‹. To apply such a predicate is to say that something specific actually happens with respect to the thing in question; while to apply a dispositional predicate is to speak only of what can happen.«[135]

Noch klarer ist die zugehörige Fußnote:

»I have no illusion that this constitutes an adequate definition of the distinction between dispositional and manifest predicates [aktuale Eigenschaften in unserer Terminologie, J.K.]. Indeed this distinction, like that between primitive and defined

---

133 Ebd., S. 61

134 Vgl. Bird, »Review; David Armstrong, Charlie Martin, and Ullin Place: Dispositions: A debate; Stephen Mumford: Dispositions«, 2001, S. 138–139

135 Goodman, »Counterfactuals and Dispositions«, 1978, S. 21

terms, may be a purely relative one. A predicate like ›bends‹, for example, may be dispositional under a phenomenalistic system; and there may be no terms that are manifest – as there are no terms that are primitive – for all systems. The particular distinction drawn in the above text is thus perhaps best regarded as one chosen for the purpose of illustrating in a convenient and natural way the general problem of construing dispositional predicates on the basis of whatever predicates may be chosen as manifest.«[136]

Goodman unterscheidet nicht zwischen Merkmalen, die sich zu einem bestimmten Zeitpunkt zeigen (Episoden in Ryles Worten) und aktualen Eigenschaften, die wir uns für ein Zeitintervall vorhanden denken. Unsere bisherige Erörterung hat gezeigt, dass wir mindestens dreierlei unterscheiden müssen: Merkmale, die zu einem bestimmten Zeitpunkt aufweisbar sind, aktuale Eigenschaften (die wir für ein bestimmtes Zeitintervall durchgängig als vorhanden annehmen können) und Dispositionen. Wir werden weiter unten in unserem Vorschlag diese Unterscheidung von Merkmalen, aktualen Eigenschaften und Dispositionen heranziehen und von zu einem bestimmten Zeitpunkt aufweisbaren Merkmalen ausgehen, um beides, ein Konzept von aktualen Eigenschaften und ein Konzept von Dispositionen, darauf aufzubauen. Sehen wir uns aber zunächst noch zwei interessante Konzepte zu Dispositionsbegriffen von D. H. Mellor und M. Fara an. Zunächst zu Mellor: Er hat wie Goodman die Auffassung, dass aktuale Eigenschaften ebenso dispositional aufgefasst werden können und behauptet, dass Dispositionen nicht der Begründung durch eine »nichtdispositionale Basis« (nondispositional basis) bedürfen.

2.1.4 Der Ansatz von Mellor

Für Mellor sind Dispositionen in gleicher Weise aktual (er nennt es »real«), also zeitlich durchgängig vorhanden, wie es aktuale Eigenschaften sind.

»So dispositions are real properties in a sense that rules out any account of them as mere potentialities or possibilities. [...] Dispositional ascription entails statements of (admittedly conditional) fact, not statements of possibility. A fragile glass is one that does break (if dropped), not one that can break. Whether it can break depends inter alia on whether it can be dropped, and its being fragile entails nothing about that. [...] Of course, in ascribing a disposition we usually entertain the possibility of its display; but to entertain a possibility is not to assert it. [...] Thus dispositions

136 Ebd., S. 26

are usually ascribed only when we regard their displays as possible and not actual. The ascription itself, though, entails neither of these things.«[137]

Ohne einen Weg vorzuschlagen, wie das Vorliegen einer Disposition eines Dinges oder einer Klasse von Dingen begründet werden könnte, spezifiziert er Dispositionen nach ihrer sprachlichen Funktion:

»I take it that the proper role of dispositions is to explain their displays; its fragility is what is supposed to explain the breaking of a dropped glass.«[138]

Mellor spricht von der Erklärungsfähigkeit dispositionaler Ausdrücke. Die Erklärungsfähigkeit (von Dispositionen) ist selbst eine Disposition, deren pragmatischer Bezug offensichtlich ist: Erklärungen, wie wir in Kapitel 1 gesehen haben, werden in bestimmten Situationen des Sprechens eingefordert und mithilfe bestimmter Dispositionen, so Mellor, die ein Ding besitzt, könnte dann eine Erklärung durch einen Sprecher gegeben werden.

Mag es für Erklärungen im Alltag durchaus als Erklärung genügen, jemandem, der vor einem Scherbenhaufen steht, darauf hinzuweisen, dass er damit rechnen konnte, denn das Ding, das er da hat herunterfallen lassen, bestand aus Porzellan. Auch R. Rheinwald vertritt eine ähnliche Position, indem sie versucht, Dispositionen als Ursachen aufzufassen.[139] Warum Dinge aus Porzellan aber zerbrechen, erklärt nur ein Kausalzusammenhang. Dieser aber bedarf keiner Dispositionsbegriffe, und damit auch nicht der Disposition »zerbrechlich«. Ein Glas ist zum Beispiel zerbrochen, weil durch das Herunterfallen Kräfte auf die intermolekularen Bindungen gewirkt haben, die an bestimmten Stellen größer waren als die Bindungskräfte. Wenn man will, kann man detailliertere Erklärungen zu den Bindungsenergien anbringen und erörtern, warum die Mikrostruktur von Gläsern ein relativ hartes, aber zerbrechliches Material ergibt.

»To accept its fragility as explaining the breaking of a dropped glass is therefore to interpret R [glass a is fragile at t, J.K.] as saying that at time t glass a is such, that proposition S [if glass a were (suitably) dropped at t, it would break, J.K.] is true. ›Such that‹ is a ›placeholder,‹ which must be given independent, but not necessarily nondispositional, content. A proposed dispositional content can indeed be tested only in the joint display of S with whatever other conditional is thereby entailed, but it is no worse off that way than any nondispositional content. Not all consequences of a hypothesis can be tested all the time (in the case of inertial mass, the

137 Mellor, »In Defense of Dispositions«, 1978, S. 67

138 Ebd., S. 68

139 Vgl. Rheinwald, »Dispositionen als Ursachen«, 2009, S. 365–391

proportion testable at any time is infinitesimal); and it is a truism that nothing can be tested when it is not being tested. Induction, it cannot be too often said, is not our problem. What matters is that a glass's fragility be testable at any time by other means than dropping it.«[140]

Mellor fordert einen unabhängigen, aber nicht notwendigerweise nichtdispositionalen Zusammenhang (content), der die Zuschreibung einer Disposition begründet.

»So it is for physical theory, not for me, to identify the property that inter alia supports ›fragile‹. ›Mere‹ dispositions are those for which this job has not yet been done. But the distinction is not well put as that between ›dispositions‹ and ›real properties,‹ since none but dispositional properties need be used to do the job. No doubt common usage makes some distinction of dispositional from other predicates of things, but it is not to any present purpose.«[141]

Mellor schlägt also vor, dass für die korrekte Zuschreibung einer Disposition nur eine Eigenschaft aufweisbar sein muss (»be testable at any time«, siehe Zitat oben), von der wir wissen, dass sie mit der Disposition einhergeht. Diese Eigenschaft muss aber keine aktuale sein, sondern kann auch eine Disposition sein.

Dem kann weitgehend zugestimmt werden, jedoch mit einer Einschränkung: Nur eine aktuale, das heißt zeitlich durchgängige Eigenschaft ermöglicht die Zuschreibung einer Disposition. Allerdings müssen wir auch das dauerhafte Vorhandensein dieser aktualen Eigenschaft über ein bestimmtes Zeitintervall begründen; aufweisen zu einem bestimmten Zeitpunkt können wir ja immer nur ein Merkmal (genau diesen Ansatz werden wir weiter unten in unserem Ansatz verfolgen; wir müssen auf dem Weg zu einem Konzept von Dispositionen also auch klären, wie das Zusprechen aktualer Eigenschaften begründet werden kann).

Wenn wir versuchten, das Vorliegen einer Disposition (wie zum Beispiel »zerbrechlich«) mit einer anderen Disposition zu begründen, zum Beispiel »schmilzt, wenn man es auf 600°C erhitzt«, so handelten wir uns nur eine weitere Begründungspflicht ein: Denn eine Disposition, wie zum Beispiel die Schmelzbarkeit bei 600°C ist nicht anhand des in der Disposition angesprochenen Resultats (»ist geschmolzen«) aufweisbar, das als Merkmal konstatiert werden könnte. Dazu müssten wir den betreffenden Gegenstand erhitzen und wenn er tatsächlich bei 600°C schmilzt, können

140 Mellor, »In Defense of Dispositions«, 1978, S. 68
141 Ebd., S. 70

wir dieses Merkmal feststellen (dann haben wir es also getestet). Dann aber haben wir nicht die Disposition »schmilzt, wenn man es auf 600°C erhitzt« aufgezeigt, sondern lediglich ein Merkmal aufgewiesen beziehungsweise konstatiert (»ist bei 600°C geschmolzen«). Dass Resultate und Dispositionen nicht dasselbe sind, haben wir ja schon mehrmals dargelegt.

Der Ansatz von Mellor ist insgesamt aber sehr vielversprechend, da er Dispositionszuschreibungen gerade nicht an das Eintreten des in der Disposition enthaltenen Resultats (zum Beispiel »zerbrochen«) bindet, sondern sie dadurch begründet, dass eine Eigenschaft vorliegt und mithilfe eines Gesetzes auf die Möglichkeit des Resultats geschlossen werden kann; diese Möglichkeit und damit die ganze Potentialität einer Disposition ergibt sich bei deterministischen Gesetzen daraus, dass eine Situation eintreten kann, die einem Sachverhalt, in dem ein Gesetz gilt, entspricht. Bei Verwendung von statistischen Gesetzen kommt zur Unsicherheit, die in dem statistischen Gesetz beschrieben ist, die Unsicherheit des Eintretens einer geeigneten Situation hinzu.

Leider unterscheidet Mellor Dispositionen und aktuale Eigenschaften nicht; seine Forderung »be testable at any time« (siehe Zitat oben) bleibt unerfüllt, wenn er Dispositionen mit Dispositionen begründen will. Für ihn mag dies allerdings funktionieren, da er in Dispositionen genauso Eigenschaften wie aktuale sieht. Allerdings bleibt dann unklar, wo der Unterschied zwischen beiden liegen sollte. Da er die sprachpragmatische Ebene außer Acht lässt und bei der Vorstellung bleibt, Eigenschaften seien etwas, das nur mit den Dingen zu tun hat (also eine Art realistische Position einnimmt), und nicht berücksichtigt, dass immer ein Subjekt spricht und Begründungen für Behauptungen verlangen kann und bestimmte Ziele in seiner Rede verfolgt, kann er auch deren Funktionen in Sprechhandlungen nicht erfassen und unterscheiden: Dispositionen drücken Erwartungen und Befürchtungen aus (eben »threats und promises«, wie Goodman sagt), Eigenschaften hingegen lassen uns die Dinge zeitlich durchgängig denken.

Nur M. Fara schlägt ein Konzept vor, in dem er Dispositionen anhand pragmatischer Funktionen, also auf der Ebene der Sprechhandlungen, von anderen Eigenschaften unterscheidet und bestimmt. Ebenso betont er den Kontextbezug von Dispositionen, welcher auch nur in einer pragmatischen Analyse berücksichtigt werden kann.

2.1.5 Der Ansatz von Fara

Im Gegensatz zu vielen anderen vermeidet Fara ontologische Fragestellungen und fragt stattdessen nach den Umständen, unter denen die Zuschreibung einer Disposition als wahr ausgezeichnet werden kann, wobei wir uns nicht von der Frage nach der Wahrheit stören lassen müssen, sondern darunter auch die Frage verstehen dürfen, wie eine dispositionale Zuschreibung begründet werden kann.

»In other words, I intend to answer the question, What are the conditions that must be satisfied if an object is to have a disposition? In the formal mode, this is just the question, What are the conditions under which attributions of dispositions to objects are true?«[142]

Fara schlägt sog. habitual sentences (habituals) vor, um ein Konzept von Dispositionen aufzustellen. Er gibt unter anderem folgende Beispiele für habituals an: »Mary smokes when she gets home from work«[143] oder »Peter sings when he's in the shower«[144].

Ein habitual sentence muss nicht zwingend eine Gewohnheit einer Person ausdrücken, vielmehr versteht Fara darunter Folgendes:

»If the truth of a habitual sentence need not require that its subject have a certain habit, what then does it require? A natural suggestion is that habituals have something to do with what is normally, or typically, or generally the case.«[145]

In der Tat beziehen sich Dispositionen oft auf Normalvorstellungen, und gerade das ist ein Hinweis darauf, dass die Situation des Sprechers (also die Betrachtung der Sprechhandlung) wichtig ist für das Verstehen von Dispositionsaussagen. Fara versucht allerdings doch wieder Dispositionen an das Auftreten von Resultaten zu binden, die in der Disposition angesprochen sind (zum Beispiel »zerbrochen« bei der Disposition »zerbrechlich«). Mit dem Bezug auf eine Normalvorstellung ist er dann nicht gezwungen, Fälle, in denen zum Beispiel ein Resultat nicht aufgetreten ist, obwohl die entsprechenden Bedingungen gegeben waren, als Gegenbeispiele zu betrachten. Faras Ansatz ist einer der wenigen, der Dispositionen auch dadurch von anderen Eigenschaften unterscheidet, indem er ihnen eine besondere

142 Fara, »Dispositions and Habituals«, 2005, S. 45
143 Ebd., S. 64
144 Ebd.
145 Ebd.

sprachliche Funktion zuweist, die aus der Pragmatik, also der Analyse der Sprechhandlung ersichtlich wird.

Fara schlägt die »Exception-Tolerating Semantics« für habituals vor und integriert diese dann in sein Konzept von Dispositionen. In den folgenden Zitaten steht N für einen Nominalsatz, M für ein Verbum und C für einen Satz, der als eine Bedingung angesehen werden kann. Die »Exception-Tolerating Semantics« stellt sich dann wie folgt dar:

»A habitual ›N Ms when C‹ is true iff every exception to the habitual is a permissible exception.[146]

Damit sollen gewisse Ausnahmen akzeptiert werden, jedoch wird kein Kriterium angegeben, welche das wären.

»The truth of ›Mary smokes when she gets home from work,‹ for example, is compatible with the existence of occasions on which Mary returns from work but doesn't smoke – perhaps she's out of cigarettes, perhaps she has a sore throat.«[147]

Das Kernproblem seines Ansatzes liegt darin, dass er die Wahrheit dieser Sätze aufgrund von beobachtbaren Resultaten sucht. Auch der von Fara vorgebrachte Vorteil, dass diese Semantik von habituals nicht beliebige Gegenbeispiele toleriert, ist nur ein scheinbarer:

»But of course, habitual sentences don't tolerate just any counterinstances, for otherwise they would be contentless. If Mary, home from work, has plenty of cigarettes, is feeling fine, is in the mood to smoke, and if generally all is as it should be, then if she doesn't on such an occasion smoke, it is false to say that she smokes when she gets home from work.«[148]

Dieses Beispiel mag logisch wahr sein, wäre dann aber rein analytisch. Wie sollte jemals überprüft werden »if generally all is as it should be«? Es zeigt sich auch hier wieder: Ein einzelnes Resultat ist gerade kein guter Grund für eine Zuschreibung einer Disposition beziehungsweise für deren Nicht-Zuschreibung.

Dispositionen unterscheiden sich aber noch in einer anderen Weise von Sätzen, die eine Art Gewohnheit, etwas Übliches oder Erwartetes ausdrücken. Fara stellt fest, dass

---

146 Fara, »Dispositions and Habituals«, 2005, S. 66

147 Ebd.

148 Ebd.

»When we attribute to an object a disposition to do something, therefore, we are claiming not only that it does that thing, but also that the fact that it does it depends, in some substantial way (although not entirely), on how that object is.«[149]

Deshalb konstruiert er seinen »Habitual Account« wie folgt, wobei dieser mit der »Exception-Tolerating Semantics«, die oben vorgestellt wurde, gelesen werden muss:

»»N is disposed to M when C‹ is true iff N has an intrinsic property in virtue of which it Ms when C.«[150]

Es bleibt unklar, was mit »intrinsic property« gemeint ist. Mit anderen Konzepten und auch mit unserem unten vorgeschlagenen hat dieses aber gemeinsam, dass etwas am Objekt Feststellbares vorliegen muss, das unter bestimmten Bedingungen (deshalb sagt er »although not entirely« bezogen auf die intrinsic property) zur Folge hat, dass ein bestimmtes Resultat gezeitigt wird.

Fara behauptet, dass bei sog. »entrenched finks«, also fest verwurzelten »Störern«, die verhindern, dass das in der Disposition enthaltene Resultat realisiert wird, die Disposition abgesprochen werden muss.

»Nor does a barrel that's nailed to the floor roll when pushed – instead it just sits there. [...] Whatever the intrinsic properties of an object, in a case of entrenched finkishness the extrinsic fink ensures that the habitual correspondding to the relevant disposition ascription is false; and so, according to the Habitual Account, that disposition ascription itself is false also.«[151]

Dagegen kann man mit Mellor sagen:

»The safety precautions at our nuclear power station [...] are intended to prevent an explosion by making impossible the conditions in which the fuel would explode. It is ridiculous to say that their success robs the fuel of its explosive disposition and thus the precautions of their point.«[152]

(Siehe zur Diskussion der sog. »Störer« zum Beispiel auch den Beitrag von R. Rheinwald.[153]) Die Vermutung oder Befürchtung, dass ein atomarer Brennstoff bei Verwendung ohne bestimmte Sicherheitsmaßnahmen explodieren könnte (zum Beispiel durch eine unkontrollierte Kettenreaktion),

149 Ebd., S. 69
150 Ebd., S. 70
151 Ebd., S. 78
152 Mellor, »In Defense of Dispositions«, 1978, S. 67
153 Rheinwald, »Dispositionen als Ursachen«, 2009, S. 383–388

kann sehr wohl begründet werden. Sie bleibt aber auch bestehen, wenn die Sicherheitsmaßnahmen aktiviert sind. Hinsichtlich des Gebrauchs von atomarem Brennstoff unter bestimmten Sicherheitsmaßnahmen kann man aber auch (begründet) erhoffen, dass es keine Probleme geben wird.

Ist nun ein festgenageltes Fass rollbar oder nicht? Dieses vermeintliche Problem ergibt sich nur, wenn Dispositionen wie aktuale Eigenschaften eines Dinges betrachtet werden. Beziehen wir pragmatische Aspekte ein, das heißt fragen wir danach, was jemand zum Ausdruck bringen will, der einen Dispositionssatz äußert, so ist das mehr als nur, dass ein Ding eine bestimmte Disposition besitzt: Es wird damit zusätzlich die Möglichkeit der Realisierung des Resultats durch die in Betracht gezogenen zukünftigen Situationen bewertet und ausgedrückt.

Sprechen wir über das Fass unter der Bedingung, dass es festgenagelt ist, so bezeichnen wir es zurecht nicht als rollbar; allerdings genau deshalb, weil bei diesem vorliegenden Fass und Fässern im Allgemeinen aufgrund ihrer Rundheit Situationen denkbar sind, in denen sie rollen könnten, weil sie also im Allgemeinen rollbar sind. Ziehen wir den Nagel heraus, so kann auch Faras Fass wieder rollen. Beim Zusprechen einer Disposition an ein bestimmtes Einzelding wird, wie erwähnt, oftmals schon mit einbezogen, ob wir die zukünftige Situation, in der die Bedingung der Realisierung des Resultats gegeben wäre, für möglich oder wahrscheinlich halten. Sprechen wir hingegen von Dispositionen in genereller Weise, wie zum Beispiel »Glas ist zerbrechlich« oder »Fässer sind rollbar«, so kann dies nicht eine Erwartung oder eine Befürchtung über Widerfahrnisse eines Einzeldings sein, sondern lediglich die Behauptung der Möglichkeit eines Resultats unter bestimmten Bedingungen für alle Exemplare einer Klasse. Also: Glas einer bestimmten Sorte und Form ist zerbrechlich im Hinblick auf Ereignisse, die zum Beispiel dem Herunterfallen aus mindestens einer bestimmten Höhe gleichkommen. Für einen Vorschlag eines Konzepts von Dispositionsbegriffen bleibt deshalb festzuhalten:

1. Dispositionen behaupten keine Episode, sie können deshalb also auch nicht durch das Aufweisen des in der Disposition angesprochenen Resultats bestätigt oder widerlegt werden.
2. Offensichtlich haben sie aber mit aktualen Eigenschaften eines Gegenstands sowie Gesetzen (Regeln) zu tun, die einer Klasse von Objekten zukommen: Es ist gerade eine aktuale Eigenschaft, zum Beispiel eine Genausprägung, die dafür verantwortlich ist, dass in der weiteren Entwicklung und unter bestimmten äußeren Umständen eine Erkrankung

zu erwarten ist beziehungsweise eine höhere Wahrscheinlichkeit für eine Erkrankung besteht.

3. Für ein klares Konzept von Dispositionen muss also auch ein Konzept von aktualen Eigenschaften gegeben sein.
4. Das Sprechen von Dispositionen bezieht sich immer auf Bedingungen, unter denen ein Resultat (zum Beispiel »das Glas ist zerbrochen«) möglich ist oder erwartet wird.
5. Beim Zusprechen von Dispositionen wird manchmal implizit mit zum Ausdruck gebracht, ob man die in der Disposition enthaltenen notwendigen Bedingungen für das Auftreten des Resultats für möglich oder wahrscheinlich hält (siehe Faras Beispiel mit dem festgenagelten Fass).

2.2 Vorschlag eines Konzepts zu Dispositionsbegriffen

Wir haben es in den obigen Aufzählungspunkten schon angedeutet: Dispositionale Zuschreibungen müssen sich auf etwas Wahrnehmbares an einem Gegenstand in der Gegenwart des Sprechens beziehen, also auf ein Merkmal. Dispositionale Aussagen beziehen sich darauf, dass in der Zukunft ein bestimmtes Resultat erwartet, befürchtet und so weiter wird. Um die Verbindung zwischen der Gegenwart des Sprechens, in der bestimmte Merkmale vorliegen, und einem zukünftigen Zeitpunkt herzustellen, benötigen wir eine durchgehende Eigenschaft, also eine aktuale Eigenschaft, bei der wir davon ausgehen können, dass sie zu dem Zeitpunkt auch (noch) vorhanden ist, in dem die in der Disposition enthaltenen äußeren Umstände (zum Beispiel ein Glas fällt herunter) eintreten. Alternativ dazu benötigen wir Verlaufsgesetze, die beschreiben, wie ausgehend von einem Merkmal sich eine aktuale Eigenschaft herausbildet, die dann während des Zeitintervalls vorhanden ist, auf das sich die dispositionale Rede bezieht. Unser erster Baustein für die Begründung einer dispositionalen Zuschreibung sind also aktuale Eigenschaften, für die wir nun ein Konzept vorschlagen wollen.

2.2.1 Merkmale und aktuale Eigenschaften

Immer wieder wird die Position vertreten, dass aktuale Eigenschaften nur dem Einzelding zukommende, jederzeit aufweisbare Eigenschaften seien und damit ontologisch so etwas wie die Eigenschaften eines Dinges an sich. Wie wir gesehen haben, hat man mit den dispositionalen Eigenschaften in dieser ontologischen Einordnung jedoch Schwierigkeiten bekommen, denn welchen Status sollten Eigenschaften haben wie die Zerbrechlichkeit oder die Entflammbarkeit, die doch wie bloße Möglichkeiten erscheinen, die von den zukünftigen Gegebenheiten abhängen oder den Handlungen, denen man sie unterziehen wird?

Diese Vorstellung von aktualen Eigenschaften ist allerdings gleichbedeutend mit der Illusion, wir könnten die Dinge an sich erkennen. Mit »an sich« ist dabei gemeint, so wie die Dinge eigentlich, wirklich oder »in echt« sind, also unabhängig vom Rest der Welt und insbesondere unabhängig von der Wahrnehmung durch den Beobachter. Kant hat diesen realistischen Vorstellungen im starken Sinne eine Absage erteilt:

> »Wenn wir also sagen: die Sinne stellen uns die Gegenstände vor, wie sie erscheinen, der Verstand aber, wie sie sind, so ist das letztere nicht in transzendentaler, sondern bloß empirischer Bedeutung zu nehmen, nämlich wie sie als Gegenstände der Erfahrung, im durchgängigen Zusammenhange der Erscheinungen, müssen vorgestellt werden, und nicht nach dem, was sie, außer der Beziehung auf mögliche Erfahrung, und folglich auf Sinne überhaupt, mithin als Gegenstände des reinen Verstandes sein mögen. Denn dieses wird uns immer unbekannt bleiben, so gar, daß es auch unbekannt bleibt, ob eine solche transzendentale (außerordentliche) Erkenntnis überall möglich sei, zum wenigsten als eine solche, die unter unseren gewöhnlichen Kategorien steht. Verstand und Sinnlichkeit können bei uns nur in Verbindung Gegenstände bestimmen. Wenn wir sie trennen, so haben wir Anschauungen ohne Begriffe, oder Begriffe ohne Anschauungen, in beiden Fällen aber Vorstellungen, die wir auf keinen bestimmten Gegenstand beziehen können.«[154]

Dinge zeichnen sich zunächst in der Alltagserfahrung dadurch aus, dass sie Gegenstand sind, also über ein bestimmtes zeitliches Intervall und räumlich begrenzt wahrnehmbar. Die Länge des Zeitintervalls kann dabei ganz unterschiedlich sein: Während man von Dingen des Alltags meist zumindest Minuten, Tage oder sogar Jahre erwartet, in denen Wahrnehmungsinhalte einem Ding zugeordnet werden können, sind es in manchen Wissenschaften vielleicht nur Millisekunden oder noch viel kleinere Zeiteinheiten.

---

154 Kant, *Kritik der reinen Vernunft*, S. 284, B 313–314

Gleichartige Wahrnehmungen können wir mit Prädikaten benennen. Um Eindrücke (»Ich sehe dort eine rote Rose« oder »Ich sehe dort etwas Würfelförmiges«) allein auf einen Gegenstand beziehen zu können und damit den Gegenstand überhaupt erst zu konstituieren, müssen wir unsere Wahrnehmungen zum einen intersubjektivieren und zum anderen zu den Umweltbedingungen in Beziehung setzen.

Der erste Schritt ist die Intersubjektivierung des Wahrnehmungsinhalts: Von »Ich sehe dort etwas Rotes« oder »Ich sehe dort etwas Würfelförmiges« zu »Dort ist eine rote Rose« beziehungsweise »Dort ist ein Würfel.« Wir können andere Beobachter fragen, ob sie auch die Wahrnehmung einer roten Rose oder der Form eines Würfels haben, wobei die Prädikate »rot« und »würfelförmig« zuvor in einem Sprachspiel bestimmt werden müssen. Ebenso können wir auch Messgeräte zu Hilfe nehmen, die zum Beispiel die Wellenlänge des von einem Objekt kommenden Lichts bestimmen oder mit denen ein Gegenstand vermessen werden kann.

Ein Gegenstand befindet sich allerdings immer in einer Umgebung, einer Umwelt, zu der auch der Betrachter gehört. Die aktualen Eigenschaften des Gegenstands, das heißt ihr Vorhandensein und ihr Andauern, ihre zeitliche Konstanz, bezieht sich auf diese Umweltbedingungen – ändern sie sich, so kann das auch Einfluss auf den Gegenstand haben und damit auf seine aktualen Eigenschaften. Die Länge eines Metallstabs ändert sich zum Beispiel mit der Temperatur. Wenn wir sagen »Dieser Metallstab ist 1 Meter lang« oder »Dieses Brett ist 2,50 Meter lang«, so müssen wir uns dabei auf bestimmte Umweltbedingungen beziehen, wie zum Beispiel Temperatur, Feuchtigkeit und so weiter. Beim Sprechen beziehen wir uns oftmals implizit auf bestimmte Normalbedingungen, die wir nicht explizit erwähnen, so dass wir auf diese Weise von der aktualen Eigenschaft eines Gegenstands allein sprechen. Unter welchem Bereich von Umweltbedingungen eine aktuale Eigenschaft als gegeben angesehen werden kann, hängt auch davon ab, mit welcher Genauigkeit wir sie bestimmen, das heißt auch welche Genauigkeit wir in der Rede aus pragmatischen Gründen benötigen: Auch wenn sich die Länge eines Eisenstabs mit der Temperatur ändert, so sprechen wir doch davon, dass ein Auto ca. 5 Meter lang ist, unabhängig davon, ob es -20°C oder +30°C hat.

Dabei ist von größtem Interesse für uns zu erfahren, von welchen Umweltbedingungen eine aktuale Eigenschaft beeinflusst wird und von welchen nicht, das heißt wie der Bereich von Umweltbedingungen ausgestaltet ist, in denen von einer konstanten aktualen Eigenschaft ausgegangen werden kann. Im Alltag ist es für uns von Bedeutung, dass der Reifendruck von der Temperatur des Reifens und dem Gewicht des Autos abhängt und nicht etwa von der Farbe des Autos. Genau dies geschieht ja auch im wissenschaftlichen Experiment: die Abtrennung bestimmter Effekte von allen möglichen Einflüssen der Umwelt und die Beschreibung des Effekts mit wenigen relevanten Einflussgrößen. Dies bedeutet dann, dass eine bestimmte aktuale Eigenschaft nach bisherigem Wissen von anderen Einflüssen unabhängig ist.

Durch Erfahrungen und Experimente können wir Aussagen darüber machen, in welchem Zeitintervall und unter welchen Umweltbedingungen mit der Konstanz einer aktualen Eigenschaft zu rechnen ist. Dabei müssen wir eine aktuale Eigenschaft durch Messungen (auch das Sehen einer roten Rose oder eines Würfels ist in diesem Sinne eine Messung) feststellen, die sich im Vorliegen eines Merkmals zeigt. Dabei ist zu beachten, dass die Messprozedur die Eigenschaft beeinflussen könnte und es muss (aus Vorwissen oder weiteren Experimenten) gesichert sein, dass dies nicht der Fall oder vernachlässigbar ist. Für den Fall, dass die Messung durch Einflüsse auf einen Gegenstand ein Merkmal erzeugt, und wenn wir annehmen, es läge reproduzierbar immer nur unter den Bedingungen der Messung vor, so können wir hier nur von einer aktualen Eigenschaft des Gegenstands bezüglich der Bedingungen des Messens sprechen. Ein Maulwurf, der immer mittags aus der Erde kommt und feststellt, dass es mehr oder weniger immer hell ist, würde einen schweren Fehler begehen, wenn er (die aktuale Eigenschaft an der Erdoberfläche) annehmen würde, dass es dort stets hell sei.

Hier sehen wir auch den Unterschied zwischen aktualen Eigenschaften und Merkmalen: Merkmale werden zu bestimmten Zeitpunkten oder Zeitintervallen von einem Beobachter festgestellt, der Schritt zur aktualen Eigenschaft ist dann ein induktiver: aus endlich vielen Messwerten (oder Messintervallen), das heißt der endlichen Anzahl an Feststellungen des Vorliegens eines Merkmals, wird ein »Gesetz der Konstanz« postuliert. Dieses ist wie alle empirischen Gesetze vorläufig und kann durch neue Beobachtungen revidiert werden (wenn der Maulwurf zum Beispiel einmal nachts seinen Hügel verlässt und bemerkt, dass es dunkel ist). Dieser Unterschied zwischen Merkmalen und aktualen Eigenschaften wird beim Reden im Alltag oftmals nicht beachtet (weil er dort oftmals auch keine Rolle spielt) und »Merkmal« und »aktuale Eigenschaft« werden synonym gebraucht.

Mit der Behauptung einer Eigenschaft wird also eine ganz bestimmte Begründungspflicht eingegangen. Die Behauptung einer Eigenschaft ist dann begründet, wenn folgendes Schema erfüllt wird:

1. Es wird ein Merkmal aufgewiesen, das das Vorliegen der in Frage stehenden Eigenschaft zu einem Zeitpunkt belegt (durch Konstatierung) und
2. es sind Regeln bekannt (Vorwissen), die eine Situation und ihre Fortentwicklung in der Zeit beschreiben lassen, so dass das Merkmal als konstante Eigenschaft (entsprechend einem Gesetz der Konstanz) hinsichtlich eines Bereichs von Umweltbedingungen und eines bestimmten Zeitintervalls ausgewiesen werden kann.

Das Vorliegen eines Merkmals ist immer mit einer Episode (in Ryles Worten) verbunden, das heißt es muss durch einen Beobachter zu einem bestimmten Zeitpunkt festgestellt werden. Mit dem Wissen (oder durch weitere Experimente), dass Umweltbedingungen (weiterhin) vorliegen oder vorlagen, die eine Konstanz der in Frage stehenden Eigenschaft erlauben, kann davon ausgegangen werden, dass sowohl in der auf diese Weise überblickbaren Vergangenheit als auch in der Zukunft diese aktuale Eigenschaft des Gegenstands vorhanden ist. Die Behauptung über das Vorliegen einer aktualen Eigenschaft bezieht sich damit immer auf ein Zeitintervall, und zwar genau dasjenige, bei dem wir von den entsprechenden Umweltbedingungen ausgehen können.

Am Beispiel der Farbe eines Gegenstands als aktuale Eigenschaft wollen wir kurz darlegen, dass die Redeweise des Alltags hier verwirren kann, weil wir zum Beispiel unter der Aussage »x ist rot« zweierlei verstehen können: Wenn wir davon sprechen, dass eine Rose rot ist, so beziehen wir uns dabei natürlich auf entsprechende Umweltbedingungen, nämlich weißes Licht, sei es das natürliche Tageslicht, das Licht einer Glüh- oder Halogenbirne oder das einer Neonröhre. Dass der Farbton sich geringfügig ändert, je nachdem mit welcher dieser Lichtquellen wir beleuchten, ist hier nicht relevant. Wenn wir also unter »die Rose ist rot« verstehen, dass sie unter den angesprochenen Bedingungen einen roten Farbton zeigt, so können wir in einem dunklen Kohlenkeller nur sagen, dass wir von der Farbe der Rose nicht sprechen können, denn wir sehen sie ja nicht einmal.

Unter der Farbe eines Dinges, zum Beispiel eines Autos, verstehen wir aber auch zum Beispiel die Art des Lacks, mit dem es versehen ist. Unter »das Auto ist rot« verstehen wir dann, dass es mit einem Lack lackiert ist, der es rot macht bei Anblick unter geeigneten Umständen (weißes Licht). Wir sprechen dann von einem roten Lack. Würden wir das Auto in die Garage fahren und das Tor schließen, so dass es vollkommen dunkel ist, und würden jemanden fragen, der das Auto hat hineinfahren sehen, welche Farbe das Auto hätte, so würde dieser wohl sofort antworten, dass es ein rotes Auto sei.

Wenn wir also unter »das Auto ist rot« verstehen, dass es einen roten Lack besitzt und wir wissen, dass sich der Lack (und insbesondere der Farbstoff) nicht durch das Hineinfahren in die Garage ändert, so können wir mit guten Gründen davon ausgehen, dass das Auto immer noch rot ist (in diesem Sinne). Wissen wir im Dunkeln stehend, dass das Auto rot lackiert ist, so können wir ihm die Disposition zuschreiben, unter geeigneten Bedingungen (zum Beispiel Tageslicht) einen roten Farbton zu zeigen.

Wenn wir nun Dispositionsbegriffe als andersartig zu aktualen Eigenschaften empfinden, so kann es, wie wir gerade gesehen haben, nicht daran liegen, dass Dispositionen abhängig von den Bedingungen der Umwelt des Dinges seien, während dies aktuale Eigenschaften nicht seien. Eine Eigenschaft muss keineswegs direkt und zu jeder Zeit beobachtet werden, um als aktuale Eigenschaft zu gelten. Wie Mellor sagt:

»Not all consequences of a hypothesis can be tested all the time (in the case of inertial mass, the proportion testable at any time is infinitesimal); and it is a truism that nothing can be tested when it is not being tested. Induction, it cannot be too often said, is not our problem. What matters is that a glass's fragility be testable at any time by other means than dropping it.«[155]

Wir wollen jetzt analog zu unserem Konzept aktualer Eigenschaften ein Konzept von Dispositionsbegriffen vorschlagen, das sich ebenfalls durch ein bestimmtes Begründungsschema auszeichnet, und wir wollen dabei versuchen, die pragmatischen Funktionen von Dispositionen in unserer Sprachpraxis zu erfassen.

2.2.2 Der Begriff der Disposition

Dem Begriff der Disposition wollen wir uns aus pragmatischer Sicht nähern: Wir erörtern im Folgenden, wie wir unser Reden über Dispositionen von Dingen, theoretischen Entitäten und Personen rekonstruieren können und überlegen, wie ein Sprecher die Behauptung einer dispositionalen Ei-

155 Mellor, »In Defense of Dispositions«, 1978, S. 68

genschaft, zum Beispiel eines Dinges oder einer Person, begründen kann. Den Begriff der Disposition in unserem Vorschlag gewinnen wir aus einem Abstraktionsprozess: Diejenigen Eigenschaften eines Gegenstands, die durch dieses Schema begründet zugesprochen werden können, die also in dieser Hinsicht äquivalent sind, wollen wir Dispositionen nennen. Folgendes Schema soll vorgeschlagen werden: Um das Vorliegen einer Disposition eines Gegenstandes zu begründen, benötigen wir

1. ein Merkmal, das zu einem Zeitpunkt festgestellt wird (zum Beispiel: Dieser Gegenstand ist würfelförmig) und das das Vorhandensein einer aktualen Eigenschaft (Gesetz der Konstanz) begründet (eventuell zusammen mit Vorwissen), die durchgängig in dem Zeitintervall angenommen werden kann und auf die sich das Gesetz aus Punkt 2 bezieht,
2. eine Regel oder ein Gesetz, das das Auftreten des Resultats unter bestimmten zukünftigen Bedingungen bei Vorliegen der aktualen Eigenschaften aus Punkt 1 garantiert.[156]

Dabei wollen wir eine Unterscheidung zwischen zwei Typen von Dispositionsbegriffen einführen, nämlich zwischen Fähigkeiten und Vermögen, wie sie schon in ähnlicher Weise bei G. Damschen und D. Schönecker zu finden ist und durch Anregung von R. Kötter[157] in persönlichen Gesprächen weiterentwickelt wurde.

G. Damschen und D. Schönecker schreiben zu Fähigkeiten und Vermögen von handelnden Personen:

»Die dispositionelle Möglichkeit umfaßt Vermögen und Fähigkeiten. Unter einer Fähigkeit verstehen wir die dispositionelle Möglichkeit eines Handlungssubjekts, unter günstigen Umständen aktual eine bestimmte Handlung durchzuführen. So kann z.B. Anna, die noch nicht lateinisch sprechen kann, durch Übung die Fähigkeit erlangen, lateinisch zu sprechen. [...].

Solange Anna die Fähigkeit noch nicht erlangt hat, hat sie diese Fähigkeit nur potentiell. Denn es ist ihr dispositionell möglich, diese Sprache zu erlernen; sie hat prinzipiell die Anlage dazu (diese Anlage ist bereits in ihrem Genom enthalten). Damit es Anna möglich ist, eine Fähigkeit wie das Lateinsprechen zu erlernen,

156 Das ist die einfachste Form, es kann auch auf einen Prozess verwiesen werden, wie z.B. bei der Entwicklung eines Kindes, der dazu führt, dass bestimmte aktuale Eigenschaften in einem zukünftigen Zeitintervall vorliegen werden.

157 Siehe auch Kötter, »Wissen, urteilen, begründen«, 2012/2013 (erscheint demnächst)

bedarf es also eines aktualen Vermögens dazu. Ein aktuales Vermögen ist also die dispositionale Möglichkeit, eine bestimmte Fähigkeit auszubilden.«[158]

Wir wollen die Unterscheidung von Fähigkeiten und Vermögen nicht auf handelnde Personen beschränken und machen deshalb folgenden Vorschlag: Fähigkeiten beziehen sich auf Wissen über einen bestimmten Gegenstand, das aus den Erfahrungen mit diesem Gegenstand gewonnen wurde. Wenn ein Mensch einmal gezeigt hat, dass er Klavier spielen kann, so gehen wir davon aus, dass er es wieder tun kann, er also die Fähigkeit dazu besitzt (dabei kommt auch Wissen darüber zum tragen, wie Menschen einmal erlernte Fähigkeiten behalten, mehr dazu später). Bei Fähigkeiten handelt es sich also um »wiederholbare« Dispositionen, das heißt ihr zugehöriges Resultat kann mehr als ein Mal aktualisiert werden. Diese Form ihres Nachweises wollen wir unmittelbar nennen, im Gegensatz zu Vermögen, deren Nachweis mittelbar erfolgt. Bei Vermögen übertragen wir die Erfahrungen mit gleichartigen Gegenständen auf einen vorliegenden oder auf alle Gegenstände mit bestimmten aktualen Eigenschaften: Allen Gläsern einer Glassorte, Herstellungsart und Form schreiben wir zu, hinsichtlich bestimmter äußerer Umstände zerbrechlich zu sein, aufgrund der Erfahrungen mit gleichartigen Gläsern, die wir bestimmten Belastungen ausgesetzt haben. Diese Erfahrungen mit baugleichen Gläsern liefert uns die Regel, die wir für die Begründung der Disposition brauchen (Punkt 2).

Von Vermögen sprechen wir also immer dann, wenn der Nachweis nur mittelbar erfolgen kann, das heißt bei Dispositionen, deren Resultat nur einmal realisiert werden kann, weil der Prozess des Eintretens eines solchen Resultats irreversibel ist. Das sind zum Beispiel die Zerbrechlichkeit bestimmter Gegenstände oder das Vermögen, eine bestimmte Fähigkeit zu erlernen: Ein zerbrochenes Glas kann nicht mehr zerbrechen, eine Fähigkeit, die erlernt worden ist, kann i.A. nicht mehr erlernt werden.

Diese beiden Formen von Dispositionen (die sich wie gesehen in ihrer Art der Begründung unterscheiden) wollen wir von einer weiteren Form unterscheiden: den Neigungen. Während bei den Fähigkeiten und Vermögen deterministische Gesetze unter Punkt 2 eingesetzt werden, sind es bei Neigungen statistische. Wir können dann zum Beispiel sagen, »wenn er ein Klavier sieht, spielt er schon mal gerne …« oder über gleichartige Gegenstände »Träger dieser genetischen Disposition haben ein erhöhtes Risiko

158 Damschen/Schönecker, »In dubio pro embryone«, 2002, S. 226

an … zu erkranken.« Wir wollen im Folgenden zeigen, dass sowohl Fähigkeiten als auch Vermögen sowie auch Neigungen als Formen von Dispositionen mit unserem vorgeschlagenen Schema begründet werden können, unabhängig davon, ob die Disposition einem Ding, einer theoretischen Entität oder einer Person zugeschrieben wird. Diese Äquivalenz in der Begründung bringt Fähigkeiten, Vermögen und Neigungen unter den Begriff der Disposition.

Mit diesem Schema der Begründung wird auch die Funktion in der Rede offensichtlich: Der Sprecher drückt mit dispositionalen Zuschreibungen eine allgemeine Möglichkeit oder ein konkretes Vermuten, Erwarten, Befürchten, und so weiter aus, je nachdem, ob er entsprechende zukünftige äußere Umstände für möglich hält, sie erwartet oder sogar selbst herstellen kann. Wir wollen diesen Vorschlag nun im Detail diskutieren und mit der Zuschreibung von Dispositionen an Dinge unserer Erfahrungswelt beginnen.

2.2.3 Dispositionen von Dingen

Sehen wir uns noch einmal die Beispiele für dispositionale Zuschreibungen an Dinge an:

1. Das Polymermaterial in diesem Stoßdämpfer ist elastisch.
2. Glas ist zerbrechlich.
3. Der gezinkte Würfel hat die Neigung, beim Wurf auf der Eins liegen zu bleiben (so dass sich eine Sechs ergibt)
4. Dieser Würfel ist hart.

Wenn wir Dingen Dispositionen zuschreiben, dann drücken wir damit gerade nicht aus, dass ein Resultat der Fall ist (»Das Glas ist zerbrochen«), was Ryle als Episode bezeichnet, sondern dass die Möglichkeit des zukünftigen Eintretens eines Resultats besteht. Wir sagen in unserer Sprachpraxis dann aber zum Beispiel nicht »Vorsicht, diese Tasse hier ist aus Porzellan und könnte zerbrechen, wenn sie auf den Boden fällt!« Wir sagen viel kürzer: »Vorsicht, die Tasse ist zerbrechlich!« Dies mag einerseits dazu dienen, unser Sprechen kürzer vonstattengehen zu lassen und andererseits ersparen wir es uns auch, die vielen möglichen Situationen explizit zu benennen, in denen die Tasse aus Porzellan zerbrechen könnte, weil dies meist aus dem Kontext klar ist.

Es geht in einer Dispositionsbehauptung immer auch um die Umstände, in denen sich ein Ding möglicherweise befinden wird. Damit sind Dispositionen immer im Modus der Möglichkeit formuliert und können dafür benutzt werden, Vermutungen und damit Gefahren, mögliche günstige Gelegenheiten, Chancen und so weiter, eben »threats and promises« (Goodman), über zukünftige Ereignisse auszudrücken. Deshalb können wir Dinge nach ihren Dispositionen zwar klassifizieren, sie aber niemals anhand von Dispositionen empirisch unterscheiden.

Beginnen wir bei den Fähigkeiten: Wenn wir sagen: »Dieses Polymermaterial in diesem Stoßdämpfer hat die Fähigkeit auf einem Federweg von 18 Zentimeter eine Rückstellkraft zu leisten, die dem Hookeschen Gesetz[159] genügt, mit einer maximalen Rückstellkraft von 1000 Newton«, so können wir diese Disposition wie folgt begründen:

Wir unterziehen den vorliegenden Stoßdämpfer einem Test und kontrollieren, ob er tatsächlich das oben Angegebene leistet. Zusammen mit dem Vorwissen, dass die vorliegenden aktualen Eigenschaften, zum Beispiel die Polymerstruktur und die anderen verwendeten Materialien hinreichend stabil sind (eventuell sind auch weitere Tests nötig oder die Wiederholung des ersten), haben wir Punkt 2 der obigen Begründungsstruktur erfüllt: Wir haben eine Gesetzmäßigkeit aufgewiesen, die das in der Disposition angesprochene Resultat (das Einfedern auf eine bestimmte Weise) mit aktualen Eigenschaften des vorliegenden Gegenstands in Verbindung bringt. Punkt 1 unserer Begründungsstruktur ist offensichtlich erfüllt: Der Gegenstand liegt vor, und es können zum Beispiel die entsprechenden Merkmale aufgewiesen werden, dass es sich um ein bestimmtes Polymer handelt, von dem wir wissen, dass es sehr langlebig ist.

Dispositionen im Sinne von Fähigkeiten beziehen sich also auf die Erfahrungen mit dem bestimmten Gegenstand, von dem sie ausgesagt werden. Sinnvoll sind sie deshalb nur bei Resultaten, wie zum Beispiel das elastische Verformen beim Einfedern, das durch Nachlassen des Drucks auf den Stoßdämpfer wieder rückgängig gemacht werden kann, und bei Dispositionen, die sich auf einen konkret vorliegenden Gegenstand beziehen. Weitere Beispiele für die Fähigkeiten eines Gegenstandes sind die Stromleitfähigkeit eines Metalldrahtes oder die Fähigkeit eines hölzernen Gegenstands zu schwimmen.

159 Rückstellkraft direkt-proportional zur Länge des Federwegs.

Wollen wir dispositionale Aussagen machen, die sich auf ein irreversibles Resultat beziehen, wie etwa die Zerbrechlichkeit eines Gegenstands, oder die sich auf eine Klasse von Gegenständen bezieht (generelle dispositionale Aussagen), wie zum Beispiel »alle Drähte aus Metall können Strom leiten«, so können wir nicht auf die Erfahrungen zurückgreifen mit den Gegenständen, denen die Disposition zugesprochen werden soll. Denn bei irreversiblen Dispositionen besteht die Disposition nicht mehr, wenn wir sie getestet haben (das Glas ist dann zum Beispiel zerbrochen und nicht mehr zerbrechlich) und bei einer Klasse aus unbestimmt vielen Gegenständen gibt es gar keine endliche Menge von Gegenständen, die getestet werden könnte.

Wenn wir behaupten wollen, dass ein bestimmtes vorliegendes Glas oder alle Gläser einer bestimmten Sorte zerbrechlich sind, so müssen wir dies an einem oder mehreren Exemplaren testen: Wir unterziehen diese Exemplare einer Belastung und können damit feststellen, bei welcher Grenzbelastung sie zu Bruch gehen. Damit erhalten wir wieder unsere Gesetzmäßigkeit für Punkt 2 der Begründungsstruktur. Damit wäre auch die generelle dispositionale Behauptung, dass Gläser dieser Art hinsichtlich einer bestimmten Belastung zerbrechlich sind, gezeigt, da angenommen werden kann, dass Gläser gleicher Art auch (in etwa) dieselben aktualen Eigenschaften besitzen. Einem vorliegenden Glas kann dann das Vermögen des Zerbrechlichseins unter dieser Belastung zugesprochen werden, wenn Merkmale aufgewiesen werden, die dieses Glas als Exemplar dieser Art von Gläsern (mit ihren spezifischen aktualen Eigenschaften) ausweisen.

Aufgrund von Erfahrungen mit bestimmten Gegenständen einer Klasse (zum Beispiel Stromleitfähigkeit von Drähten aus Metall) können wir zwar auch das Zusprechen einer Fähigkeit an einen bestimmten Gegenstand dieser Klasse (ein bestimmter Draht) oder an alle Vertreter dieser Klasse begründen, doch wollen wir dies in zwei Schritten vollziehen: In einem ersten Schritt schreiben wir dem bestimmten Gegenstand, mit dem wir aber bisher keine Erfahrung gemacht haben oder den unbestimmt vielen Gegenständen einer Klasse zum Beispiel aufgrund der Materialgleichheit (Metall) das Vermögen zu, (mindestens einmal) Strom leiten zu können. Diese Behauptung ist schwächer als das Zuschreiben einer Fähigkeit, bei der wir noch mehr Wissen in Anschlag bringen müssen: Wir müssen die Stabilität des Drahtes bei Stromfluss und bei An- und Abschalten aus Erfahrungen mit bestimmten Drähten dieser Bauart auf einen bestimmten oder auf alle einer Klasse (mit denen wir noch keine Erfahrungen machen konnten) übertragen. Diese Aufteilung in zwei Schritte der Begründung sichert uns die Konsistenz unseres Vorschlags: Bei handelnden Personen, wie wir gleich sehen werden, können zwar, wie bei den Dingen, Vermögen (»irreversibel«) nur mittelbar begründet werden, Fähigkeiten hingegen können bei handelnden Personen nur unmittelbar, das heißt durch Erfahrungen mit einer Person selbst begründet werden, denn viele aktuale Eigenschaften handelnder Personen können einzig aus der Aktualisierung dieser Eigenschaften erfahren werden.

Bringen wir unter Punkt 2 nicht ein deterministisches, sondern ein statistisches Gesetz in Anschlag, so kommen wir zu den Neigungen von Gegenständen. Ein gezinkter Würfel hat die Neigung beim Wurf die Sechs oben zu zeigen, auch wenn er manchmal eine andere Zahl zeigt. Damit soll ausgesagt werden, dass er die Zahl Sechs mit größerer relativer Häufigkeit zeigt als die anderen Zahlen. Und genau dies sagt die statistische Gesetzmäßigkeit, die wir in Punkt 2 in Anschlag bringen: »Ein auf diese Weise gezinkter Würfel liefert die Sechs beim Würfeln viel öfter als alle anderen Zahlen.« Können wir Merkmale an einem Würfel erkennen, die auf aktuale Eigenschaften hinweisen, die ein auf diese Weise gezinkter Würfel hat, so ist auch Punkt 1 erfüllt und wir können dem Würfel eine solche Neigung zuschreiben.

Das Auftreten eines Resultats alleine ist hier keine Bestätigung des (vorherigen) Vorliegens einer Disposition. Denn Neigungen sind eben keine aktualen Eigenschaften. Wenn bei einer Ziehung in einer Lottomaschine die Kugel mit einer bestimmten Zahl gezogen wurde, kann man nicht aufgrund der Ziehung gerade dieser Kugel behaupten, sie wäre für diese Ziehung disponiert gewesen. Nicht das Resultat ist für die Begründung der Disposition entscheidend, sondern das Vorliegen einer aktualen Eigenschaft und einer Gesetzmäßigkeit. Die Gesetzmäßigkeit hingegen wird durch Resultate bestätigt (wie wir das in Kapitel 1 erörtert haben). Dass wir beim Lotto von einer gleichverteilten Wahrscheinlichkeit für die Ziehung aller Kugeln ausgehen, heißt ja nichts anderes, als dass wir keine besondere Disposition für eine der Kugeln begründen können, häufiger gezogen zu werden. Wenn wir hingegen nachweisen könnten, dass eine bestimmte Kugel andersartig ist, zum Beispiel leichter oder schwerer als die anderen (in Analogie zu unserem gezinkten Würfel), so könnten wir von einer solchen Disposition sprechen.

Während wir im Alltag oftmals induktive »Schlüsse« auf schmaler Basis machen, das heißt schon bei kleiner Fallzahl einen vagen statistischen Zusammenhang annehmen, ist es gerade die Aufgabe in vielen Bereichen der Wissenschaft, verlässliche statistische Zusammenhänge zu ermitteln, die dann das Zusprechen von Neigungen mit Hilfe von Wahrscheinlichkeiten zulassen. Dies ist zum Beispiel dann der Fall, wenn erhöhte relative Risiken, an einer bestimmten Erkrankung zu erkranken, von Personen mit bestimmten aktualen Eigenschaften ermittelt werden sollen.

Wenn wir in der alltäglichen Rede davon sprechen, dass zum Beispiel eine Glasvase zerbrechlich sei, so wird oftmals erst über den Kontext der Rede klar, welche Regel (Punkt 2) in Anschlag gebracht werden soll. Insbesondere an welche Belastungen beim Äußern dieser Behauptung gedacht wird, muss der Hörer aus dem Kontext entnehmen. Es könnte sich zum Beispiel um Reinigungsarbeiten im Haushalt handeln. Ein Gegenstand mag viele Dispositionen haben, mit dem Zusprechen von »zerbrechlich« in diesem Kontext wird jedoch behauptet, dass die Glasvase derart zerbrechlich ist, dass übliche mechanische Belastungen, wie sie beim Putzen auftreten können, zu einem Bruch der Vase führen. Eine Antwort auf die Aussage »Vorsicht, diese Glasvase ist zerbrechlich!« könnte auch lauten »Ach was, die hält es locker aus, wenn ich sie hier im Spülbecken abschrubbe!«. Damit wird ausgesagt, dass nach Meinung des Antwortenden die Glasvase gerade nicht die vom Sprecher gemeinte Disposition besitzt. Um welche »Art der Zerbrechlichkeit« es sich handelt, wird also implizit durch den Kontext festgelegt. Der Sprecher müsste dann nachweisen, dass bei solchen Putzprozeduren sehr wohl Belastungen entstehen können, bei der solche Arten von Vasen brechen. Die Schwierigkeit dieser Rede besteht genau darin, dass aus dem Kontext oft nicht ganz klar ist, um welche Grenzbelastungen es sich handelt.

Konkrete »threats and promises« sind also begründet, wenn einem Gegenstand eine bestimmte Disposition zugeschrieben werden kann und wenn die in der Gesetzmäßigkeit (Punkt 2) vorkommenden Bedingungen auch erwartet werden können.

Da wir aber im Alltag sicher nicht immer genau wissen, wie hoch die auftretenden Kräfte sind, formulieren wir die Sachverhalte oftmals bewusst schwammig, müssen dann aber auch akzeptieren, dass es auch sein kann, dass eine Vase herunterfällt und eben nicht zerbricht. Ein weiterer Grund für das Nichteintreten eines Resultats in einer sonst passenden Situation wäre zum Beispiel, dass eine Vase ein etwas dickeres Glas oder eine andere

Form hat, so dass wir nicht genau wissen, bei welcher Grenzbelastung sie zerbricht.

Eine dispositionale Behauptung ist also genauso sicher oder gut begründet wie das in Anschlag gebrachte Gesetz oder das Vorliegen einer aktualen Eigenschaft, wenn wir auf die Einhaltung von Randbedingungen sehen. Die Ungewissheit des Auftretens des Resultats kommt bei dispositionalen Aussagen nicht dadurch ins Spiel, dass Eigenschaften als flüchtig angesehen oder Gesetze plötzlich angezweifelt werden müssten, sondern in der Ungewissheit über das Eintreten einer entsprechenden Situation. Bisher haben wir nur von Dispositionen von Dingen gesprochen. Sie werden aber auch Personen zugesprochen.

2.2.4 Menschen als Träger von Dispositionen

Für den Bereich der Medizin sind sowohl dingliche, das heißt körperliche Dispositionen von Personen von großer Bedeutung, wie wir sie oben schon besprochen haben, als auch personale Dispositionen, das heißt Dispositionen die wir nur (handelnden) Personen zuschreiben. Insbesondere G. Ryle hat sich mit Dispositionen beschäftigt, die den Menschen als Gegenstand haben. Er sagt zum Beispiel:

»I have already had occasion to argue that a number of the words which we commonly use to describe and explain people's behaviour signify dispositions and not episodes. To say that a person knows something, or aspires to be something, is not to say that he is at a particular moment in process of doing or undergoing anything, but that he is able to do certain things, when the need arises, or that he is prone to do and feel certain things in situations of certain sorts.«[160]

Wir können über das Körperliche eines Menschen sprechen, das heißt über seinen Körper als empirischen Gegenstand. Ebenso können wir menschliches Verhalten beschreiben und erklären, indem wir uns auf den Standpunkt eines äußeren Beobachters stellen und den Menschen als sich verhaltendes Objekt ansehen, also ohne seine Entscheidungsfähigkeit zu berücksichtigen. Beispiele für dispositionale Ausdrücke über den Menschen und sein Verhalten aus dieser ersten Perspektive (der Mensch als körperliches Objekt und der Mensch als »Verhaltensobjekt«) sind zum Beispiel folgende:

---

160 Ryle, *The Concept of Mind*, 2002, S. 116

- Gefahr laufen, von einem vom Balkon herunterfallenden Blumentopf verletzt zu werden
- bei Verletzungen die Blutung stoppen können
- sich schnell nach körperlicher Belastung regenerieren können
- lange die Luft anhalten können
- ein Gesundheitsrisiko aufgrund eines körperlichen Merkmals haben
- das Vermögen haben, lesen zu lernen
- Raucher sein
- die Neigung haben, schon etwas vom Buffet zu stibitzen, bevor es eröffnet ist
- ein zorniger Mensch sein
- gewöhnlich sonntags zum Stammtisch gehen
- ein Gesundheitsrisiko aufgrund einer Verhaltensweise haben
- sich verlesen oder verrechnen können

Die Beispiele eins bis sechs sind Dispositionen, die sich auf den Menschen als körperliches Ding beziehen, die restlichen Beispiele beziehen sich auf den Menschen als Verhaltensobjekt.

Die zweite Perspektive betrachtet den Menschen als handelnde Personen. Zunächst zu den körperlichen Dispositionen: Auch für sie gilt unser Begründungsschema. Ein Beispiel:

1. Merkmal und aktuale Eigenschaft: Wir Menschen haben alle einen mehr oder weniger stabilen Schädel.
2. Gesetz: Blumentöpfe, die von einer gewissen Höhe (zum Beispiel zweites Stockwerk) selbst auf die stabileren Ausführungen von Schädelknochen fallen, richten dort ernsthafte Verletzungen an, zerbrechen zum Beispiel den Schädel.
3. Also: Menschen besitzen die Disposition, von herunterfallenden Blumentöpfen aus einer gewissen Höhe ernsthaft verletzt zu werden.

Dispositionen, einen Schaden zu erleiden, wollen wir Anfälligkeiten[161] nennen. Bei reversiblen Schäden am Einzelfall kann der Nachweis wie bei den Fähigkeiten von Dingen vonstattengehen, bei irreversiblen Schäden muss die Begründung wie bei den Vermögen erfolgen. Nach einer Verletzung eine Blutung stoppen zu können, ist eine Fähigkeit der meisten Men-

161 Anfälligkeiten sind damit eine besondere Art von Neigungen, nämlich welche, die sich auf ein negativ bewertetes Resultat (z.B. Krankheit) beziehen.

schen, außer denjenigen, die die Bluterkrankheit haben, denen gerade diese Fähigkeit fehlt.

Mit dieser Redeweise beziehen wir uns auf den Organismus des Menschen, ohne sein zielgerichtetes Entscheiden und Handeln zu berücksichtigen. Jemand besitzt das Vermögen, lange die Luft anzuhalten, wenn er entsprechende körperliche Anlagen, also zum Beispiel ein großes Lungenvolumen aufweisen kann.

Um das Vermögen zu besitzen, lesen lernen zu können, genügt es, dass zum Beispiel ein Kind eine normale Entwicklung aufweist. Dieses Können bezieht sich wie bei den Dispositionen von Dingen auf die Möglichkeit der zukünftigen Situation: Wenn dem Kind entsprechender Unterricht gegeben wird, so wird es lesen lernen; dabei wird vorausgesetzt, dass das Kind den Willen dazu hat oder auf irgend eine Weise dazu motiviert werden kann. Die Begründung geht analog zu der Begründung von Vermögen von Gegenständen, wobei wir hier nicht nur auf eine zeitlich durchgängige aktuale Eigenschaft verweisen, sondern auf einen normalen Prozess, der entsprechende aktuale Eigenschaften zu einem späteren Zeitpunkt hervorbringt:

1. Merkmal und aktuale Eigenschaft: Es liegen Merkmale vor, die auf die Eigenschaften eines normalen Entwicklungsstands hinweisen.
2. Gesetz: Kinder, die sich normal entwickeln, bilden zu einem zukünftigen Zeitpunkt entsprechende aktuale Eigenschaften aus, so dass sie dann bei entsprechendem Unterricht und Willen der Kinder, das Lesen erlernen.
3. Also: Dieses Kind hat das Vermögen, lesen zu lernen.

Wenn wir zum Beispiel davon sprechen, dass ein Mensch im Alter von seiner in früheren Jahren guten muskulären Verfassung zehrt, so hat er in jüngeren Jahren eine Reserve aufgebaut, die er jetzt »einsetzt.« Auch die Zerbrechlichkeit eines gläsernen Gegenstands kann nur einmal realisiert werden: Was zerbrochen ist, kann man nicht mehr zerbrechen. Und wer lesen gelernt hat, kann nicht mehr lesen lernen. Dispositionen von irreversiblen Resultaten können nur ein Mal realisiert werden und deshalb müssen wir sie anhand von Erfahrungen mit gleichartigen Exemplaren begründen, das heißt im Sinne eines Vermögens, wie bei den Dispositionen von Gegenständen eingeführt.

Aus der Beobachtung des Verhaltens von Menschen (Mensch als Verhaltensobjekt) können wir auch Dispositionen ausmachen, die wir konsistent mit unserer Terminologie als Neigungen bezeichnen: Wenn jemand zum Beispiel ein zorniger Mensch ist, so neigt er dazu, in bestimmten Situationen zornig zu reagieren. Die Begründung erfolgt wieder über ein statistisches Gesetz:

1. Merkmal und aktuale Eigenschaft: Wir beobachten, wie jemand in einer bestimmten Situation voll Zorn reagiert, beobachten das öfter und gehen deshalb davon aus, dass er gewisse aktuale Eigenschaften in seiner Persönlichkeit aufweist.
2. Gesetz: Die Beobachtungen zeigen uns auch, dass es ein bestimmter Typ von Situation ist, in der diese Person meistens zornig reagiert.
3. Also: Wir können diesem Menschen die Neigung zusprechen, in solchen Situationen zornig zu reagieren.

Aktuale Eigenschaft und Gesetz fallen hier zusammen, weil wir einen indirekten Schluss auf die aktuale Eigenschaft machen müssen. Um Menschen als körperliche oder Verhaltensobjekte Dispositionen zuschreiben zu können, gehen wir von einem Fundus an Vorwissen aus: Menschen altern auf eine bestimmte Weise, ändern ihre Gewohnheiten auf bestimmte Weise und haben über bestimmte Zeitspannen stabile Persönlichkeitseigenschaften. Dabei kann man sich mit der Zuschreibung einer Disposition auch täuschen: Eine zu zornigem Verhalten neigende Person könnte ein Schlüsselerlebnis gehabt haben, so dass sie in der darauf folgenden Zeit gelernt hat, in bestimmten Situationen, in denen sie bisher gewöhnlich zornig reagiert hatte, nun eine andere Verhaltensweise zu zeigen. Zeigt ein Mensch eine Verhaltensänderung, so vermuten wir einen Grund dafür, denn Menschen verhalten sich eben nicht beliebig oder ständig vollkommen unterschiedlich in ähnlichen Situationen.

So könnte man denken, der Satz »Er ist Nichtraucher« spräche keine Disposition zu, weil man ja niemanden beim Nichtrauchen beobachten kann. Jedoch kann man jemanden dabei beobachten, wie er das Angebot einer Zigarette ablehnt. Wenn wir keinen Grund zur Annahme haben, dass die Person ihre Einstellung geändert hat, so können wir davon ausgehen, dass die Person Nichtraucher ist, das heißt auch in zukünftigen Situationen, in denen ihr die Möglichkeit zu rauchen geboten wird, dies ablehnt.

Unter Risikofaktoren, die wir schon am Ende des ersten Kapitels angesprochen haben, kann man einerseits aktuale Eigenschaften verstehen, die eine Disposition, genauer eine Anfälligkeit, für den Träger bedeuten. Indem wir die entsprechende aktuale Eigenschaft, zum Beispiel eine bestimmte genetische Ausprägung oder einen adipösen Körper, heranziehen und aus medizinischen Untersuchungen ermittelte statistische Zusammenhänge (statistisches Gesetz) zu Erkrankungsinzidenzen in Anschlag bringen, können wir dem Träger eine entsprechende Anfälligkeit zuweisen. Oftmals bezieht sich der statistische Zusammenhang darauf, dass Träger bestimmter Risikofaktoren häufiger an einer bestimmten Krankheit erkranken als der Durchschnitt einer Grundgesamtheit – dann bezieht sich auch die zugesprochene Anfälligkeit auf eine erhöhte Anfälligkeit in Bezug auf diesen Durchschnitt.

Wenn wir zum Beispiel sagen, Rauchen sei ein Risikofaktor, so gehen wir davon aus, dass dieses Verhalten immer wieder gezeitigt wird, das heißt dass jemand nicht nur die Disposition besitzt zu rauchen, sondern sich auch die Gelegenheit zum Rauchen ergibt. Damit wird von einer Entwicklung ausgegangen, die zu bestimmten aktualen Eigenschaften führt, wie zum Beispiel die Ansammlung bestimmter Stoffe an bestimmten Stellen des Körpers oder einem Fließgleichgewicht aus dem Eintrag und dem Abbau bestimmter Stoffe. Diese aktualen Eigenschaften sind es dann, auf die sich die Begründung des Vorhandenseins einer Anfälligkeit bezieht.

Im Unterschied zur Fähigkeit der Blutgerinnung oder dem Vermögen, lesen zu lernen, muss zur Realisierung des Lange-die-Luft-anhaltens aber noch die Fähigkeit des Menschen hinzukommen, diese Anlagen auch zu nutzen. Genauso ist es auch bei der Fähigkeit, sich schnell zu regenerieren: Ohne ein kluges Verhalten, das zum Beispiel auch beinhaltet, sich gut zu ernähren und ausreichend zu schlafen, können diese Anlagen nicht genutzt werden. Diese letztgenannten Dispositionen, die Fähigkeiten etwas zu tun, besitzt ein Mensch nur, wenn er auch ein gewisses Können besitzt.

Diese Dispositionen gehören zur zweiten Perspektive, die den Menschen auch als handelnde Person berücksichtigt. Folgende Beispiele sind dispositionale Ausdrücke über den Menschen und sein Verhalten aus der Perspektive, die den Menschen als (entscheidende und handelnde) Person beschreibt:

- Klavier spielen können
- Rechnen können
- die Fähigkeit haben, zu lesen
- eine Bergtour meistern können

Jemand kann nur Klavierspielen, wenn er es auch mindestens einmal realisiert hat, denn er muss es erst erlernen. Dem ist eine Willensentscheidung vorausgegangen. Für viele Fähigkeiten zu handeln sind bestimmte körperliche Dispositionen notwendig, also auch bestimmte körperliche Anlagen. Diese Formen des Könnens unterscheidet auch Ryle:

»Many dispositional statements may be, though they need not be, and ordinarily are not, expressed with the help of the words ›can‹, ›could‹ and ›able‹. ›He is a swimmer‹, when it does not signify that he is an expert, means merely that he can swim. But the words ›can‹ and ›able‹ are used in lots of different ways, as can be illustrated by the following examples. ›Stones can float (for pumice-stone floats); ›that fish can swim (for it is not disabled, although it is now inert in the mud)‹; ›John Doe can swim (for he has learned and not forgotten)‹;

›Richard Roe can swim (if he is willing to learn)‹; ›you can swim (when you try hard)‹; ›she can swim (for the doctor has withdrawn his veto)‹ and so on. The first example states that there is no licence to infer that because this is a stone, it will not float; the second denies the existence of a physical impediment; the last asserts the cessation of a disciplinary impediment. The third, fourth and fifth statements are informative about personal qualities, and they give different sorts of information.«[162]

und insbesondere:

»It is an important fact that if a person can spell or calculate, it must also be possible for him to misspell and miscalculate; but the sense of ›can‹ in ›can spell‹ and ›can calculate‹ is quite different from its sense in ›can misspell‹ and ›can miscalculate‹. The one is a competence, the other is not another competence but a liability.«[163]

Fähigkeiten zu handeln (etwas tun können) können wie folgt begründet werden:

1. Merkmal und aktuale Eigenschaft: Eine Person wurde dabei beobachtet, dass sie zum Beispiel Klavier spielt. Mit Vorwissen gehen wir davon aus, dass sie aktuale Eigenschaften besitzt, die die notwendigen körperlichen Anlagen dafür darstellen.
2. Unter der Bedingung, dass erstens ein Klavier zur Verfügung steht und zweitens die Person gerade den Willen dazu hat, wird sie Klavier spielen.

Auch diese Form von Dispositionen (Fähigkeit, etwas zu tun) können wir formal mit unserem Begründungsschema abdecken, wobei für die Realisierung des Resultats (die Person spielt Klavier) zwei Bedingungen notwendig sind, anders als bei den bisherigen Formen von Dispositionen: die Umge-

162 Ryle, *The Concept of Mind*, 2002, S. 126–127
163 Ebd., S. 130–131

bungsbedingungen müssen die Gelegenheit bieten (zum Beispiel Klavier zu spielen) und die Person muss einen entsprechenden Willen haben.

Allerdings ist die Bedingung »dass sie den Willen dazu hat« nicht empirisch nachprüfbar – und wir können darauf bei den Fähigkeiten etwas zu tun auch verzichten. Denn es geht dabei nicht um die Realisierung eines Resultats unter bestimmten Bedingungen nach einem Gesetz, wie bei Dispositionen von Gegenständen, sondern darum, dass eine Person dieses Resultat herbeiführen kann, vorausgesetzt die Gelegenheit ist gegeben.

Wir sprechen zu Recht davon, dass Robinson auf seiner Insel Klavier spielen kann im Sinne einer Fähigkeit, auch wenn er dort keines hat, sofern wir ihn zuvor haben spielen hören oder wissen, dass er dieses Instrument erlernt hat. Die Disposition »Klavier spielen können« kann damit begründet werden, dass eine Beobachtung vorliegt, in diesem Falle des Klavierspielens einer Person, und wir das Vorwissen heranziehen, dass sich in entsprechenden Zeitabschnitten Fähigkeiten nur in geringem Maße verändern. Es macht allerdings keinen Sinn zu vermuten, dass er wie früher am Sonntagabend öfter Klavier spielt, wenn man weiß, dass es auf der Insel keines gibt. Er hat also die Fähigkeit, Klavier zu spielen, obwohl er es nicht realisieren kann. Die Neigung, öfters Klavier zu spielen, müssen wir ihm auf seiner Insel aber absprechen.

Wenn wir davon sprechen, jemand hätte die Fähigkeit, sich schnell nach einer körperlichen Anstrengung zu regenerieren, oder hätte die Fähigkeit, eine große Bergtour zu meistern, so kommen zu den entsprechenden körperlichen Fähigkeiten die des Handelns hinzu, wie schon weiter oben erwähnt: sich richtig zu ernähren, ausreichend zu schlafen oder geschickt und trittsicher seinen Weg auf den Berg zu suchen und zum richtigen Zeitpunkt Pausen einzulegen.

Bei all diesen Fähigkeiten zu handeln gehen wir davon aus, dass Personen im Normalfall diese Fähigkeiten in einem bestimmten Maße verlieren. Je nach Zeitskala oder Lebensabschnitt sagen wir dann, jemand sei zum Beispiel aus der Übung gekommen. Gerade im hohen Alter gehen wir davon aus, dass bestimmte Fähigkeiten nachlassen. Wir müssen aber auch die Möglichkeit in Betracht ziehen, dass jemand im Laufe der Zeit seine Fähigkeiten ausbaut. Mit diesem Vorwissen können wir aus Beobachtungen in der näheren oder ferneren Vergangenheit die Annahme von aktualen Eigenschaften begründen, die zur Zeit des Sprechens vorhanden sind und ihre Ausprägung für die Zukunft abschätzen. Kommt dann eine entsprechende Willensentscheidung hinzu und bietet sich eine Gelegenheit, so wird ein bestimmtes Resultat realisiert, zum Beispiel Klavier gespielt oder eine große Bergtour durchgeführt. Zu den entsprechenden Umweltbedingungen kommt bei den Fähigkeiten zu handeln also eine Willensentscheidung als zweite Bedingung für die Realisierung des Resultats hinzu.

Von Fähigkeiten zu handeln sprechen wir auch im übertragenen Sinn: Sie finden oftmals in funktionalen Erklärungen in der Biologie, aber auch in den Sozialwissenschaften oder der Psychologie Anwendung (siehe dazu auch Kapitel 1.4). Eine Stammzelle wird zum Beispiel beschrieben, als ob sie ein handelnder Mensch wäre. In dieser »als ob«-Perspektive wird eine Art freier Wille unterstellt. Wir sehen dann ein Ding, zum Beispiel eine Stammzelle oder eine Maschine, zum Beispiel einen Computer, als eine Blackbox, die handelt, als habe sie einen freien Willen. So können wir von den Handlungsoptionen einer Stammzelle sprechen indem wir zum Beispiel sagen, sie habe die Fähigkeit, sich unter bestimmten Bedingungen einzunisten oder sie habe die Fähigkeit, sich in beliebige Zellen auszudifferenzieren. Dabei interessiert uns gerade nicht, wie ein etwaiger Mechanismus des Einnistens oder des Ausdifferenzierens aussehen könnte, sondern wir beschreiben das komplexe Verhalten, als ob es keinen Mechanismus gäbe, als würde die Zelle selbst entscheiden.

2.2.5 Theoretische Entitäten als Träger von Dispositionen

Zu Anfang dieses Kapitels sind fünf Beispiele für die Anwendung von (scheinbar) dispositionalen Ausdrücken auf theoretische Entitäten angegeben worden. Hier sind sie noch einmal aufgeführt:

7. Ein Quadrat ist in zwei identische Dreiecke teilbar.
8. Die Zahl 8 ist gerade, das heißt sie ist durch 2 teilbar.
9. Die Gleichung $x^2 - 4 = 0$ hat zwei reelle Lösungen.
10. Die Gleichung $x^2 - 4 = 0$ ist analytisch lösbar.
11. Die Gleichung $x^2 - 4 = 0$ ist für Hans, einen Schüler der siebten Klasse, lösbar.

Wenn wir davon sprechen, dass ein Quadrat oder eine Zahl teilbar sind, so beziehen wir uns damit niemals auf ein mögliches Ereignis in der Zeit. Auch wenn wir uns vorstellen können, dass eine Person den Gedanken des Teilens eines Quadrats in zwei identische Dreiecke denkt oder des Teilens einer Zahl durch zwei ohne Rest, so beziehen sich die Aussagen 7 und 8 gerade nicht auf diese möglichen Gedanken einer Person, sondern auf die theoretische Entität des Quadrats und der Zahl ganz allein. Damit drücken sie zeitlose Eigenschaften einer theoretischen Entität aus, die weder aktual noch dispositional im obigen, empirischen Sinne sind. Dasselbe gilt für die Beispielsätze 9 und 10: Die Gültigkeit von Satz 9 zeigt sich in einem Beweis über die Existenz von zwei reellen Lösungen und Beispiel

10 gibt an, dass es ein analytisches Rechenverfahren, einen Algorithmus gibt, um von der Gleichung auf die zugehörigen Lösungen zu kommen. Beispielsatz 11 ist jedoch anders gelagert: einer theoretischen Entität wird zugeordnet »für jemanden lösbar zu sein«. Damit ist ein Bezug zur Empirie hergestellt und somit auch ein Zeitbezug. Der Sprecher vermutet, dass Hans die Gleichung lösen kann, weil zum Beispiel quadratische Gleichungen zuvor im Unterricht besprochen wurden.

Diese Art von Dispositionen lassen sich umformulieren in Dispositionen, die der angesprochenen Person zukommen, in diesem Fall: Hans hat die Fähigkeit, die Gleichung $x^2 - 4 = 0$ zu lösen. Jedoch sagt der Satz 11 auch etwas über die Gleichung $x^2 -4 = 0$ aus: Aufgrund ihrer Eigenschaft, eine quadratische Gleichung zu sein (Eigenschaft) und der Tatsache, dass Hans den Unterricht besucht hat, in dem die Lösung quadratischer Gleichungen besprochen wurde und Hans auch zum Beispiel in den Hausaufgaben gezeigt hat, dass er solche Gleichungen lösen kann, dürfen wir der Gleichung $x^2 - 4 = 0$ die Disposition »für Hans lösbar« zuschreiben.

Aussagen über andere theoretische Entitäten könnten zum Beispiel auch lauten: »Diese Idee kann die Welt verändern« oder »Dieser Witz könnte ihn aufheitern«. Nicht jede Vermutung ist aber eine Disposition, sondern eben nur solche, die obiges Begründungsverfahren erfolgreich durchlaufen. Dispositionen sind Vermutungen, für die insbesondere bekannt sein muss, wie das mögliche Resultat über eine Gesetzmäßigkeit mit einer Eigenschaft der betreffenden Entität verbunden ist. Im Fall der Idee, die die Welt verändern kann, ist das nicht möglich, weil es keine »Theorie der Funktionsweise der Welt gibt«, zumindest keine anerkannte, die eindeutige Rückschlüsse zuließe. Im Fall des Witzes, der eine Person aufheitern könnte, müsste begründet werden, warum dieser Witz diese Person in einer zukünftigen Situation aufheitern können sollte. Wenn man von der Person weiß, dass sie über Fussballwitze immer gelacht hat (Gesetzmäßigkeit), und der Witz ein Fussballwitz ist (Eigenschaft), so können wir diesem Witz die Disposition zuschreiben, die Person x zum Lachen zu bringen. Wieder können wir aber gleichbedeutend formulieren, dass die Person x die Disposition hat, über diesen Fussballwitz zu lachen.

In einer historischen Theorie kann es streng genommen somit keine Dispositionen geben, denn Dispositionen beziehen sich auf zukünftige Ereignisse und die historischen Theorien können nicht zur Vorhersage dienen, sondern nur zu einer kausal rekonstruierten Betrachtung im Nachhinein. Es mag im Nachhinein so ausgesehen haben, dass eine Idee zu einer Revolution geführt hat, jedoch ist nicht zu begründen, dass eine Idee die Disposition hat, zu einer Revolution zu führen.

Theoretische Entitäten können also dann Träger von Dispositionen sein, wenn sie einen Bezug zur Empirie haben. Wie schon bei den Dingen, sind es die pragmatischen Ziele einer Aussage, die eine dispositionale Aussage motivieren; eine solche Vermutung ist dann begründet, wenn sie obigem Begründungsverfahren genügt. Dispositionen, so haben wir also gesehen, haben eine bestimmte sprachliche Funktion in der Rede: Mit ihnen kann man Vermutungen, Befürchtungen, Hoffnungen, eben »threats and promises« ausdrücken. Dabei müssen sie von aktualen Eigenschaften unterschieden werden; vielmehr ist immer das Vorhandensein einer aktualen Eigenschaft für die Zuschreibung einer Disposition notwendig, zusammen mit einem Gesetz, das den Zusammenhang zu einem Resultat herstellt. Über die aktuale Eigenschaft ist ein Gegenstand oder eine Person als Kandidat für ein Gesetz ausgezeichnet, das heißt erfüllt die Bedingungen der in diesem Gesetz angesprochenen Klasse an Gegenständen oder Personen. Ob sich das Resultat zu einem zukünftigen Zeitpunkt zeigt, hängt dann immer davon ab, ob die ebenfalls in der Gesetzmäßigkeit festgelegten Umgebungsbedingungen sich einstellen beziehungsweise (bei den Fähigkeiten, etwas zu tun von Personen) ob die Person auch den entsprechenden Willen hat. Das Zusprechen von Dispositionen an ein Ding oder eine Person bedeutet demnach gerade nicht, dass dem Träger der Disposition zusätzliche aktuale Eigenschaften zugesprochen würden.

Wir haben in unserem Vorschlag die unmittelbare Begründung von Fähigkeiten (»reversibel«) von der mittelbaren Begründung von Vermögen (»irreversibel«) unterschieden. Ist das in Anschlag gebrachte Gesetz ein statistisches, so haben wir die Disposition eine Neigung genannt, und Neigungen mit Bezug auf negativ bewertete Resultate Anfälligkeiten.

Dieses Sprechen mit Dispositionsbegriffen ist hochgradig kontextsensitiv – und gerade dies wurde von philosophischer Seite oftmals als Manko angesehen. Eine pragmatische Erörterung, die auch die Funktion dieser Begriffe in der Sprachpraxis berücksichtigt, zeigt aber, dass die »schwammige« Rede bei der Verwendung von Dispositionsbegriffen gerade kein

Manko ist, sondern eine Stärke, nämlich eine sehr elegante und kurze Möglichkeit, kontextbezogen Erwartungen, Befürchtungen, eben »threats and promises« (Goodman) zum Ausdruck zu bringen. Mit unserem Vorschlag eines Begründungsschemas kann ein Dispositionsbegriff auf Wunsch jederzeit präzisiert werden, indem die aktuale Eigenschaft des betreffenden Gegenstands oder der betreffenden Person und das in Anschlag gebrachte Gesetz mit seinen Bedingungen der Realisation des Resultats genauer ermittelt und angegeben werden. Diese Flexibilität und damit ihre Funktion in der Sprache verliert man gerade, wenn man in Dispositionen exakte Eigenschaften im Sinne eines Dinges an sich sucht (und auch dort findet man sie ja nicht!).

Damit wären unsere Vorarbeiten abgeschlossen. Insbesondere wenn wir über Gesundheitsrisiken, Prävention und Gesundheitsförderung und die sich dabei ergebenen Handlungsstrategien des Einzelnen sprechen wollen, so ist ein pragmatisches Verständnis von Wissen, wie in Kapitel 1 vorgeschlagen, tauglich: Wir können damit über medizinisches Wissen streiten, Begründungen einfordern und andere ggf. überzeugen. Nur wer selbst Wissen in diesem Sinne besitzt, kann es für seine Entscheidungen einsetzen, weil er damit Aussagen über Begründungszusammenhänge mit anderen verknüpfen und somit auch die Konsequenzen von Entscheidungen bedenken kann. Beide Typen von Dispositionsbegriffen, die dinglichen und die den Menschen als Verhaltensobjekt beschreibenden einerseits und die personalen andererseits, sind für eine Klärung der Begriffe Krankheit und Gesundheit wichtig: So können wir Anfälligkeiten für bestimmte Krankheiten oder Neigungen zu riskantem Verhalten ausdrücken, aber auch Ressourcen benennen, die in Belastungssituationen eingesetzt werden können, so dass ein Erkranken der betreffenden Person vermieden wird. Unter gesund sein können wir einerseits verstehen, dass wir nicht krank sind, andererseits aber auch, dass wir gewisse Fähigkeiten haben, wie zum Beispiel eine bestimmte körperliche oder kognitive Leistungsfähigkeit. Damit sind wir schon mitten in der Diskussion über den Krankheits- und den Gesundheitsbegriff.

3 Krankheit

Gesundheit und Krankheit betreffen jeden, jeder hat schon einmal erlebt, krank zu sein und jeder hat Vorstellungen davon, wie es ist oder sein sollte, wenn man gesund ist. Krankheit verändert unser Leben, nicht nur unser unmittelbares Empfinden, sondern auch unsere Handlungsmöglichkeiten und unser soziales Zusammenleben. Krank zu sein hat Auswirkungen auf verschiedenste Bereiche des Lebens und ist Gegenstand vieler gesetzlicher Regelungen: Vom Leistungskatalog der gesetzlichen Krankenversicherungen bis zum Arbeitsrecht.

Und so ist es nicht verwunderlich, dass wir in verschiedenster Weise über Gesundheit und Krankheit sprechen: Wir unterscheiden zum Beispiel akut krank zu sein von einem latenten Kranksein, wir sprechen darüber, chronisch krank zu sein mit akuten Schüben und latenten Phasen, in denen man die Krankheit nicht oder nur kaum bemerkt. Zu den oftmals als gegensätzlich aufgefassten Worten »gesund« und »krank« kommen Worte wie zum Beispiel »heil« hinzu – wird der Kranke geheilt, so ist er wieder gesund. Während man kränker werden kann oder zumindest ein Kranker wieder gesünder, so kann der Geheilte nicht mehr heiler werden.

Insbesondere in Beiträgen zur Diskussion über Prävention und Gesundheitsförderung wird oftmals nicht klar, was überhaupt unter Krankheit und Gesundheit verstanden wird. Die Ziele von Maßnahmen zu Prävention und Gesundheitsförderung ergeben sich allerdings aus dem, was wir als krank verstehen (und dann vermeiden wollen) und was wir als gesund ansehen (und anstreben).

Zudem stellt sich die Frage, ob durch bestimmte Maßnahmen bei einem gesunden Menschen eine Steigerung seiner Gesundheit erreicht werden kann – wozu zuvor aber geklärt werden müsste, was unter einer Steigerung seiner Gesundheit verstanden werden könnte.

Die häufige Praxis, über solche Begriffsbestimmungen einfach hinwegzugehen, führt früher oder später zu Problemen: Wie sollten wir über Ziele und Erfolge in diesem Bereich sinnvoll reden, wenn doch gar nicht klar ist, was als krank oder gesund angesehen wird! Oftmals fehlen scharfe Abgrenzungen zu Begriffen wie zum Beispiel dem Wohlbefinden, der Leistungsfähigkeit und dem Glück. Würden diese einbegriffen werden, wäre das Handlungsfeld von Prävention und Gesundheitsförderung kaum noch eingrenzbar, und es ergäben sich weitere ernsthafte Probleme, wie wir später sehen werden. Insbesondere zum Beispiel bei der Evaluation von Programmen zu Prävention und Gesundheitsförderung gibt es konkrete Schwierigkeiten bei der Bestimmung der Erfolgskriterien, wenn nicht genau bestimmt ist, was unter Krankheit und Gesundheit verstanden wird.

Meist ist auch nicht klar, ob und an welcher Stelle normative Elemente in den mehr oder weniger bewusst in Anschlag gebrachten Vorstellungen von Krankheit und Gesundheit enthalten sind. So werden nur allzu leicht Normen, insbesondere statistisch gewonnene und gesellschaftlich tradierte, faktisch verstanden und auf diese Weise die Bestimmung der Begriffe »Krankheit« und »Gesundheit« einem Diskurs entzogen.

Die Etymologie des Wortes »krank« weist auf das mittelhochdeutsche »kranc«, was so viel bedeutet wie »schmal, gering, schwach«, auf das althochdeutsche »kranc« (»hinfällig«) und das mittelniederdeutsche »krank« (»schwach«). Im Laufe der Sprachgeschichte ersetzt das Wort »krank« das alte Wort »siech.«[164] Dies führt uns zur Bedeutungsverwandtschaft von »alt« und »krank« – allerdings ist auch offensichtlich, dass »alt« und »krank« nicht dasselbe bedeuten.

Sigmund Freud soll zum Beispiel gesagt haben: »Gesund ist, wer arbeiten und lieben kann.« (Psychisch) krank wäre also, wer nicht (mehr) arbeiten oder nicht (mehr) lieben kann. Dies könnte auch bei großer Erschöpfung der Fall sein oder aber in hohem Alter. Sicherlich ist aber Freuds Ausspruch in Bezug auf die Altersklasse und die Belastungssituation eines Betroffenen zu sehen. Hier zeigen sich schon die Probleme beim Sprechen über Krankheit und Gesundheit. Es gibt also gute Gründe, zunächst die Wortgebräuche von »krank« und »gesund« genauer zu untersuchen.

164 Vgl. Kluge, *Etymologisches Wörterbuch der deutschen Sprache*, 2002, S. 535, Stichwort »krank«

3.1 Sprechweisen Gesundheit und Krankheit betreffend

Sehen wir uns einige Wortgebräuche zu Gesundheit und Krankheit im Alltag an: Auf sueddeutsche.de war zum Beispiel zu lesen:

»72 Millionen US-Bürger sind fettleibig, das sind 34 % der amerikanischen Bevölkerung. Präsidentengattin Michelle Obama will diese Volkskrankheit zumindest bei Kindern eindämmen. [...] Die Ursachen für die Fett-Epidemie liegen auf der Hand: Viele Amerikaner kochen nicht mehr selbst, sondern ernähren sich mit Fertiggerichten aus dem Supermarkt oder dem Schnellimbiss. [...] Und viele Amerikaner sind sich der Gefahren ihrer Übergewichtigkeit nicht bewusst.«[165]

Die Fettleibigkeit wird hier als »Volkskrankheit« bezeichnet, unter anderem deshalb, weil sie als Risikofaktor für verschiedenste Erkrankungen gilt. Wir werden später diskutieren, ob wir die Träger von Risikofaktoren tatsächlich schon als Kranke bezeichnen sollten.

Unter einem gesunden Lebensstil wird vieles verstanden, wie W. Bartens humorvoll beschreibt. Dahinter verbirgt sich auch die Unklarheit darüber, was unter Gesundheit verstanden wird.

»Zur Vorsorge gegangen. Trennkost gegessen. Beim Arzt zum Durchchecken vorbeigeschaut. Feldenkrais-Kurs gebucht. [...] Haus gegen Elektrosmog abgeschirmt. Nach dem Fitnessstudio auf dem Wochenmarkt. Endlich wieder etwas für die Blutreinigung getan. Entschlackungstee getrunken. Darmsanierung beendet. Den Body-Mass-Index berechnet und dann mit der Ehefrau lange über Diätpläne geredet.

Das Leben kann so anstrengend sein, besonders das gesunde Leben.«[166]

Der Blick in eine Mitgliederzeitschrift einer Krankenkasse zeigt zum Beispiel, dass über Krankheit weniger in abstrakter als in konkreter Weise, das heißt in Bezug auf bestimmte Erkrankungen gesprochen wird:

»Vorhofflimmern bleibt häufig unerkannt und kommt selten allein: Die Erkrankung lässt die Vorhöfe des Herzens mit hoher Frequenz schlagen – anfallsweise oder ständig – und kann sich hinter Begleiterkrankungen verbergen: Die Patienten

---

165 Klüver, Gesundheitsvorsorge in den USA. Nation der Dicken (2010), 29.06.2011, http://www.sueddeutsche.de/politik/gesundheitsvorsorge-in-den-usa-nation-der-dicken-1.1003993i

166 Bartens, »Vorsorge dich nicht – lebe!«, 2009

klagen über Müdigkeit, Schwindel, Schmerzen in der Brust, Angstzustände, Depressionen.«[167]

Auffällig ist hier, dass die Erkrankung »Vorhofflimmern« verschiedene Befindlichkeitsstörungen beziehungsweise Leiden auslöst, die der Patient in bestimmten Fällen im Gegensatz zum Vorhofflimmern direkt wahrnimmt. Aber auch die auf diese Fehlfunktion des Herzens zurückführbaren Effekte werden eigens als Krankheiten bezeichnet. Menschen werden eben auch als krank bezeichnet, wenn sie an übermäßiger Müdigkeit oder an Schwindel leiden.

Das Wort »ungesund« wird auf mindestens zwei Weisen verwendet: Zum einen wird damit ausgedrückt, dass ein Einfluss auf den menschlichen Organismus einen Schaden hervorruft, wie das zum Beispiel in folgendem Zitat deutlich wird.

»Zu viel ungesundes Essen macht nicht nur dick: Eine aktuelle Studie zeigt, dass Übergewicht und falsche Ernährung Hirnregionen schrumpfen lassen. Wissenschaftler vom Nathan Kline Institute für Psychiatrieforschung in New York fanden heraus, dass bestimmte Belohnungs- und Appetitzentren im Großhirn von übergewichtigen Menschen kleiner sind und Strukturschäden aufweisen.«[168]

Zum anderen werden auch Einflüsse als ungesund bezeichnet, die lediglich die Wahrscheinlichkeit erhöhen, dass der Betroffene krank wird, zum Beispiel wenn man von Risikofaktoren für verschiedenste Erkrankungen spricht, wie zum Beispiel für Diabetes:

»Die SBK unterstützt ihre Kunden bei der Vorsorge, indem sie Gesundheitskurse bezuschusst. Mit der richtigen Ernährung, Bewegung und ausreichend Entspannung kann jeder seine Gesundheit selbst in die Hand nehmen und Zivilisationskrankheiten wie Diabetes, Herzinfarkt oder Bluthochdruck vorbeugen.«[169]

Um was es sich bei der Gesundheit konkret handelt, ist, anders als bei den konkreten Erkrankungen, nicht unmittelbar einsichtig. Ist die Gesundheit die Abwesenheit von allen möglichen Erkrankungen oder kann sie positiv und unabhängig von den konkreten Erkrankungen bestimmt werden? Wir müssen diese Frage hier zurückstellen und sie bis Kapitel 4 hinausschieben.

---

167 Vorhofflimmern: Moderne Therapien für eine unbekannte Volkskrankheit, 27.06.2011, http://www.sbk.org/fileadmin/images/SBK-Leben/Ausgabe_2.11/SBK_leben_2-11.pdf, S. 21

168 Ebd., S. 6

169 Ebd., S. 22

Weitere Beispiele der alltäglichen Rede, die in Zusammenhang mit dem Sprechen über Gesundheit und Krankheit vorkommen, sind

(K1) Sie hat Halsschmerzen und Kopfweh, sie ist krank.
(K2) Er ist krank, er hat einen Grippevirus erwischt.
(K3) Sie ist krank, der Arzt hat sie krankgeschrieben.
(K4) Er hat sich beim Fußballspielen verletzt.
(K5) Sie hat eine Allergie gegen Mehlstaub entwickelt und kann deshalb nicht mehr als Bäckerin arbeiten.
(K6) Er hat Down-Syndrom, es ist auf einen genetischen Defekt zurückzuführen.
(K7) Durch die Hepatitisinfektion arbeitet ihre Leber nicht mehr richtig.
(K8) Seine Augen haben etwas nachgelassen, er muss mal wieder zum Augenarzt gehen, um sich eine neue Brille verschreiben zu lassen.
(K9) Sie hat Bluthochdruck, aber keine Beschwerden. Sie muss allerdings ständig Medikamente einnehmen.
(K10) Er ist oft sehr bedrückt, vermutlich ist er depressiv.
(K11) Sie konnte an keinem Spielautomaten mehr vorbeigehen und hat sich deshalb in Therapie begeben.
(K12) Er ist ganz unglücklich mit dem Aussehen seiner Nase und hat sich deshalb zu einer Operation entschlossen.
(K13) Sie ist süchtig nach Macht, aber zu ihrem Glück wurde sie wiedergewählt.

Auf den ersten Blick ist nicht klar, ob es sich in allen Fällen um eine Person handelt, die wir als krank bezeichnen würden. Und nun zur Gesundheit:

(G1) Sie ist bei bester Gesundheit, sie sollte die lange Bergwanderung leicht bewältigen können.
(G2) Er ist sehr gesund, er ist nie krank.
(G3) Sie ist nicht ganz gesund, aber kein Arzt findet etwas.
(G4) Er ist bei schlechter Gesundheit, er ist über 90 Jahre alt und hat Lungenentzündung.
(G5) Sie hat schlechte Leberwerte, sie sollte etwas für ihre Gesundheit tun.
(G6) Er hat beim Treppensteigen Probleme. Für einen gesunden Menschen seines Alters sollte das aber kein Problem sein, er sollte zum Arzt gehen.

Mit diesen Beispielen sind schon viele strittige Punkte angesprochen, die in der Diskussion von Konzepten zu Krankheit und Gesundheit immer wieder genannt werden.

Die Zuschreibung des Prädikats »krank« referiert oftmals auf bestimmte Kontexte des Lebens. In einigen der oben gegebenen Beispiele ist zum Beispiel eine Verbindung von »krank« und »arbeitsunfähig« ersichtlich, andere beziehen sich auf die Möglichkeiten der Lebensgestaltung oder auf die existenzielle »Dimension«: Kranksein bedroht oftmals unser Leben und setzt Bedingungen, die unser Selbstbild prägen. Dabei ist das, was wir als krank ansehen, womöglich auch kulturell beeinflusst und erhält vor allem hinsichtlich der Folgen eines solchen Urteils eine soziale Bedeutung: Wer krankgeschrieben ist, muss nicht arbeiten, bekommt aber weiterhin seinen Lohn (zumindest die ersten sechs Wochen). Bei manchen psychischen Erkrankungen wird zum Beispiel eine verminderte Schuldfähigkeit anerkannt. N. Gottschalk-Mazouz beschreibt diese »Mehrdimensionalität« von Krankheit und Gesundheit wie folgt:

»Krankheit und Gesundheit sind nicht nur Vorgänge im Körper oder im Kopf. Sie haben auch eine existentielle, kulturelle und soziale Dimension. Damit ist zunächst gemeint, dass solche Faktoren für bestimmte Gesundheitsbeeinträchtigungen mit verantwortlich gemacht werden können (wie z.B. für Depressionen, Übergewicht, Rückenbeschwerden). Damit ist weiterhin gemeint, dass es von solchen Faktoren abhängt, was wir als krank bezeichnen und was es bedeutet, krank zu sein: Die existentielle Dimension von Krankheit bedeutet unter anderem, dass das Zustandekommen mancher Krankheit und ihr Verlauf von subjektivem Erleben und Selbstzuschreibungen abhängig sind sowie dass Krankheiten nicht nur unangenehm und gefährlich, sondern auch ein Entwicklungsanstoß und eine Chance zur Individuation sein können, ungewöhnliche Sensibilität, Produktivität und Euphorisierung bewirken können, extreme Inselbegabungen möglich machen.«[170]

Medizinische Lehrbücher berufen sich oftmals auf die »Gesundheitsdefinition« der WHO. Diese lautet:

»Health is a state of complete physical, mental and social well-being and not merely the absence of disease or infirmity.«[171]

170 Gottschalk-Mazouz, »Die Komplexität des Krankheitsbegriffs aus philosophischer Sicht: Theoretische und praktische, naturalistische und normative Aspekte«, 2008, S. 60–61

171 WHO *Preamble to the Constitution of the World Health Organization as adopted by the International Health Conference*, New York. Official Records of the World Health Organization, no. 2, p. 100, 19–22 June, 1946

Hier ein Beispiel aus einem medizinischen Lehrbuch:

»Krankheit ist eine Störung der Lebensvorgänge, die den Gesamtorganismus oder seine Teile so verändert, dass das betroffene Individuum subjektiv, klinisch oder sozial hilfebedürftig wird. Diese Definition der Krankheit stützt sich bewusst auf die WHO-Definition der Gesundheit.

Aus biologischer Sicht sind Krankheiten nur als Antwort des Organismus auf eine Schädigung (=Noxe) zu verstehen, die nicht durch Überlagerung neuer Strukturen und Funktionen, sondern durch quantitative Veränderungen bereits bestehender Reaktionswege zustande kommen.«[172]

In diesem Zitat eines Lehrbuchs der Pathologie werden eigentlich zwei Konzepte von Krankheit angesprochen. Zum einen bezieht es sich auf den Vorschlag der WHO, kombiniert mit der Hilfsbedürftigkeit eines Betroffenen: Auf wen es zutrifft, dass er erstens nicht in einem Zustand ist, der einem »complete physical, mental and social well-being« entspricht und der zweitens hilfebedürftig wird (sowohl aus subjektiver, als auch aus klinischer Sicht – und aus sozialer Sicht, wobei hier nicht ganz klar wird, was dabei gemeint ist), der ist krank. Mit der Hilfebedürftigkeit wird eine Art Handlungsbedarf angezeigt, der sicherlich auch damit zusammenhängt, dass ein Leiden des betroffenen Individuums vorliegt. So schreibt U.-N. Riede im Vorwort:

»Pathologie ist wörtlich übersetzt die ›Lehre des Leidens und Erduldens‹ und somit auf den ›Patienten‹ (lat. Erdulder) ausgerichtet. Dieses Lehrbuch will deshalb das Wesen des Leidens ergründen und die Ursachen und Äußerungen einer zum Leiden führenden Krankheit verständlich machen.«[173]

Zum anderen wird im obigen Zitat zur Krankheit ein zweites Konzept von Krankheit angesprochen, das, wie es genannt wird, »biologische«: Hier werden Krankheiten als »quantitative Veränderungen bereits bestehender Reaktionswege« beschrieben, die durch eine Schädigung hervorgerufen wurden und die nicht durch neue Funktionen oder Strukturen verursacht sind (wie zum Beispiel beim Wachstum und Entwicklung des Organismus). Hier wird auf eine funktionale Erklärung des Organismus abgehoben und auf eine quantitative Veränderung. Dabei stellt sich allerdings die Frage, ab wann eine quantitative Veränderung eine Erkrankung darstellt.

Der Soziologe T. Parsons sieht in der (psychischen) Gesundheit die Fähigkeit zur Rollenerfüllung:

---

172 Füzesi/Radzun/Riede, »Leben – Krankheit – Tod«, 2004, S. 2
173 Riede, »Vorwort« in Allgemeine und spezielle Pathologie, 2004, S. VI

»Ein Punkt ist relativ eindeutig: daß nämlich die primären Kriterien für psychische Krankheit mit Bezug auf die soziale Rollenerfüllung des Individuums definiert werden müssen. [...].

Zugleich möchte ich aber auch psychische Gesundheit nicht so auffassen, als wäre damit eine Bindung an die Erfüllung einzelner Rollen verknüpft. Eine solche Bindung würde die spezifische Zugehörigkeit zu spezifischen Beziehungssystemen, das heißt zu Kollektiven, einschließen. Geistige Gesundheit betrifft vielmehr die ›Fähigkeit‹, solche Beziehungen einzugehen und die Erwartung solcher Zugehörigkeiten zu erfüllen.«[174]

Damit spricht Parsons einen wichtigen Punkt an: Gesundheit und Krankheit, in diesem Fall die psychische Gesundheit, haben auch damit zu tun, dass bestimmte Fähigkeiten vorhanden sind. Es ist also das Vorhandensein bestimmter Dispositionen, das hier unter psychischer Gesundheit verstanden wird – und die können nicht durch die Feststellung bestimmter Resultate ermittelt werden, wie wir in Kapitel 2 dargelegt haben.[175]

Auch in der Rechtsprechung sind Krankheit und Gesundheit Gegenstand ausführlicher Erörterungen. Nach § 11 SGB V haben Versicherte den Anspruch auf Leistungen der gesetzlichen Krankenversicherung zur Verhütung, Früherkennung und Behandlung von Krankheiten, wobei als einschränkende Bedingung hinzukommt, dass die Leistung beziehungsweise das Produkt ausreichend, zweckmäßig und wirtschaftlich sein muss (§ 12/1 SGB V). Damit wird sich zwar explizit auf den Krankheitsbegriff bezogen, er ist aber nicht explizit festgelegt (Legaldefinition), sondern ein unbestimmter Rechtsbegriff, der durch Rechtsprechung auszufüllen ist. In einer Urteilsbegründung des Sozialgerichts Koblenz heißt es zum Beispiel:

»Für die Feststellung der Regelwidrigkeit ist vom ›Leitbild des gesunden Menschen‹ auszugehen, der zur Ausübung ›normaler‹ körperlicher und psychischer Funktionen in der Lage ist (vgl. BSGE 35,10;72,96). Eine erhebliche Abweichung von dieser Norm führt zur Regelwidrigkeit des körperlichen, seelischen oder geistigen

174 Parsons, »Definition von Gesundheit und Krankheit im Lichte der Wertbegriffe und der sozialen Struktur Amerikas«, 1984, S. 57–58

175 Wie z.B. das tatsächliche Erfüllen einer Rolle zu einem bestimmten Zeitpunkt in einer bestimmten sozialen Umgebung, denn es könnte sich ja um eine besonders schwierige soziale Umgebung handeln, so dass es nicht verwunderlich wäre, wenn eine bestimmte Rolle von einem Betroffenen nicht erfüllt werden würde.

Zustandes, Störungen, die keine wesentliche funktionelle Beeinträchtigung zur Folge haben, reichen nicht aus.«[176]

Hier wird die Zuschreibung von Kranksein an ein Individuum auf Vorstellungen eines Normals bezogen, und zwar auf ein Normal von Funktionen, zu deren Ausübung ein Betroffener in der Lage ist oder nicht. Das heißt hier werden Krankheit und Gesundheit also in Bezug auf normale Funktionsfähigkeiten, das heißt Dispositionen einer Person festgelegt.

Es gibt eine Vielzahl von Beispielen, in denen Krankheit und Gesundheit literarisch verarbeitet werden.[177] Dabei wird auch auf die positiven Seiten von Kranksein hingewiesen: M. Proust lässt zum Beispiel Dr. Boulbon in seinem Werk »Auf der Suche nach der verlorenen Zeit« als Trost für seine Patienten sagen:

»Nehmen Sie ruhig auf sich, als nervös bezeichnet zu werden. Sie gehören der großartigen und beklagenswerten Familie an, die das Salz der Erde ist. Alles, was wir an Großem kennen, ist von Nervösen geschaffen. Sie und keine anderen haben Religionen begründet und Meisterwerke hervorgebracht. Niemals wird die Welt genügend wissen, was sie ihnen verdankt, noch vor allem, was sie gelitten haben, um es ihr zu schenken. Wir genießen kunstvolle Musik, schöne Bilder, tausend erlesene Köstlichkeiten, aber wir wissen nicht, was sie ihre Schöpfer an Schlaflosigkeit, an Tränen, an krampfhaftem Lachen, an Nesselfieber, Asthma, Epilepsie gekostet haben, oder an Todesangst, die schlimmer als alles ist.«[178]

Bestimmte Krankheiten werden auch oftmals metaphorisch verwendet, etwa die Pest für moralischen und politischen Verfall in Camus' gleichnamigem Roman oder die Lungentuberkulose für den Untergang der bürgerlichen Epoche des 19. Jahrhunderts in Thomas Manns Zauberberg.[179]

Im Angesicht der vielfältigen Sprechweisen über Krankheit und Gesundheit scheinen diese Worte nicht klarer in ihrer Bedeutung zu werden. K. Jaspers ist der Auffassung, dass das, was wir allgemein als Krankheit bezeichnen, vor allem subjektiv und kulturell festgelegt ist.

»Sammelt man Beispiele für die Art solcher Anwendungen des Begriffs ›krank‹, so wird man immer weniger wissen, was denn gesund und krank bedeuten. Der diese

---

176 Zitiert nach Gottschalk-Mazouz, »Die Komplexität des Krankheitsbegriffs aus philosophischer Sicht: Theoretische und praktische, naturalistische und normative Aspekte«, 2008, S. 64

177 Siehe dazu von Engelhardt, *Medizin in der Literatur der Neuzeit I. Darstellung und Deutung*, 1991; siehe auch Jagow/Steger (Hrsg.), *Literatur und Medizin*, 2005

178 Proust, *Auf der Suche nach der verlorenen Zeit*, 1975, S. 404–405

179 Vgl. von Engelhardt, »Gesundheit und Krankheit«, 2005, S. 303

Begriffe Anwendende, durch Fragen in die Enge Getriebene, pflegt schließlich auf die Medizin zu verweisen, die empirisch und wissenschaftlich feststelle und festgestellt habe, was ›krank‹ sei. Was gesund und was krank im allgemeinen bedeute, darüber zerbricht sich der Mediziner am wenigsten den Kopf. Er hat es wissenschaftlich mit mannigfachen Lebensvorgängen und bestimmten Krankheiten zu tun. Was krank im allgemeinen sei, das hängt weniger vom Urteil der Ärzte, als vom Urteil der Patienten ab und von den herrschenden Auffassungen der jeweiligen Kulturkreise.«[180]

Wir wollen uns jetzt die Frage stellen, welche Anforderungen wir im Detail an einen Krankheits- und einen Gesundheitsbegriff stellen sollten, der tauglich ist für die Diskussion von Handlungsoptionen in Prävention und Gesundheitsförderung. Dabei ist es insbesondere eine spannende Frage, ob die verschiedenen Wortgebräuche auf jeweils einen allgemeinen Begriff von Krankheit und Gesundheit zurückführbar sind oder ob mehrere unterschiedliche Krankheits- und Gesundheitsbegriffe zur Rekonstruktion dieser Sprechweisen notwendig und sinnvoll sind.

3.2 Was sollen ein Krankheits- und ein Gesundheitsbegriff leisten?

Zunächst wollen wir erörtern, welche Unterscheidungen wir insbesondere für die Diskussion von Handlungsoptionen in Prävention und Gesundheitsförderung benötigen. Gute, das heißt in der Praxis taugliche Begriffe leisten Unterscheidungen, die uns die Rede in der Praxis gelingen lassen. Da die Rede von Krankheit und Gesundheit in Prävention und Gesundheitsförderung oftmals sehr allgemein gehalten ist (und nicht auf eine bestimmte Erkrankung bezogen), besteht hier die besondere Gefahr, dass zum Beispiel Gesundheit ununterscheidbar zu Begriffen wie der Leistungsfähigkeit, des Wohlbefindens oder des Glücks aufgefasst wird. Hier ist schon anzumerken: Erst wenn diese Begriffe von der Gesundheit unterschieden werden, kann man vom Beitrag oder den Auswirkungen der Gesundheit beziehungsweise der Krankheit auf das Glück, den Lebenssinn oder die Leistungsfähigkeit sprechen.

Für die Überlegungen in diesem Kapitel genügt es zunächst, wenn wir »krank« und »gesund« als kontradiktorischen Gegensatz verstehen, unab-

180 Jaspers, *Allgemeine Psychopathologie*, 1973, S. 651–652

hängig davon, ob sich vielleicht später eine andere Verwendungsweise zum Beispiel von »gesund« als geeigneter herausstellt.

Wir wollen uns jetzt zunächst dem Krankheitsbegriff zuwenden und den Gesundheitsbegriff in Kapitel 4 erörtern. Dabei wollen wir wieder, wie bei der Analyse der Dispositionsbegriffe, das Sprechen als eine Sprachhandlung verstehen und uns fragen, was der Redner mit der Zuschreibung des Prädikats »krank« aussagen will (und kann) und welche sprachliche Funktion dieses Prädikat also erfüllt.

Ein Vorschlag zur Verwendungsweise von »krank« sollte anschlussfähig an die Praxis des Redens in Alltag und Wissenschaft sein und dort vor allem die unstrittigen Fälle abdecken, das heißt diejenigen einschließen, die wir eindeutig als krank in der Rede des Alltags und der Wissenschaft verstehen können und diejenigen ausschließen, bei denen das Absprechen dieses Prädikat unstrittig ist. Nur so können wir garantieren, dass unser Vorschlag auch in der Praxis angewendet werden kann. Allerdings sollte die Sprechweise unseres Vorschlags auch kritisch gegenüber manchen Verwendungsweisen sein.

Der Erhalt des Unterschieds zu technischen Begriffen, wie zum Beispiel der Leistungsfähigkeit, muss gefordert werden, weil sonst eine geringe Leistungsfähigkeit gleichbedeutend mit Kranksein wäre und umgekehrt, eine hohe Leistungsfähigkeit als Gesundheit angesehen werden könnte. Wer krank ist, ist zwar oftmals in seiner Leistungsfähigkeit im Vergleich zum gesunden Zustand eingeschränkt, jedoch bedeutet die Wiedererlangung eines bestimmten Leistungsfähigkeitsniveaus nicht unbedingt, nicht mehr krank zu sein. Eine geringe Leistungsfähigkeit einer Person kann sogar von ihr gewünscht oder zumindest gebilligt sein. Eine Behauptung, diese Person sei krank, scheint hier nicht angebracht, denn man könnte sich vorstellen, dass sie ihren Alltag zu ihrer Zufriedenheit meistert und keinerlei Bedürfnis verspürt, etwas zu verändern. Eine hohe Leistungsfähigkeit hingegen kann auch »auf Kosten der Gesundheit« erlangt werden, etwa durch bestimmte Methoden des Dopings oder schlichtweg durch Überforderung des Organismus.

Würde ein Krankheitsbegriff so weit ausgedehnt, dass er fehlendes Wohlbefinden oder fehlende Freude einbegriffe, so beraubte er uns des sinnvollen Umgangs mit Gesundheitsschäden und Gesundheitsgefahren und damit der zweckrationalen Verfolgung von Lebenszielen in vielen Bereichen. Es lässt sich leicht eine Dilemmasituation konstruieren: Rauchen oder ein bestimmtes Essverhalten schadet der Gesundheit, macht dem Betroffenen aber womöglich große Freude. Raucht und isst er weiterhin, so wird er bald krank sein, hört er damit auf, so wäre er es auch, denn er würde in diesem Fall ja auch sein Wohlbefinden verlieren.

Wenn wir zum Beispiel sagen »Dieser Verbrecher ist doch krank!« so fällen wir damit gerade kein moralisches Urteil. Vielmehr wird der Kranke zumindest teilweise als schuldunfähig angesehen, nicht nur in moralischer Hinsicht, sondern auch in juristischer, weil er als jemand angesehen wird, der gar nicht anders kann. Dies weist darauf hin, dass mit Kranksein auch immer eine Art Verlust der Handlungsfähigkeit einhergeht. Wir sollten uns also im Klaren sein, dass wenn wir jemanden als krank bezeichnen, dies ausschließt, ihn in dieser Hinsicht moralisch zu beurteilen. Der Böse ist nicht krank, sondern er handelt aus freiem Willen nach Maximen, die wir womöglich ablehnen würden.

Den Bösen müssen wir darauf hinweisen und ihn ggf. sanktionieren, und nicht behandeln. Das moralisch Verwerfliche als Krankheit anzusehen, nährt die gefährliche Utopie, durch Behandlung das Böse aus der Welt schaffen zu können und in der Medizin das Werkzeug zur Weltverbesserung zu sehen.[181]

Ein zu weit gefasster Gesundheit- beziehungsweise Krankheitsbegriff, der selbst das Gute in Form von Glück und damit die integrierende Bewertung eines Gesamtlebensvollzugs mit all seinen Dimensionen zu umfassen versuchte (Gesundheit als höchstes Gut), erklärte Gesundheit zum obersten Ziel. Krankheit wäre damit immer zu vermeiden; damit wäre aber auch die Möglichkeit der souveränen Setzung eines Lebensentwurfs verloren. Nicht ein gelungenes Leben, ein moralisch anerkennbarer Lebensvollzug, sondern Gesundheit wäre einzig zu erstreben.

Würde Glück als notwendiger Bestandteil von Gesundheit verstanden werden oder Gesundheit als notwendiger Bestandteil von Glück, so ergäben sich folgende Probleme: Im ersten Fall wäre jeder, der nicht glücklich ist, auch krank und im zweiten wäre jeder, der krank ist, auch unglücklich.

Wenn jeder, der nicht glücklich ist, also auch krank wäre, könnte daraus zum Beispiel immer ein Behandlungsanspruch abgeleitet werden. Tatsächlich wird zwar langandauerndes Unglücklichsein als pathologisch betrachtet; es besteht dabei allerdings die Gefahr, dass Glück zum zweckrationalen Ziel erklärt wird, das über eine Zweck-Mittel-Rationalität (Behandlung

181 Die Sicherheitsverwahrung, die in jüngster Zeit in der öffentlichen Diskussion stand, darf nicht mit Therapie verwechselt werden; nicht jeder, der besser in Sicherheitsverwahrung bleiben sollte, ist notwendigerweise krank.

durch den Arzt) erreicht werden kann, wie zum Beispiel in Huxleys Roman »Schöne neue Welt«. Die Setzung eigener Ziele, die Sinnsuche und Sinnfindung verschwinden dort zugunsten eines durch die nebenwirkungsfreie Droge »Soma« hervorgerufenen körperlichen Zustands der Zufriedenheit.[182]

Im zweiten Fall (jeder, der krank ist, wäre auch unglücklich) ist Gesundheit ultimatives, allerdings je nach unterlegtem Gesundheitskonzept oft unerreichbares Ziel. Je nach unterlegtem Konzept bestünde hier mehr oder weniger die Gefahr, in einen Gesundheits- oder Fitnesswahn zu verfallen, der ein unerreichbares Ideal vorgibt und dem Finden eigenen Glücks im Wege steht. Insbesondere wäre es nach dem zweiten Fall widersprüchlich, gesundheitliche Schäden in Kauf zu nehmen, um andere Lebensziele zu erreichen.

Wir wollen uns jetzt einen kurzen Überblick über bisherige Konzepte verschaffen und bei jedem überlegen, ob es unsere Forderungen erfüllt.

3.3 Die Diskussion über Krankheits- und Gesundheitskonzepte

In den Vorschlägen zu Krankheits- und Gesundheitskonzepten sieht N. Gottschalk-Mazouz zwei Traditionslinien, die naturalistische und die normative:

> »In der Diskussion haben sich zwei konträre Traditionslinien herausgebildet, eine normative und eine naturalistische, den Krankheitsbegriff zu bestimmen. Die normative Traditionslinie geht davon aus, dass der Begriff ›Krankheit‹ implizit eine Negativbewertung enthält. Diese Negativbewertung lässt sich nun schematisch weiter einteilen nach der Art und Weise, wie die Bewertung konzipiert wird: Ob beispielsweise als individuell-subjektiv, kollektiv-kulturabhängig, intersubjektiv oder objektiv. […]
>
> Die naturalistische These ist dann, dass es genügt, unter Rekurs auf die biologische Natur auszuführen, was Krankheit ist, und das heißt, ohne dass ausdrückliche Bewertungen mit ins Spiel gebracht werden müssten.«[183]

---

182 Allerdings findet hier eine zu hinterfragende Gleichsetzung von Glück mit momentan angenehmen Gefühlszuständen statt.

183 Gottschalk-Mazouz, »Die Komplexität des Krankheitsbegriffs aus philosophischer Sicht: Theoretische und praktische, naturalistische und normative Aspekte«, 2008, S. 74–75

Auch Jaspers macht diese Unterscheidung und vertritt die Auffassung, dass das Sprechen über Krankheit im Allgemeinen normativ ist und nennt den allgemeinen Krankheitsbegriff deshalb einen »Wertbegriff«:

»Suchen wir in der Menge der Anwendungen, die der Krankheitsbegriff gefunden hat, nach dem Gemeinsamen im Begriffsinhalt, so finden wir keinerlei immer gleiches Sein oder Geschehen, das krank genannt wird. Vielmehr ist das einzig Gemeinsame, daß damit immer ein Werturteil ausgedrückt wird. Krank heißt unter irgendeinem, aber keineswegs immer gleichen Gesichtspunkt schädlich, unerwünscht, minderwertig.

Wollte man sich vom Wertbegriff lösen und Werturteile vermeiden, so müßte man einen empirischen Seinsbegriff der Krankheit suchen. Als solcher bietet sich der Begriff des Durchschnitts an. Was der Mehrzahl eignet, was durchschnittlich ist, ist gesund. Was selten ist, vom Durchschnitt über ein gewisses Maß abweicht, ist krank. Es wird sich jedoch zeigen, daß der Durchschnittsbegriff keine Lösung des Problems bringt. […] Der Mediziner ist um gar nichts klüger, wenn es im allgemeinen heißt, irgend etwas sei krank. Vielmehr besteht seine Arbeit darin, festzustellen, was für ein bestimmtes konkretes Sein und Geschehen vorliegt, wovon es abhängig ist, wie es weiter verläuft, was darauf einwirkt. Statt des einen allgemeinen Krankheitsbegriffes, der ein bloßer Wertbegriff ist, schafft er eine Fülle von Seins- und Geschehensbegriffen (z.B. Verletzung, Infektion, Tumor, Ausfall oder Vermehrung endokriner Sekretionen usw.). Weil die Fragestellung ursprünglich aus dem allgemeinen Wertbegriff kam und fortdauernd durch die therapeutischen Aufgaben des Mediziners mit ihm verknüpft bleibt, nennt er alle diese von ihm geschaffenen Seinsbegriffe, aus denen die Wertung so gut wie ausgeschaltet ist, doch Krankheiten.

Die Überführung des Krankheitsbegriffes als Wertbegriffes in eine Summe von Seinsbegriffen drängte dazu, schließlich rückläufig auch den allgemeinen Krankheitsbegriff möglichst alles Werthaften zu entkleiden.«[184]

Damit ist die Bandbreite möglicher Begriffskonzepte umrissen: Krankheit wird einerseits als Zustandsbeschreibung aufgefasst (Naturalismus) und andererseits als beliebig festlegbares normatives Konzept (Normativismus). Oder anders ausgedrückt: Das Prädikat »krank« wird im ersten Fall als aktuale Eigenschaft verstanden, das heißt durch Vorliegen bestimmter Merkmale aufweisbar, und im zweiten Fall als eine kontingente Bewertung von Lebewesen, die bestimmte Merkmale (und damit aktuale Eigenschaften) aufweisen. Im zweiten Fall kann es vorkommen, dass sich zwei Sprecher einig sind über das Vorliegen von Merkmalen und aktualen Eigen-

184 Jaspers, *Allgemeine Psychopathologie*, 1973, S. 652–653

schaften, der eine aber darin eine Erkrankung sieht, der andere aber nicht. Im ersten Fall (Naturalismus) ist das nicht möglich.

Wir werden nun zu beiden Extremen und auch zu Zwischenstufen davon Beispiele von Konzeptionen diskutieren und erörtern, ob sie unsere Forderungen erfüllen und damit tauglich sind für eine Diskussion von Handlungsoptionen hinsichtlich Prävention und Gesundheitsförderung.

3.3.1 Die »Gesundheitsdefinition« der WHO

Beginnen wir mit der wohl prominentesten »Gesundheitsdefinition«, der der WHO:

»Health is a state of complete physical, mental and social well-being and not merely the absence of disease or infirmity.«[185]

Dabei handelt es sich um ein Gesundheitsideal, welches zunächst den Krankheitsbegriff unbestimmt lässt beziehungsweise ihn voraussetzt. Dieser spielt hier allerdings eine untergeordnete Rolle, denn unter Gesundheit wird nicht nur das Freisein von Krankheit und Gebrechen, sondern ein vollkommenes physisches, mentales und soziales Wohlbefinden verstanden. Dieses Ideal wird von kaum jemandem erreicht, so dass nach diesem Vorschlag fast alle Menschen nur als mehr oder weniger, aber nicht vollkommen gesund gelten können. Und wenn man unter Krankheit die Abwesenheit von Gesundheit versteht (wie in diesem Kapitel vorausgesetzt), so wäre die weitaus überwiegende Mehrzahl der Menschen mehr oder weniger krank.

Dieses Konzept basiert auf subjektiven Empfindungen des Betroffenen, der also subjektive Merkmale einer Zuschreibung von »krank« zugrundelegt: Ob sich eine Person wohl fühlt, kann sie letztlich nur selbst entscheiden. Tut sie das nicht, so kann sie sich nach dem Vorschlag der WHO selbst als krank bezeichnen.

Da in diesem Ansatz intersubjektivierbar ermittelbare Erkrankungen (wie zum Beispiel eine Virusinfektion) ebenso enthalten sind wie nur subjektiv feststellbare Befindlichkeitsstörungen, wird der Vorschlag der WHO auch »holistisch« genannt. Neben der vielfachen Kritik, die dieser Ansatz erfahren hat, sieht zum Beispiel D. v. Engelhardt auch positive Aspekte:

---

185 WHO *Preamble to the Constitution of the World Health Organization as adopted by the International Health Conference*, New York. Official Records of the World Health Organization, no. 2, p. 100 19–22 June, 1946

»Anzuerkennen ist an dieser Definition, daß Gesundheit nicht allein als Negation von Krankheit bestimmt wird, daß Gesundheit und ebenso Krankheit auch auf soziale und geistige Bereiche bezogen werden; der anthropologische Mangel dieser Definition liegt aber in der einseitigen Entgegensetzung von Gesundheit und Krankheit und der übertriebenen Hochschätzung von Gesundheit. Wer darf sich nach dieser Perspektive als gesund betrachten? Gesund kann ebenso als Fähigkeit bezeichnet werden, mit Behinderungen und Schädigungen leben zu können.«[186]

R. Spaemann bringt die von vielen geäußerte Kritik zum Ausdruck:

»Der erweiterte Gesundheitsbegriff, der den Arzt scheinbar allzuständig macht, nimmt ihm in Wirklichkeit seine besondere Zuständigkeit und macht ihn zum Funktionär einer öffentlich verwalteten ›Glückseligkeit‹. [...] Der Arzt, der sich einer WHO-Gesundheit verpflichtet fühlt, kann seiner Verantwortung nur gerecht werden, wenn er zum politischen Funktionär wird.«[187]

Gerade diese von Spaemann beschriebene Gefahr ist insbesondere in der Prävention und Gesundheitsförderung gegeben: Versteht man Gesundheit im Sinne der WHO, so wären Verantwortliche für Programme zur Prävention und Gesundheitsförderung auch für das Wohlbefinden, für die »Glückseligkeit« der Adressaten der Maßnahmen zuständig. Insbesondere weist Spaemann auf die Inkonsistenz hin, die sich ergäbe, wenn man diesen Vorschlag kontextunabhängig betrachtete:

»Besonders schwere Krankheitsfälle sind schöpferische Menschen. Künstlerische Produktivität ist ja häufig alles andere als ein Resultat völligen seelischen Wohlbefindens. [...] Aber auch Schwangerschaft und Geburt müssen generell als Krankheit bezeichnet werden.«[188]

Die WHO-»Definition« mag als politische Leitvorstellung gut gemeint sein, indem sie darauf abzielt, durch politisches Handeln möglichst alle Menschen von Krankheit und Gebrechen zu befreien und ihnen Wohlbefinden zu ermöglichen. Und solange tatsächlich nur die (äußeren) Möglichkeiten, also die Lebensbedingungen, auf eine Weise gestaltet werden, die dem Einzelnen es ermöglichen, physisches, mentales und soziales Wohlbefinden zu erlangen, ist dies durchaus zu begrüßen.

Probleme ergeben sich dann, wenn Wohlbefinden oder gar Glück zum Ziel politischer oder ärztlicher Maßnahmen wird. Maßnahmen der Ge-

---

186 Von Engelhardt, *Der Wandel der Vorstellungen von Gesundheit und Krankheit in der Geschichte der Medizin*, 1995, S. 30–31

187 Spaemann, *Grenzen. Zur ethischen Dimension des Handelns*, 2001, S. 335

188 Ebd., S. 333

sundheitsversorgung hätten dann auch zum Ziel, das Wohlbefinden der Menschen herzustellen; für jede Maßnahme, die in irgendeiner Weise das Wohlbefinden der Menschen beträfe, wären dann die Gesundheitspolitik oder Organe des Gesundheitssystems zuständig, und in letzter Konsequenz würde der Arzt zum »Wohlbefindens-Manager« werden, der dafür verantwortlich wäre, dass es uns allen gut geht. Der Aufgabenbereich ärztlichen Handelns würde ins Unermessliche wachsen, und damit sowohl die Erwartung an den Arzt als auch dessen Verantwortung.

Grundlegend für dieses Missverständnis ist, dass mit dem Vorschlag der WHO es keine Unterscheidung mehr zwischen den Begriffen Zufriedenheit und Gesundheit gäbe, denn sie würden zusammenfallen. Damit beraubten wir uns einerseits wichtiger Unterscheidungen beim Sprechen und provozierten andererseits die oben angedeuteten Fehlentwicklungen in Politik und Gesundheitswesen. Nicht jeder der unzufrieden ist, ist auch sinnvollerweise als krank zu bezeichnen, nicht jeder Kranke muss unzufrieden oder unglücklich sein. Ganz offensichtlich werden unsere oben gestellten Forderungen an ein Gesundheits- und Krankheitskonzept nicht erfüllt.

3.3.2 Der Ansatz von Boorse

Das Konzept von C. Boorse ist der wohl bekannteste Vorschlag eines naturalistischen Krankheitsbegriffs. Dabei wird versucht, Krankheit anhand bestimmter (intersubjektiv feststellbarer) Merkmale festzulegen und damit vollständig von der Perspektive des Betroffenen, des Subjekts, unabhängig zu sein. Ziel seines naturalistischen Ansatzes ist es also, allein durch vorliegende Merkmale einem Lebewesen das Prädikat »krank« (beziehungsweise »gesund« als seine Negation) zu- oder abzusprechen.

Sein »Functional Account of Health«[189] basiert auf der Betrachtung von Funktionen des menschlichen Organismus. Als oberste Ziele in diesem teleologischen System von Funktionszuschreibungen setzt er das Überleben und die Reproduktion fest. Alle weiteren Teile seines Konzepts können dann nach Boorse daraus bestimmt werden.

Indem Boorse sich auf Funktionsfähigkeiten bezieht, basiert sein Vorschlag auf dem Vorliegen bestimmter Dispositionen:

189 Boorse, »Health as a theoretical concept«, 1977, S. 554ff

»At any one time an organism might be functioning normally with respect to its current situation, yet be incapacitated from doing so on occasions yet to arise. It is then less than a perfect specimen of its species and so, by our original idea, not in perfect health. Medicine again seems to conform to this view. An inability to perform a function remains a disease even if the occasion to perform it never arises. Hemophiliacs who are protected from all injury, or diabetics who take daily insulin, are still diseased. One could, of course, say that what maintains functional readiness for the future, e.g. clotting factor in the blood, is itself a function in the present. But it seems clearer to replace the idea of normal functioning with normal functional ability or readiness.«[190]

Nun der Ansatz in seiner Kurzform:

»1. The reference class is a natural class of organisms of uniform functional design; specifically, an age group of a sex of a species.

2. A normal function of a part or process within members of the reference class is a statistically typical contribution by it to their individual survival and reproduction.

3. Health in a member of the reference class is normal functional ability: the readiness of each internal part to perform all its normal functions on typical occasions with at least typical efficiency

4. A disease is a type of internal state which impairs health, i.e., reduces one or more functional abilities below typical efficiency.[191]

Boorse hat diesen Ansatz über die folgenden zwanzig Jahre weiterentwickelt, jedoch bleibt die folgende Kritik auch gegen den geringfügig geänderten Vorschlag[192] bestehen.

Über die Festlegung von obersten Zielen vermeidet es Boorse gänzlich, das Erleben des Betroffenen mit seinen Empfindungen, seinen Wahrnehmungen, individuellen Zielsetzungen und darauf basierenden Bewertungen einbeziehen zu müssen. Allerdings enthält er doch normative Elemente, allerdings nicht in der Bewertung des Einzelfalls des Betroffenen, sondern in der Bewertung von Funktionsleistungen und der Festsetzung von defizitären Funktionsleistungen über eine wie auch immer festgelegte Abweichung vom Durchschnitt. Er bezieht sich explizit auf Alters- und Geschlechtsgruppen, da sonst ein statistisches Normal bestimmter Funktionsfähigkeiten offensichtlich keinen Sinn machen würde (für Kinder sind

---

190 Boorse, »Health as a theoretical concept«, 1977, S. 562

191 Ebd.

192 Boorse, »What is disease?«, 1997

andere Funktionen und Funktionsfähigkeiten normal als für Erwachsene, für alte Menschen andere als für junge und für Frauen andere als für Männer).

Die Orientierung am Durchschnitt birgt allerdings auch das Problem, dass dann Erkrankungen wie Karies, die bei fast jedem Menschen vorkommen, nicht erfasst würden. Boorse ergänzt deshalb seinen Ansatz wie folgt:

»A disease is a type of internal state which is either an impairment of normal functional ability, i.e. a reduction of one or more functional abilities below typical efficiency, or a limitation on functional ability caused by environmental agents.«[193]

Dabei hat er vermutlich ein »Normal unter anderen Umständen« vor Augen, also ein Normal unter der Bedingung, dass bestimmte äußere Umstände eine organische Funktion nicht beeinträchtigen. Wichtig scheint ihm zu sein, dass damit nicht alle Menschen als krank bezeichnet werden können, falls sie bestimmten Idealen nicht entsprechen: »What there cannot be, on this view, is a universal genetic disease.«[194]

Neben dem Problem, dass er auf irgendeine Weise festlegen muss, welche Abweichung von einer durchschnittlichen Funktionsfähigkeit als krank, als pathologisch gelten soll, muss er voraussetzen, dass die von ihm gerade beschriebene Funktion bei allen Menschen auf dieselbe Weise zur Überlebensfähigkeit und zur Fortpflanzungsfähigkeit beiträgt. Inwieweit er dabei die Kompensation bestimmter Funktionsleistungen durch andere berücksichtigt, wird nicht klar. Boorse stellt selbst fest:

»This comparison presupposes enough uniformity in the species to generate a statistically typical species design. When the uniformity breaks down – as with polymorphic or continuously distributed traits like eye color, blood type, height, metabolism, body build – no one version of the trait can be required for health. Correspondingly, no version is a disease unless it depresses some function far below the group mean. As long as the efficiency of all functions exceeds a minimum, any value of these traits is as healthy as any other.«[195]

Nach seinem Verständnis sind also alle Lebewesen, die eine bestimmte minimale Funktionsfähigkeit besitzen (das heißt die durchschnittliche Funktionsfähigkeit maximal um einen bestimmten Wert unterschreiten) in gleichem Maße gesund. Das heißt er kann mit seinem Ansatz nur krank

193 Boorse, »Health as a theoretical concept«, 1977, S. 567
194 Ebd.
195 Ebd., S. 562–563

und wohl kränker unterscheiden, gesund bestimmt sich dann als Abwesenheit von Krankheit und ist nicht steigerbar.

Es ist nicht klar, was zum Beispiel unter der Überlebensfähigkeit genau verstanden werden sollte und damit nicht, welche Funktionen dazu letztendlich beitragen. Dispositionen, wie die Überlebensfähigkeit, müssen einen Bezug zu einer möglichen zukünftigen Situation oder möglichen zukünftigen Lebensbedingung herstellen lassen und zwar über ein oder mehrere Gesetze, aus denen man entnehmen kann, warum die Überlebensfähigkeit eines Individuums größer ist als die eines anderen. Wie im Kapitel 2 dargelegt, müssten dazu entsprechende aktuale Eigenschaften an diesen Individuen über das Aufweisen von Merkmalen nachgewiesen werden können.

Wie wir schon bei der funktionalen Erklärung gesehen haben, können die Ziele eines Organismus (oder einer unbekannten Maschine) nicht aus den Naturwissenschaften oder der Technik abgeleitet werden. Dazu führt Ereshefsky in seiner Kritik am Konzept von Boorse aus:

»There is a more fundamental problem with Boorse's claim that biological fitness is the biological goal of humans and all organisms. Biologists describe many types of states that organisms have, and many of those states have nothing to do with fitness. There is eating for eating's sake. There is non-reproductive sex. There is the release of endorphins. Biology describes various states organisms can be in, and one type of state happens to concern fitness. Biology does not tell us that surviving and reproducing, versus achieving other kinds of states, are the goals of organisms. That choice comes from outside the biology. By choosing fitness as the goal of organisms, Boorse violates a main tenet of naturalism – that biology and biology alone should tell us what is health.«[196]

So kann zum Beispiel ein Außenstehender, also ein Nichtbetroffener, im Sinne Boorses ein Funktionsdefizit beim Betroffenen sehen anhand eines Vergleichs mit einem statistischen Mittelwert. Jedoch eine Person als krank bezeichnen zu wollen, die über eine Funktion verfügt, die defizitär zum Beispiel im Vergleich zu einem statistischen Normal ist, die aber niemals in ihrem Leben darunter leidet, weil diese Funktion in ihrer Umwelt und bei ihrer Lebensführung überhaupt keine Rolle spielt, ergäbe einen Krankheitsbegriff, der gegen mehrere unserer Forderungen verstößt:

»Krank« bedeutete dann lediglich, dass nach Meinung des Sprechers und seines in Anschlag gebrachten Maßstabes irgendein Funktionsdefizit vorliegt; eine Unterscheidung vom Begriff der Leistungsfähigkeit wäre

196 Ereshefsky, »Defining ›health‹ and ›disease‹«, 2009, S. 223

nicht mehr gegeben. Und umgekehrt: Ein Mensch, der ständig unter bestimmten Schmerzen leidet, aber dieselbe Fortpflanzungsfähigkeit und Lebenserwartung hat wie der Durchschnitt einer Alters- und Geschlechtsgruppe, wäre nach Boorses Vorschlag gesund.

Im Gegensatz zum Vorschlag der WHO basiert Boorses Vorschlag auf (intersubjektiv feststellbaren) Funktionsdefekten, wobei sich das Defizit aus einem Vergleich am Durchschnitt einer Alters- beziehungsweise Geschlechtsgruppe ergibt. Wie dargelegt, erfüllt dieser Vorschlag unsere oben gestellten Forderungen an einen Krankheitsbegriff nicht, jedoch zeigt uns die heutige Medizin, dass die Beschreibung des Menschen als Maschine und die Identifikation vieler Erkrankungen mit Einschränkungen von Funktionsfähigkeiten von großer Nützlichkeit im Verstehen und Erklären von Erkrankung und beim Entwickeln von Therapieansätzen ist.

Ein Kritikpunkt an Boorses Konzept war, dass die Empfindungen und die Wertungen des Subjekts nicht berücksichtigt werden. Ein in dieser Hinsicht zu Boorses Ansatz diametral entgegengesetzter ist der von G. Canguilhem.

3.3.3 Der Ansatz von Canguilhem

Eine Vorstellung von Krankheit und Gesundheit ganz anderer Art entwickelte G. Canguilhem: Er betont die subjektive Bewertung des eigenen Zustands, das Erleben des Krankseins, und löst sich dabei weitgehend von einer rein physischen Betrachtung von Krankheit (auch wenn er das teilweise in späteren Publikationen zurücknimmt): Auch als Reaktion auf die naturwissenschaftlich orientierte Medizin, wie sie zum Beispiel von C. Bernard vertreten wurde, die (zurecht) Krankhaftes qualitativ nicht vom Normalen unterscheidet[197], betont Canguilhem, dass die Krankheit eines Betroffenen oder eben das, was wir mit »krank« in der Sprachpraxis zum Ausdruck bringen, weit mehr bedeutet beziehungsweise in seiner Lesart vor allem etwas anders bedeutet: Kranksein zeichnet sich durch das Erleben der betroffenen Person aus, die aus ihrem erlebten Normal herausgerissen wird und die sich unter einer neuen Lebensbedingung wiederfindet.

197 Das Krankhafte kann sich in einer naturwissenschaftlichen Beschreibung ja nur in quantitativer Hinsicht von einem Normalzustand unterscheiden, denn es gelten ja dieselben physikalischen Gesetze!

In dieser sind für sie bestimmte Handlungsoptionen nicht mehr disponibel, weil sie bestimmte Fähigkeiten oder Vermögen verloren hat.

»Die Krankheit ist noch eine Lebensnorm, allerdings eine niedrigere, da sie keine Abweichung von den Bedingungen duldet, unter denen sie Geltung hat: ist ihr doch jeder Übergang in eine andere Norm unmöglich. Das kranke Lebewesen ist auf ganz bestimmte Existenzbedingungen genormt; verloren hat es die normative Kraft, d.h. die Fähigkeit, unter anderen Bedingungen andere Normen zu setzen.«[198]

Canguilhem bestimmt das Kranke am subjektiv festgelegten Normal des Betroffenen; das, was für den Betroffenen normal war und nun nicht mehr möglich ist, lässt den Betroffenen Krankheit erleben. Canguilhem erläutert sein Konzept folgendermaßen (beziehungsweise führt in dieser Passage darauf hin):

»Betrachtet man viele Personen zugleich, so ist die Grenze zwischen Normalem und Pathologischem ganz unbestimmt; beobachtet man indessen eine gewisse Zeit lang ein und dieselbe Person, so läßt sie sich sehr genau festlegen. Das unter bestimmten Bedingungen Normale, weil Normative, kann in einer anderen Situation zum Pathologischen werden, obwohl es selbst gleich bleibt. Das Urteil über diese Veränderung liegt allein beim einzelnen Menschen: er nur leidet unter ihr und fühlt sich den Anforderungen der neuen Situation nicht gewachsen. Eine Kinderfrau zum Beispiel, die ihre Aufgabe hervorragend meistert, verspürt ihren zu niedrigen Blutdruck erst dann, wenn sie während der gemeinsamen Sommerfrische im Gebirge unter neuro-vegetativen Störungen leidet. Natürlich ist niemand gezwungen, in größerer Höhe zu leben. Doch man ist im Vorteil, wenn man es kann, denn es mag irgendwann einmal unvermeidlich werden. Die Überlegenheit einer bestimmten Lebensnorm gegenüber einer anderen besteht darin, daß jene nicht nur ermöglicht, was diese ebenfalls zuläßt, sondern auch, was sie verbietet.«[199]

Somit bestimmt sich die Zuschreibung des Prädikats »krank« laut Canguilhem durch das Erleben der Absenz von bestimmten Fähigkeiten.

Fehlen sie, ohne dass sich der Betroffene dessen bewusst ist oder ohne dass er dadurch eine Einschränkung erlebt, so wird er sich nicht als krank bezeichnen. Damit betont Canguilhem, dass es nicht die Absenz dieser Fähigkeiten alleine ist, die das Urteil »krank« ausmacht, sondern dass immer eine bestimmte Bewertung in einer Lebenssituation hinzukommen muss: nämlich das Erleben einer Einschränkung oder allgemein formuliert, eines Leidens. Der Betroffene bestimmt negativ über dasjenige, was er als normal ansieht, ob er sich als krank begreift.

198 Canguilhem, *Das Normale und das Pathologische*, 1974, S. 122–123
199 Ebd., S. 122

3.3.4 Der Ansatz von Nordenfelt

Immer wieder wurde versucht, objektivierbare Bedingungen für die Zuschreibung des Prädikats »krank« zu finden, wie zum Beispiel von Boorse. Allerdings ergibt sich hier das Problem, dass die Festlegung der obersten Ziele des Organismus, Überleben und Reproduktion, und der Bezug auf entsprechende Fähigkeiten des Organismus, willkürlich erscheinen und insbesondere die selbstgewählten Ziele und die Befindlichkeit des Betroffenen nicht beachtet werden.

L. Nordenfelts Konzept bezieht sich auch auf Fähigkeiten (insbesondere Leistungsfähigkeiten) einer Person, versucht aber die vollkommen subjektive Sichtweise (wie bei Canguilhem) zu vermeiden. Es wird dabei versucht, die Bedingungen dafür zu objektivieren, das heißt intersubjektiv zu bestimmen, die für minimales Glück beziehungsweise vielleicht besser Zufriedenheit (»welfare«, »happiness«), notwendig sind; wer nicht die Fähigkeiten besitzt, das auf diese Weise festgelegte minimale Maß an »welfare« erreichen zu können, gilt als krank. In »A welfare notion of health« versucht er auf diese Weise, den Krankheitsbegriff dem rein subjektiven Urteil zu entziehen:

»The key notion in this concept is welfare; in the case of humans welfare will be equated with happiness. Happiness should then be understood as a technical concept covering more ground than does the ordinary concept of happiness.

The general idea is the following: The vital goals of man are those whose fulfillment is necessary and jointly sufficient for a minimal degree of happiness. To be healthy, then, is to have the ability to fulfill those goals which are necessary and jointly sufficient for a minimal degree of happiness. Observe, however, that this implies neither that health is sufficient for minimal happiness, nor that it is necessary. Health is not sufficient, since the ability to fulfill one's vital goals does not imply that one actually fulfills them. And health is not necessary, since the vital goals can be fulfilled by other means, for instance by the actions of someone else.«[200]

Auch Nordenfelts Vorschlag von Gesundheit ist dispositional: Er schlägt vor, dass unter Gesundheit das Vorhandensein bestimmter Fähigkeiten verstanden werden kann. Unmittelbar stellt sich die Frage, welche Fähigkeiten zu den gesundheitsrelevanten gehören sollen und welche nicht. Dies bestimmt sich dadurch, welche Ziele als »vital goals« und damit zugehörig zur »minimal happiness« gesehen werden.

---

200 Nordenfelt, *On the Nature of Health*, 1995, S. 78

Offensichtlich gibt es immer mindestens zwei Perspektiven auf das mögliche Kranksein einer Person: die des Betroffenen, also des Kranken in spe, und die des Nichtbetroffenen, also die einer dritten Person. Nun ist es vorstellbar, dass ein Betroffener ganz andere »vital goals« im Sinn hat als Nichtbetroffene, wie zum Beispiel ein Arzt, ein Lebenspartner oder gar die Mehrheit einer Gesellschaft. Nordenfelt
sieht hier eine Variable in seinem Konzept vor, die durch eine Evaluation in einem Kulturkreis bestimmt werden soll. Er versteht darunter eine Bewertung und Übereinkunft darüber, was als »minimal happiness« verstanden werden kann.

»Depending on one's platform of values these vital goals can be specified in a number of ways. In this sense we can get a family of concepts of health consistent with our basic theory. The theory itself cannot decide which concept is to be preferred.«[201]

Auf den folgenden Seiten erläutert Nordenfelt kurz, was er unter einer Evaluation versteht: Er versteht darunter eine systematische Untersuchung in einer Sozialgemeinschaft oder einer Gesellschaft, was als minimal happiness akzeptiert wird. Auch wenn möglicherweise Einzelne ganz andere Vorstellungen haben, so meint er:

»Secondly, evaluations do not simply appear from nowhere; they are formed in social settings. People within the same culture will tend to make the same basic evaluations concerning good life from a welfare point of view. This will in most cases result in a great deal of intersubjectivity in judgement. There will automatically be some common ground for »consensus«-discussions about minimal and desirable degrees of welfare.

Thirdly, and as a continuation of the last statement, welfare evaluations can be made explicit, and as in political affairs, be decided upon. In fact, this is partly being done – although normally implicitly – in the social policies of different countries.«[202]

Die normativen Elemente des Gesundheitsbegriffs werden in einem gesellschaftlichen Diskurs festgelegt, die Gesellschaft gibt also vor, was als krank zu bezeichnen ist. Bei mehreren unterschiedlichen Ergebnissen von Evaluationen müssten korrekterweise diese sprachlich gekennzeichnet werden, zum Beispiel in »gesund nach allgemeiner Volksbefragung«, »gesund im

201 Nordenfelt, *On the Nature of Health*, 1995, S. 79
202 Ebd., S. 80

Sinne eines Beschlusses von Ordinarien der Medizin«, »gesund im Sinne bestimmter Randgruppen der Bevölkerung.«

Dagegen richtet sich Canguilhem: Bei ihm sind es gerade nicht dieselben »objektiv« feststellbaren Bedingungen, die bei Nordenfelt hinsichtlich des Wohlergehens (»welfare«) festgelegt werden oder, wie bei Boorse, dieselben biologischen Fakten, die zur selben Bewertung durch den Betroffenen führen. Krankheit ist für Canguilhem vielmehr ein Zustand des Erlebens, in dem der Betroffene durch bestimmte Umstände in eine Lage gebracht wurde, in der er keine Norm mehr setzen kann, also »nicht mehr zurecht kommt«. Das, was wir im Alltagsgebrauch oder durch eine Evaluation im Nordenfeltschen Sinne als »objektive« Merkmale von »krank« festlegen, würde Canguilhem wohl lieber als »anders« bezeichnen, und erst beim misslungenen Zurechtkommen der betroffenen Person das Prädikat »krank« zusprechen.

Wie Nordenfelt selbst bemerkt hat, scheint sein Ansatz dazu geeignet, über Minimalstandards eines Sozialstaats zu diskutieren; dann aber, wie auch beim Vorschlag der WHO, geht es eher um die (äußeren) Lebensumstände, die es Bürgern einer Gesellschaft ermöglichen, diejenigen Fähigkeiten auszubilden und zu entfalten, die zum Beispiel für eine »minimal happiness« genügen.

Der Vorschlag von Nordenfelt bezieht sich also auf die Leistungsfähigkeit von Personen und vergleicht sie mit denjenigen, die zu einem kulturell festgelegten Verständnis von minimalem Glück oder Wohlbefinden nötig sind. Krank ist also der, der nicht die Fähigkeiten besitzt, minimale happiness zu erreichen. Das große Problem der Verknüpfung des Glücksbegriffs oder auch des Begriffs der Zufriedenheit mit dem Krankheitsbegriff haben wir schon oben dargelegt (siehe Abschnitt. 3.2).

3.3.5 Das Konzept der »Malady«

Ein nach eigener Aussage normatives Konzept schlagen die Autoren K. Danner Clouser, C. M. Culver und B. Gert vor. Dabei wird das Leiden des Betroffenen ins Zentrum der Betrachtung gestellt. Allerdings wollen sie es nicht der Wertung des Einzelnen überlassen, was er als Leiden ansieht, sondern sie wollen alle leidverursachenden Handlungen über die Rationalität von Handlungen bestimmen. Die Rationalität von Handlungen wiederum soll durch eine Art allgemeine Übereinkunft intersubjektiv bestimmt werden, wobei Gottschalk-Mazouz[203] die Autoren so versteht, dass sie die allgemeine Übereinkunft notfalls auch statistisch-empirisch verstehen würden, das heißt eine bestimmte Mindestzustimmungsrate (zum Beispiel 95 Prozent) als hinreichend betrachten würden.

»Malady« als neuer terminus technicus soll alle Formen von Kranksein einbegreifen (inklusive Verletzungen, bekannte Krankheiten und Missbildungen), deren Gemeinsames ist, dass sie eine Form von Leiden mit sich bringen.

»A person has a malady if and only if he or she has a condition, other than a rational belief or desire, such that he or she is suffering, or at increased risk of suffering, an evil (death, pain, disability, loss of freedom or opportunity, or loss of pleasure) in the absence of a distinct sustaining cause.«[204]

»Malady« bezieht sich auch auf Zustände einer Person, in der ein erhöhtes Risiko zu leiden gegeben ist (increased risk of suffering). Dies beträfe auch Träger von sog. Risikofaktoren – allerdings würden wir es ablehnen, diese auch in einen allgemeinen Krankheitsbegriff einzubegreifen, denn sie stellen ja gerade eine Disposition dar, krank zu werden. Sie selbst schon als Erkrankung zu begreifen, führt zu Problemen: Wenn nämlich das Resultat der Disposition nicht eintritt (was durchaus möglich ist), so wäre die betroffene Person stets krank gewesen, ohne dass sie davon etwas bemerkt hätte.

Mit diesem Ansatz sind außerdem zwei weitere Probleme gegeben. Zum einen scheint der Versuch, Leiden über Rationalität und dieses wiederum durch allgemeine Zustimmung intersubjektiv bestimmen zu wollen, problematisch: Es ist nur schwer einsehbar, warum alle Menschen an denselben Gegebenheiten und Zuständen leiden sollten.

»The paradigm of an irrational action is an action that has as its intended result the agent's death, pain, disability, loss of freedom, or loss of pleasure, and the agent does not believe that anyone, including himself, will thereby avoid any of these harms or gain any benefits, such as increased consciousness, abilities, freedom, or pleasure. A complete account of irrational actions would include actions without compensating benefits, in which a person intentionally acts in a way to significantly increase the risk of his suffering any of these harms; actions in which a person knowingly acts in this way that will result in suffering these harms, or significantly

---

203 Siehe dazu Gottschalk-Mazouz, »Die Komplexität des Krankheitsbegriffs aus philosophischer Sicht: Theoretische und praktische, naturalistische und normative Aspekte«, 2008, S. 103

204 Clouser/Culver/Gert, »Malady: A New Treatment of Disease«, 1981, S. 36

increases the risk of suffering them; and actions such that the agent should know would have this kind of result. Any action that does not fit in one of these categories counts as irrational. This account actually picks out those actions that are regarded by all as irrational.«[205]

Zum anderen ist nicht klar, was ein »distinct sustaining cause« darstellt. Leiden, das direkt durch einen äußeren Einfluss verursacht wird, wie zum Beispiel ein spitzer Gegenstand, der durch Druck Schmerzen verursacht, ist sicherlich keine Krankheit. Doch können dadurch Schäden entstehen und Krankheiten beziehungsweise Verletzungen verursacht werden.

»Many harms are, of course, caused by agents from outside the individual: for example, allergens, germs, car accidents, and sun rays. Nevertheless, as long as the external circumstances are perpetuating the harm, for example the anxiety is being suffered because one is in a runaway car, then that anxiety would not be regarded as constituting a malady. If someone suffers a loss of freedom because of something internal to the individual, for example because of allergies or a fear of heights or open spaces, then that person has a malady. But if freedom is restricted by being in jail, then he does not. When a change in the external circumstances would immediately, or almost immediately, remove the harm being suffered, the condition is not a malady.«[206]

Die Autoren nennen zwei Unterscheidungskriterien für Krankheit in Zusammenhang mit externen Einflüssen: Krankheit bedarf etwas »something internal« und es darf nicht sofort verschwunden sein, wenn der externe Einfluss beendet ist. Das zweite Kriterium ist zeitlich und es ist dabei nicht klar, was unter sofort (»immediately«) oder fast sofort (»almost immediately«) verstanden werden kann. Handelt es sich dabei um Sekunden, Millisekunden oder noch kleinere Zeitintervalle? Es liegt wohl eher an der beteiligten physiologischen Reaktion, welche Zeitspanne hier typisch ist. Dies ist also kein gutes Kriterium. Auf die richtige Spur bringt uns aber das erste (»something internal«): Auch bei fast instantanen Reaktionen auf einen externen Einfluss und bei den genannten Beispielen, in denen die Autoren keine »Malady« sehen, kann Krankheit vermutet werden. Die entscheidende begriffliche Unterscheidung wäre hier die zwischen Disposition und Resultat: Jemand, der in einem rasenden Auto sitzt, kann Angst haben (Resultat), ohne dass wir dieses als krankhaft einstufen: wir sehen es als normale Reaktion an. Leidet aber eine Person an Angstzuständen in einem Auto, das nur mit moderater Geschwindigkeit fährt, so vermuten

205 Gerd/Culver/Clouser, *Bioethics. A Systematic Approach*, 2006, S. 8
206 Clouser/Culver/Gert, »Malady«, 1997, S. 189

wir eine krankhafte Reaktion. Es ist in diesem Fall also nicht die Stärke der Reaktion alleine (Resultat), die Krankheit vermuten lässt, sondern das Verhältnis zu den Umgebungsbedingungen.

Immer dann, wenn wir eine Reaktion als übersteigert ansehen (dies orientiert sich an einem Normal, zum Beispiel dem Durchschnitt) und Gründe dafür in der Verfasstheit des Betroffenen sehen, dann können wir von Krankheit reden. Diese Verfasstheit des Betroffenen stellt dann eine Disposition dar, bei bestimmten Einflüssen übersteigert zu reagieren (»Resultate« in unserem Sinne, wie zum Beispiel mit Angst oder allergischen Reaktionen) und muss entsprechend Kapitel 2 nachgewiesen werden. So kann ein Gefängnisinsasse unter seiner Situation leiden, er kann aber auch krankhaft darauf reagieren.

Für Clouser, Culver und Gert ist auch die Schwangerschaft eine »Malady«.[207] Ob wir leidvolle Nebenfolgen eines gewünschten körperlichen Zustands beziehungsweise Entwicklung als Krankheit bezeichnen sollten, bleibt eine spannende Frage, die wir später bei unserem Vorschlag eines Krankheitskonzepts beantworten wollen. Es fällt allerdings auf, dass auch innerhalb des Konzepts der »Malady« dafür argumentiert werden könnte, dass Schwangerschaft keine »Malady« darstellt: Schwangerschaft kann als rationaler Wunsch einer Frau angesehen werden, deren Unannehmlichkeiten sie in Kauf nimmt, weil sie eben ein Kind bekommen möchte.

Das Konzept der »Malady« ist also nicht anschlussfähig an unseren Alltagssprachgebrauch. Insbesondere das Zusammenfallen von Unzufriedenheit (loss of pleasure) und Malady führt dazu, dass unsere Forderungen nicht erfüllt werden. Im Konzept der »Malady« werden aber wichtige Fragestellungen aufgeworfen, wie zum Beispiel die nach der Rolle externer Einflüsse oder gewünschter ggf. leidvoller Zustände, wie die Schwangerschaft, in Bezug auf Krankheit.

Die hier kurz vorgestellten Konzepte sind nur eine kleine Auswahl an Vorschlägen, die in der Literatur diskutiert werden. Allerdings zeigen sie auch die Bandbreite zwischen Naturalismus (Boorse) und verschiedenen Formen des Normativismus (WHO, Canguilhem, Nordenfelt, »Malady«). Konzepte mit normativen Elementen unterscheiden sich darin, ob die Zuschreibung des Prädikats »krank« vom Betroffenen subjektiv bestimmt wird (WHO, Canguilhem) oder ob der Versuch unternommen wird, sie anhand bestimmter Kriterien intersubjektivierbar zu bestimmen (Norden-

207 Vgl. Clouser/Culver/Gert, »Malady«, 1997, S. 205–206

felt, »Malady«). Weitere Beispiele für Krankheits- und Gesundheitskonzepte finden sich zum Beispiel bei Franke[208], Rothschuh[209] und Gottschalk-Mazouz[210]).

3.3.6 Ein allgemeiner Krankheitsbegriff?

Wir wollen jetzt die Frage aufgreifen, ob sich die Suche nach einem allgemeinen Krankheitsbegriff lohnt, beziehungsweise ob es überhaupt möglich erscheint, denn wir können feststellen, dass die oben vorgestellten Konzepte in vielerlei Hinsicht unvereinbar sind, obwohl wir aus dem alltagssprachlichen Verständnis wohl sagen würden, dass jedes auf seine Weise einen Aspekt von Krankheit und Gesundheit trifft, also in bestimmten Kontexten adäquate Bedingungen für die Zuschreibung des Prädikats »krank« darstellt.

Wie v. Engelhardt feststellt, ist bislang kein allgemeiner Krankheits- und Gesundheitsbegriff auszumachen:

> »Ein allgemeingültiger Krankheitsbegriff wurde in der europäischen Kultur- und Wissenschaftsgeschichte bislang ebenso wenig gewonnen wie ein allgemeingültiger Gesundheitsbegriff. Neben der Medizin entwickelten andere Wissenschaften, entwickelten Künste, Philosophie und Theologie ihre Vorstellungen über Krankheit und Gesundheit – in Übereinstimmung mit der Tatsache, daß Krankheit sich auf die verschiedenen Dimensionen der Wirklichkeit des Menschen und nicht allein auf den Körper auswirkt, sondern ebenso auf das Leben, die sozialen Beziehungen, die Gefühle, das Denken.«[211]

Oftmals, so scheint es, wird mit der Proklamation eines Konzepts zu Krankheit oder Gesundheit gar nicht versucht, scharfe Begrifflichkeiten von Krankheit und Gesundheit zu finden, die zumindest einen Großteil unserer alltagssprachlichen und wissenschaftlichen Verwendungen abdecken, sondern es wird eine politische oder gesellschaftliche Position bezogen und versucht, eine entsprechende Botschaft zu vermitteln: So mag es bei dem Vorschlag der WHO die Intention sein auszusagen, dass politische Leitlinien und politisches Handeln (policies) vor allem in der Gesundheits-

208 Franke, *Modelle von Gesundheit und Krankheit*, 2008

209 Rothschuh (Hrsg.), *Was ist Krankheit?*, 1975

210 Gottschalk-Mazouz, »Die Komplexität des Krankheitsbegriffs aus philosophischer Sicht: Theoretische und praktische, naturalistische und normative Aspekte«, 2008

211 Von Engelhardt, *Der Wandel der Vorstellungen von Gesundheit und Krankheit in der Geschichte der Medizin*, 1995, S. 29

politik darauf abzielen sollte, Lebensbedingungen zu schaffen, in denen Menschen möglichst frei nicht nur von Krankheit und Gebrechen sind, sondern sich auch körperlich und psychisch wohlfühlen.

Andererseits werden Lebensbedingungen als verbesserungswürdig eingestuft, in denen dies nicht gegeben ist und insbesondere Lebensbedingungen verurteilt, in denen Menschen unter psychischem Druck oder ständiger Angst vor Repressalien leben müssen. Wichtig zu bemerken ist hier, dass dieses problematische Konzept der WHO nur in Verbindung mit der Leitvorstellung einer autonomen Lebensführung ihre positiven Seiten zeigen kann, ansonsten müsste ein totalitärer »Glücksstaat« befürchtet werden, wie zum Beispiel Spaemann (siehe oben) dargelegt hat.[212]

Bei Canguilhem hingegen darf auch vermutet werden, dass er nicht nur die Absurdität eines rein biostatistischen Krankheitsbegriffs in gewisser Hinsicht aufzeigen wollte, sondern auch den Einzelnen vor Verurteilungen als »krank« schützen wollte, vor allem hinsichtlich von Gegebenheiten des Lebens des Einzelnen, die er selbst womöglich gar nicht als krank einstuft: zum Beispiel bestimmte Formen von körperlichen Einschränkungen oder Homosexualität.

J. und J. Worrall stellen in ihrer medizinphilosophischen Untersuchung zum Krankheitsbegriff fest:

»In fact, however, we have argued that there is no such thing as disease-in-general. [...]

(i) medicine is (or should be) scientific – it attempts accurately to describe real processes in nature; and

(ii) there is no general distinction in nature between processes that count as disease and those that do not; therefore,

(iii) scientific medicine does not endorse a distinction between so-called ›disease‹ conditions and non-diseases.«[213]

Die Autoren behaupten, dass die Medizin eine Wissenschaft ist oder sein sollte. Wie wir jedoch in Kapitel 1.6 dargelegt haben, ist sie eine Disziplin, die auf die Naturwissenschaften zurückgreift in ihren Formen der Beschreibung und der Erklärung. (Nur den naturwissenschaftlichen Fächern kann ein Forschungsprogramm im Lakatosschen Sinne zugeschrieben werden, der Medizin selbst jedoch nicht.)

---

212 Siehe dazu Spaemann, *Grenzen. Zur ethischen Dimension des Handelns*, 2001

213 Worrall/Worrall, »Defining Disease: Much Ado about Nothing?«, 2001, S. 54

Viel wichtiger ist hier aber, dass J. und J. Worrall feststellen, dass es keine Möglichkeit der Angabe eines Kriteriums gibt, das uns kranke von nicht-kranken »Dingen« (vielleicht besser: Zuständen) unterscheiden ließe (»no such thing as disease-in-general«). Vielmehr scheint die Behauptung »x ist krank« immer auch die Mitteilung einer Wertung durch den Sprecher zu sein. Ein Naturalismus ist nach ihrer Auffassung also nicht möglich. Wie schon erwähnt, nennt auch Jaspers den allgemeinen Krankheitsbegriff einen »Wertbegriff » und unterscheidet ihn damit von »Seinsbegriffen« in seiner Terminologie.[214]

Nach J. und J. Worrall und Jaspers kann ein allgemeiner Krankheitsbegriff nur ein Wertbegriff sein. Die entscheidende Frage ist aber, ob er ein reiner Wertbegriff ist (wie zum Beispiel Geschmack), oder ob mit der Zuschreibung des Prädikats »krank« auch das Vorliegen bestimmter empirisch-deskriptiver Gegebenheiten ausgesagt wird.

M. Ereshefsky ist sogar der Meinung, es bedürfe gar keines allgemeinen Krankheitsbegriffs. Er schlägt vor, auf die Begriffe »krank« und »gesund« allgemein verstanden zu verzichten und stattdessen in der Rede zwischen empirisch-deskriptiven und normativen Komponenten zu unterscheiden. Erstere nennt Ereshefsky »state descriptions« und letztere »normative claims«.

»Stepping back, there are three reasons for using the distinction between state descriptions and normative claims. First, talking in terms of state descriptions and normative claims clarifies discussions of controversial medical cases. Second, by framing debates in such terms we get to the issues that matter in medical discussions, thus rendering the terms ›health‹ and ›disease‹ superfluous in such discussions. Third, using the distinction between state descriptions and normative claims avoids the problems facing the major approaches to defining ›health‹ and ›disease‹.«[215]

Ereshefsky hält einen allgemeinen Krankheitsbegriff für die Diskussion medizinischer Fälle nicht für nötig. In diesem Punkt hat er sicherlich Recht. Für unser Anliegen, die Diskussion von Maßnahmen zur Prävention und Gesundheitsförderung und die diesbezüglichen Handlungsoptionen des Einzelnen, ergeben sich jedoch folgende Probleme, wenn wir auf einen allgemeinen Krankheitsbegriff verzichten würden:

---

214 Jaspers, *Allgemeine Psychopathologie*, 1973, S. 652–653

215 Ereshefsky, »Defining ›health‹ and ›disease‹«, 2009, S. 226

1. Gesellschaftliche Diskurse werden sich kaum soweit beeinflussen lassen, dass auf diese Begriffe, gerade auf ihre allgemeine Verwendung, verzichtet wird. Allenfalls kann gehofft werden, dass sich dieser Sprachgebrauch etwas präzisieren lässt. Dazu muss ein Konzept anschlussfähig an den Alltagssprachgebrauch sein, das heißt es muss ein sinnvoller Kern an Verwendungsweisen ausgemacht und die unpräzisen und widersprüchlichen Verwendungsweisen als solche aufgezeigt werden. Insbesondere können wir ohne ein solches Konzept rhetorische »Tricks« nicht erkennen.
2. Wir können bei Prävention und Gesundheitsförderung zwar gut über Einzelfälle sprechen, nicht aber das gemeinsame Ziel solcher Maßnahmen benennen. Mit einem relativ scharfen Kern des Krankheits- und des Gesundheitsbegriffs, der über eine Begründungsstruktur für jedermann klar und einsichtig ist, können wir auch die allgemeinen Ziele von Prävention und Gesundheitsförderung präzise formulieren und Handlungsoptionen diskutieren.

Wir wollen trotz der genannten Schwierigkeiten versuchen, einen allgemeinen Krankheitsbegriff zu entwickeln. Dabei verfolgen wir wieder einen pragmatischen Ansatz, das heißt einen Ansatz, der den Sprecher einbezieht und das Sprechen als eine Handlung ansieht. Kontextinvariant kann dann nur eine abstrakte Begründungsstruktur für die Zuschreibung des Prädikats »krank« sein, die kontextabhängig beim Sprechen belegt wird.

Unser Ziel soll es deshalb sein, diesen »Kern« der Verwendungsweise des Prädikats »krank« zu ermitteln, das heißt diese abstrakte Struktur des Begriffs auszumachen. In diese Struktur werden sich manche bestehenden Konzepte oder Teile davon einfügen lassen, während eine scharfe Trennung zu anderen gezogen werden wird.

Diese Begründungsstruktur soll auch soweit wie möglich ahistorisch verstanden werden können; die Vorstellungen von Krankheit in einzelnen geschichtlichen Epochen sollen sich dadurch ergeben, dass diese Struktur mit dem damals vorhandenen Wissen und den damals üblichen Bewertungen belegt werden.

Dieser Kern soll aber nicht nur aus der Analyse unserer Sprechweisen ermittelt werden, sondern er soll auch so konstruiert werden, dass unser Sprechen präziser und konsistent vonstatten geht und er soll Redeweisen ausschließen, die die oben angedeuteten problematischen Konsequenzen mit sich bringen würden, so dass schließlich unsere Forderungen (siehe Abschnitt 3.2) erfüllt werden.

3.4 »Krankheit«: ein neuer begrifflicher Vorschlag

Beim Sprechen über Krankheit im Alltag, aber auch bei den oben vorgestellten Konzepten zu Krankheit, wird sich, je nach Kontext oder Konzept, auf zwei kategorial verschiedene Perspektiven bezogen: Die erste Perspektive ist die des Betroffenen. Nur er kann eine Krankheit erleben und die damit einhergehenden negativen Empfindungen wie zum Beispiel Schmerzen oder Einschränkungen unterschiedlicher Art. Die zweite Perspektive ist die des Nichtbetroffenen. Er muss auf dieses Erleben verzichten, kann aber, wie der Betroffene, körperliche und psychische Merkmale am Betroffenen feststellen und damit auf aktuale Eigenschaften des Betroffenen schließen (insbesondere wenn er Arzt ist), auf die er sein Urteil zum Kranksein des Betroffenen aufbaut. Wir werden aber auch gleich sehen, dass das Urteil »x ist krank« mehr aussagt, als nur die Behauptung bestimmter aktualer Eigenschaften des Betroffenen.

Beim Sprechen über Krankheit in Alltag und Wissenschaft, und auch in unseren oben vorgestellten Konzepten, wird auf körperliche und psychische Merkmale referiert, die zum Beispiel als Symptome einer Krankheit gewertet werden. Darüber hinaus wird sich auf Funktionen des Organismus (und der Psyche) bezogen. Hier ist zu unterscheiden zwischen aktualen Funktionsleistungen und dispositionalen Funktionsfähigkeiten.

Diese Funktionen, mit denen wir den Organismus in Analogie zu einer Maschine beschreiben (siehe dazu Abschnitt 1.6), können unmittelbar vom Betroffenen wahrnehmbar sein, wie etwa die Funktion des Kniegelenks; diese wollen wir Makrofunktionen nennen, auch deshalb, weil in einer nach unten und oben offenen Hierarchie von Funktionen und ihren Zielen wir davon ausgehen können, dass jeder Makrofunktion verschiedene Mikrofunktionen untergeordnet werden können. Bei den Mikrofunktionen handelt es sich dann um nicht unmittelbar wahrnehmbare körperliche und psychische[216] Funktionen.

Diese Gesichtspunkte können wir in folgende Ordnung bringen: Die erste Ebene, die sich aus der Perspektive des Betroffenen gleichermaßen wie aus der Perspektive des Nichtbetroffenen darstellt, ist die des Körpers:

1. Es werden Merkmale am Körper des Betroffenen, zum Beispiel Blutwerte, die Rötung der Haut und so weiter als gut/normal oder

216 Wir sehen psychische Funktionen auch als körperliche an; wir werden später die Argumentation dafür nachliefern.

schlecht/unnormal bewertet. Negativ ist die Bewertung immer dann, wenn Merkmale als Symptome einer Erkrankung erkannt werden.

2. Am Körper des Betroffenen werden aktuale Funktionszustände (die bestimmten Funktionsleistungen entsprechen) durch bestimmte Merkmale aufgewiesen. Eine Bewertung als gut/normal oder schlecht/unnormal muss dabei immer die Bedingungen, unter denen die Funktionsleistung erbracht wird, berücksichtigen. Hierunter fallen Mikro- wie auch Makrofunktionen.
3. Unmittelbar über das Aufweisen bestimmter Merkmale (zum Beispiel ein Knochenbruch) oder mittelbar über bestimmte eingeschränkte aktuale Funktionsleistungen unter bestimmten Bedingungen wird eine organische beziehungsweise psychisch-kognitive Funktionsfähigkeit (dispositiv) begründet, die gegeben, eingeschränkt oder ganz ausgefallen sein kann. Die Begründung dieser Dispositionen erfolgt anhand des Schemas aus unserem Vorschlag zu Dispositionen in Kapitel 2.

Bei der zweiten Ebene, der des Erlebens, ergibt sich ein Unterschied aus den Perspektiven des Betroffenen und des Nichtbetroffenen:

1. Der Betroffene empfindet subjektive Merkmale, wie zum Beispiel die Schmerzintensität oder das Wohlbefinden, die gut oder schlecht sein können. Der Nichtbetroffene hat keinen unmittelbaren Zugang zu diesen Erlebnisinhalten.
2. Der Betroffene erfährt (bei bestimmten Tätigkeiten) aktual bestimmte Makrofunktionsleistungen (zum Beispiel wie schnell beziehungsweise ob er Treppen steigen kann, ob sein Knie funktioniert, und so weiter), die wir als die vom Betroffenen wahrnehmbare Teilmenge der Funktionszustände verstehen wollen, die er als angenehm oder unangenehm empfindet.
3. Daraus ergibt sich für den Betroffenen das Bewusstsein seiner physischen und kognitiven Leistungsfähigkeit (Makrofunktionsleistungsfähigkeit), mit der er zufrieden oder unzufrieden sein kann und die auch sein Selbstbild beeinflusst.

Physiologie und Pathologie beziehen sich manchmal nur auf die erste Perspektive: Es wird dann gefragt, ob ein Organismus normal funktioniert, das heißt ein Betroffener mit bestimmten Ausprägungen zum Beispiel überlebensfähig oder relativ zu bestimmten Alltagsanforderungen eingeschränkt ist (dies entspricht im Wesentlichen Boorses Konzept, wenn man die Ziele nicht auf das Überleben und die Fortpflanzungsfähigkeit einschränkt).

Mikrofunktionsdefekte, die der Betroffene nicht unmittelbar wahrnehmen kann, können einerseits zu Merkmalen führen, anhand derer der Arzt den Defekt erkennt, und auch zu Makrofunktionsleistungsdefekten, die der Betroffene erlebt. Das Erleben der Krankheit spielt sich in der zweiten Perspektive ab: Krankheit ist das Erlebnis von Leistungsdefiziten und Missempfinden (hier sind wir dann in Einklang mit den Vorschlägen der WHO und von Canguilhem). Dabei ist der Betroffene akut krank, wenn er aktual diese Empfindungen hat, latent, wenn er sie momentan nicht hat, aber abzusehen ist, dass er sie bekommen wird, und chronisch, wenn er sie aller Erfahrung nach (immer) wieder bekommen wird.

Wenn wir von einem kranken Menschen sprechen, müssen wir uns dabei auf aktuale Eigenschaften des Betroffenen beziehen. Denn spielten diese keine Rolle, das heißt könnten wir auch einen anderen Menschen mit anderen Eigenschaften an die Stelle des ersten setzen, so wäre »krank« nur eine Beschreibung, die sich auf Umweltbedingungen von Menschen bezöge.

Es genügt darüber hinaus nicht, dass sich »krank« auf bestimmte Merkmale bezieht, von denen man nur weiß, dass sie zum Beispiel vom Durchschnitt abweichen: Wie schon von Boorse erwähnt (siehe Zitat oben), gibt es eine Vielzahl von Merkmalen mit unterschiedlichen Ausprägungen, bei denen keine auf eine Krankheit hinweist, wie zum Beispiel die Augen- oder Haarfarbe.

Wir müssen daher zu den körperlichen und psychischen Funktionen übergehen: Wenn bei einer Person unter bestimmten Bedingungen Funktionsleistungen defizitär sind, ist dies ein guter Kandidat für die Zuschreibung des Prädikats »krank«. Zu beachten ist hier, dass es nicht bestimmte Merkmale oder aktuale Funktionsleistungen alleine sind, die dazu genügen: Ob eine Rötung der Haut, bestimmte Leberwerte oder die aktuale Leistung des Herzens, oftmals können bestimmte Merkmale unter bestimmten Umständen ganz normal sein, so dass keine Krankheit vorliegt (zum Beispiel schlechte Leberwerte nach Alkohol- oder Drogenkonsum).

Diese defizitären Funktionsleistungen unter ganz bestimmten Bedingungen müssen bei einem Kranken nicht aktual vorliegen: Wir bezeichnen eine Person auch als herzkrank, wenn im Moment (zum Beispiel der Ruhe) keine defizitäre Herzleistung festzustellen ist. Und eine Allergie könnte zum Beispiel als eine Erkrankung aufgefasst werden, die bei Kontakt mit bestimmten Stoffen oder Nahrungsmitteln zu bestimmten Beschwerden führt. Somit wird klar: Bestimmte Beschwerden (Resultate) können sich erst bei bestimmten Umweltbedingungen zeigen, der Funktionsdefekt als die Disposition dazu lässt sich aber durch aktuale Eigenschaften begründen; seine Zuschreibung ist damit unabhängig von den »äußeren Umständen« (analog zu unserem allgemeinen Konzept von Dispositionsbegriffen, siehe dazu Kapitel 2).

Allerdings ist auch zu fragen, ob der Träger einer allergischen Disposition als krank bezeichnet werden sollte, wenn es die allergieauslösenden Bedingungen in seiner Umwelt gar nicht gibt. Oder wenn er sich an den notwendigen Vermeidungsmaßnahmen der allergieauslösenden Bedingungen nicht stört, sie für ihn also keinen Verlust an Lebensqualität darstellen.

Bevor wir diese Fragen beantworten können, wollen wir von der defizitären Funktionsfähigkeit (dispositional!) ausgehen, die einen guten Ausgangspunkt für die Zuschreibung des Prädikats »krank« darstellt. Allerdings ist auch zu beachten, dass bestimmte Merkmale (Symptome) anzeigen, dass eine bestimmte Erkrankung vorliegt, auch wenn noch keine Einschränkung irgendeiner Funktionsfähigkeit vorliegt, zum Beispiel am Beginn einer Infektion.

3.4.1 Körperliche Funktionsdefekte

Unter Funktionsdefekten wollen wir im Weiteren defizitäre Funktionsfähigkeiten verstehen, bei Makro- wie auch bei Mikrofunktionen, die sich unter bestimmten Umständen als defizitäre Funktionsleistungen zeigen und ggf. bestimmte Merkmale (Symptome) hervorrufen. Auch das Entstehen bestimmter Funktionsdefekte kann durch bestimmte Symptome ersichtlich sein.

Bei vielen Erkrankungen ist ein unterliegender Funktionsdefekt oder eine ganze Kaskade von Funktionsdefekten bekannt; insbesondere sind oftmals Defekte von Mikrofunktionen für defizitäre Makrofunktionen verantwortlich. Unter einer Anämie zum Beispiel wird laut einem Lehrbuch für allgemeine und spezielle Pathologie folgendes verstanden:

»›Anämie‹ ist ein Sammelbegriff für Zustände, bei denen die zirkulierende Erythrozytenmasse und folglich auch der Hb-Wert und/oder Hämatokrit im peripheren

Blut unter die altersentsprechende und geschlechtsspezifische Norm abgesunken ist.«[217]

Hereditäre (erbliche) Anämien lassen sich zum Beispiel auf folgende Defekte zurückführen:

»Je nach Ethnie häufige, erbliche Anämien, bei denen die Ursache für den vorzeitigen Erythrozytenabbau genetisch bedingt ist und in den Erythrozyten selbst liegt. Je nachdem, welche Erythrozytenstruktur vom Defekt betroffen ist, unterscheidet man:

- membranopathische Anämien wegen Zytoskelett- und/oder Membrandesintegration (Prototyp: Phärozytose),
- enzymopathische Anämien wegen qualitativer oder quantitativer Enzymdefizienz (Prototyp: G-6-PD-Mangel, Pyruvatkinase-Mangel),
- Hb-pathische Anämien wegen qualitativer oder quantitativer Hb-Synthese-Störung (Prototyp: Sichelzellanämie, Thalassämie)«[218]

Diese genannten Mikrofunktionsdefekte führen zu Anämien, die für den Betroffenen durch Leistungsabfall, schnelle Ermüdbarkeit und weitere Folgen aufgrund der Reaktionen des Organismus auf die Anämie gekennzeichnet sind. Bei der Eisenmangelanämie hingegen muss als Ursache nicht unbedingt ein organischer Defekt vorliegen, wie etwa eine verminderte Aufnahmefähigkeit für Eisen aus der Nahrung, sondern sie kann auch durch Fehlernährung hervorgerufen werden, zum Beispiel bei veganer Ernährung.

Das Reden von Funktionsdefekten und die Erfolge der modernen Medizin sind eng mit der Beschreibung des Menschen als Maschine verbunden und mit der Anwendung naturwissenschaftlicher Theorien und technischen Wissens im Bereich der Medizin. Wie in Abschnitt 1.6 dargelegt, gehen diese Errungenschaften im Wesentlichen auf die Entwicklung der Physiologie im 19. Jahrhundert zurück. Später wurden auch Bakterien und Viren als Ursache verschiedenster Funktionsdefekte erkannt.

Viele Leiden konnten auf Funktionsdefekte zurückgeführt werden und mit dem Verstehen des Funktionsdefekts oder seiner Ursache konnten Therapien für viele Leiden entwickelt werden. Krankheiten zu heilen, heißt also, Funktionsdefekte zu beseitigen, sei es durch Wiederherstellung der Funktionsträger oder deren Substitution.

---

217 Schäfer, »Hämatopoetisches und lymphytisches System«, 2004, S. 509
218 Ebd., S. 517

Wollen wir von defizitären Funktionsfähigkeiten sprechen, so ist die entscheidende Frage, welche Kriterien für die Bestimmung des Bereichs der defizitären Leistungsfähigkeit angesetzt werden. Diese Kriterien müssen sich auf die absolute Funktionsleistung einerseits und die Vorbedingungen (Schlaf, lange körperliche oder kognitive Anstrengung, Medikamenteneinnahme und so weiter) sowie die Umgebungsbedingungen (Raumtemperatur, Tageszeit und so weiter) andererseits beziehen.

Bei der Uhr von Descartes[219] (siehe Abschnitt 1.6), das heißt bei technischen Geräten im Allgemeinen, sind im Lastenheft die Funktionsnormen festgelegt: Eine mechanische Uhr zeichnet sich zum Beispiel durch die Funktion aus, die Zeit mit einer bestimmten Genauigkeit anzuzeigen, unter der Bedingung, dass sie regelmäßig aufgezogen und entsprechend sorgsam behandelt wird (zum Beispiel nicht heruntergeworfen wird). Spezielle Uhren haben womöglich andere Funktionsnormen, funktionieren zum Beispiel auch unter Wasser.

In der Biologie und auch in der Medizin müssen wir die Funktionen der einzelnen Teile des Organismus und deren Funktionsnormen als Hypothesen aufstellen und sie überprüfen, wozu eine ganz bestimmte Methodologie des Experiments erforderlich ist, wie zum Beispiel C. Bernard ausführlich dargestellt hat.[220]

Wir beschreiben dann den menschlichen Körper abstrahierend und ideativ als Organismus, indem wir aufgrund morphologischer Merkmale Teile und Organe identifizieren und mit Rückgriff auf naturwissenschaftliches und technisches Wissen erklären, wie deren Zusammenwirken funktional hinsichtlich einer nach oben und unten offenen Hierarchie von Zielen vonstatten geht. Zu den obersten Zielen gehört sicherlich zum Beispiel die Überlebensfähigkeit, die schon im Ansatz von Boorse eine prominente Rolle spielt. Bei diesen Hypothesen, die den menschlichen Körper als Maschine beschreiben und erklären, gehen empirisch-statistische Kenntnisse und funktional-technische Erklärungsmodelle Hand in Hand: Einerseits werden Durchschnittswerte empirisch ermittelt und andererseits orientiert man sich nach technischen Gesichtspunkten an einer optimalen Funktionsleistung.

---

219 Vgl. Descartes, *Meditationen*, 2004, S. 233, 235 und 237

220 Siehe dazu z.B. Bernard, *Einführung in das Studium der experimentellen Medizin (Paris 1865)*, 1961 und Kötter, »Claude Bernard und die Logik des Experiments in der modernen Physiologie«, 2008, S. 283–302

So erhalten wir ein Bild der Funktionsweise des Organismus, das manchmal an Mittelwerten orientiert ist (zum Beispiel bei der Körpergröße) und manchmal an der idealen Funktionsfähigkeit (zum Beispiel bei der Ausgestaltung von Gelenken, der Form des Fußes, und so weiter, wobei zum Beispiel Ideationen von glatten Gelenkoberflächen ins Spiel kommen). Dabei wird nicht gefordert, dass ein Exemplar tatsächlich dem Mittelwert entspricht oder ein Exemplar das technische Ideal verkörpert. Jedoch beziehen sich beide Ansätze auf die Empirie: Es müssen sich die meisten Probanden um den Mittelwert herum verteilen und es müssen zumindest Exemplare existieren, die dem technischen Ideal nahe kommen. Dabei wollen wir offen lassen, ob es solche Exemplare »von Natur aus« gibt oder sie mit Hilfe medizinischer Maßnahmen entstanden sind. Die Orientierung am Durchschnitt genügt nicht, denn dann wären sehr häufig auftretende Erkrankungen, wie zum Beispiel Karies, nicht inbegriffen.

Aber auch hier müssen wir den empirisch-deskriptiven Teil um einen normativen Beitrag ergänzen: wir benötigen einen normativen »Ankerpunkt«, den zum Beispiel Boorse mit seinen obersten Zielen (Überlebensfähigkeit und Fortpflanzungsfähigkeit) willkürlich gesetzt hat. Der Durchschnittswert muss sich auf Kollektive beziehen, die beschwerdefrei sind (oder zumindest nicht von mehr Beschwerden betroffen sind als die Grundgesamtheit, auf die sie sich beziehen), und körperliche Idealvorstellungen eines gesunden Menschen (»gesund« im Sinne von nicht-krank) müssen auf mindestens ein Exemplar verweisen, bei dem sie realisiert sind. Ansonsten ließen wir beliebige Wunschvorstellungen zu körperlichen Funktionsfähigkeiten zu.

Verteilt sich eine aktuale Eigenschaft in zwei oder mehrere disjunkte Gruppen, etwa wie beim Geschlecht, oder muss aufgrund der menschlichen Entwicklung angenommen werden, dass in bestimmen Altersbereichen unterschiedliche Funktionen vorhanden und unterschiedliche Funktionsfähigkeiten typisch sind, so müssen wir für jede dieser Gruppen Mittelwerte bilden und technisch ideale Funktionsweisen aufstellen. Wie wir gesehen haben, orientiert sich auch die Rechtsprechung an bestimmten Idealen wenn vom »Leitbild des gesunden Menschen« gesprochen wird (siehe Zitat in Abschnitt 3.1).

Mit der funktionalen Erklärung des Zusammenspiels der Teile des Körpers wird immer auf bestimmte Funktionsziele verwiesen, die, wie wir dargelegt haben, kein Gegenstand der Beobachtung sind, sondern die durch Ansetzen technischer Analogien »erraten« werden müssen oder sich am Erleben orientieren, allerdings nicht des Betroffenen, sondern eines Kollektivs: Von Funktionsdefekten kann man sprechen mit Bezug auf ein Normal, zum Beispiel die normale körperliche Leistungsfähigkeit in einer bestimmten Altersgruppe aufgrund statistischer Untersuchungen. Allerdings ist auch zu beachten, dass wir beim Sprechen über Krankheit sicherlich auch immer einfließen lassen, was für uns und in unserem Freundeskreis, in unserer Schicht und Kultur als normal gilt.

Für die Festlegung des defizitären Bereichs einer Funktion wollen wir also nicht Canguilhem folgen, der dies individuell bestimmt, aber auch Funktionsdefekt und Krankheit nicht gleich setzen: Zu fragen ist immer, ob ein wie auch immer von wissenschaftlicher oder ärztlicher Seite ausgewiesener Funktionsdefekt auch einen Krankheitswert für die betroffene Person hat, das heißt ob sie daran aktual leidet oder mit großer Sicherheit leiden wird. Es macht keinen Sinn und entspricht nicht der alltäglichen Verwendungsweise, Menschen als krank zu bezeichnen, nur weil sie einen Funktionsdefekt besitzen (wie im Vorschlag von Boorse), obwohl sie ihn womöglich niemals bemerken, weil sie nicht in Situationen kommen, in der die verminderte Funktionsleistungsfähigkeit eine Rolle spielt (die Disposition also nicht realisiert wird), oder weil sie es nicht für wichtig halten, also nicht unter dem Defekt leiden. So mag bei einem Betroffenen ein sog. pathologischer Befund vorliegen, das heißt ein Funktionsdefizit, vom Betroffenen aber kein Leiden berichtet werden.

Kennt man die Funktionsweise zum Beispiel eines bestimmten Organs oder Körperteils und die zugehörigen Funktionseinbußen, so kann man den Prozess, der dazu führt, als sog. »pathogenetische Kette« beschreiben. Dieser von P. Hucklenbroich[221] geprägte Ausdruck beschreibt einen Prozess, der ausgehend von einem Anfangszustand deterministisch zu einem Zustand führt, in dem ein Funktionsdefekt gegeben ist.

Allerdings muss der menschliche Körper als komplexes System beschrieben werden, welches ständig Umwelteinflüssen ausgesetzt ist, so dass es manchmal große Schwierigkeiten bereitet, den Beginn einer pathogenetischen Kette (empirisch) exakt festzustellen. Insbesondere ist dabei zu berücksichtigen, dass bestimmte Funktionsdefekte von anderen Funktionseinheiten oder Organen kompensiert werden können. Mag es zum Beispiel bei manchen Virusinfektionen noch relativ einfach sein, einen Zustand zu ermitteln, ab dem dann die pathogenetische Kette abläuft, so

221 Vgl. Hucklenbroich, »Krankheit – Begriffsklärung und Grundlagen einer Krankheitstheorie«, 2007

ist bei vielen Erkrankungen jedoch ein »schleichender« Beginn gegeben oder schlichtweg das Nachlassen bestimmter (normaler) Funktionen.

Ob ein Betroffener an einem Funktionsdefekt leidet, hängt auch davon ab, inwieweit die Bedingungen einer Funktionsrealisierung und die Funktionsleistung in sein Belieben gestellt sind: Bei vielen Makrofunktionen kann er sich mit einem Funktionsdefizit abfinden, beziehungsweise es kann auch der Fall sein, dass er an der entsprechenden Funktionsleistung nicht interessiert ist. Gleiches gilt auch für die Bedingungen, unter denen die Funktion realisiert wird: Kann er sie vermeiden und leidet er nicht an dieser Einschränkung, so sollten wir ihn nicht als krank bezeichnen, ist er hingegen gezwungen, sich entsprechenden Bedingungen auszusetzen, zum Beispiel am Arbeitsplatz, so wird sich das Funktionsdefizit bemerkbar machen und ggf. ein Leiden des Betroffenen zur Folge haben.

Für die Zuschreibung des Prädikats »krank« wollen wir deshalb aus den gerade erörterten Gründen eine zweite Bedingung fordern, nämlich das Leiden des Betroffenen aktual oder absehbar in der Zukunft. Bevor wir dies genauer erörtern, wollen wir klären, was wir unter psychischen Defekten verstehen können.

3.4.2 Psychische Funktionsdefekte

Unter körperlichen Funktionsdefekten wollen wir auch psychische verstehen und diese dann als Kontrollverlust bezeichnen. Psychische Funktionsdefekte sind in unserem Verständnis also eine Teilmenge der körperlichen Funktionsdefekte. Dabei sind nicht nur diejenigen psychischen Leiden gemeint, die wir vor allem auf physische Funktionsdefekte zurückführen können (zum Beispiel Stoffwechselstörungen im Gehirn), sondern auch die Fälle psychischen Leidens, bei denen das gerade nicht gelingt.

Immer dann, wenn Betroffene in bestimmten Situationen die Kontrolle verlieren, das heißt wie unter Zwang handeln, kann man den Betroffenen (und er auch sich selbst) als ein Individuum beschreiben, das wie von einem »Mechanismus« gesteuert ist, dem also eine bestimmte Handlungsfähigkeit (Disposition!) entzogen worden ist. Manfred Lütz versteht zum Beispiel unter einer Sucht eine Erkrankung der Wahlfreiheit, das heißt also der Fähigkeit, frei zu wählen.[222] An anderer Stelle legt er dar, dass dies auch dann der Fall sein kann, wenn es gar nicht danach aussieht:

---

222 Vgl. Lütz, *Irre! Wir behandeln die Falschen. Unser Problem sind die Normalen*, 2009, S. 113

»Es gibt auch psychisch bedingte Krampfanfälle. Die wirken oft viel dramatischer als ›echte‹ epileptische Anfälle. Nimmt man solche Anfälle mit der Kamera auf, so kann man in der Zeitlupe sehen, wie sich die Patienten noch kurz vor dem Hinstürzen schnell abstützen, um Verletzungen zu vermeiden. Auch hier darf man nicht schlicht absichtliche Täuschung unterstellen, denn auch solche Abläufe sind bei diesen Patienten, wie bei allen Patienten mit dissoziativen Störungen, der besonnenen abgewogenen Entscheidung des Patienten entzogen.«[223]

Mit einem körperlichen Defekt sind also auch Eigenschaften der Psyche gemeint. Denn wir können davon ausgehen, dass jeder psychische Zustand auch einen materiellen Träger hat. Ob wir eine Trennung in res cogitans und res extensa im Sinne von Descartes annehmen wollen oder nicht, ist eher die Frage einer pragmatisch sinnvollen regulativen Idee: Wenn wir es zulassen wollen, dass wir es auch mit rein geistigen Phänomenen zu tun haben, die krankhafte Zustände annehmen können, dann müssen wir auch akzeptieren, dass diese auf materialer Ebene nicht beeinflussbar sind, also zum Beispiel weder durch physische Eingriffe noch durch Medikamentengabe. Die Annahme, dass alle geistigen Phänomene einen materialen Träger besitzen, eröffnet einerseits die Möglichkeit, diese auch auf materialer Ebene zu beeinflussen, lässt aber genauso die Möglichkeit »nicht materialer« Einflüsse zur Heilung zu. Ob von Trainingseinheiten zum richtigen Verhalten bis zur Gesprächstherapie, auch bei Annahmen eines materialen Trägers von Gedanken und Psyche können sie in vielen Fällen als wirksame Instrumente gelten.

Wenn wir noch keine Funktion identifiziert und kein physisches Korrelat zu einem Leiden gefunden haben, so gehen wir doch als regulative Idee davon aus, dass ein Korrelat und eine Funktion gefunden werden kann.

Diese Leitvorstellung ist konsistent mit der Erfahrung, dass unser Fühlen und Denken physischen Bedingungen unterworfen ist: Mit bestimmten Substanzen kann man das Erleben von Personen beeinflussen, was in der Psychiatrie ja oftmals in therapeutischer Hinsicht genutzt wird. Und umgekehrt: wenn bestimmte physische Bedingungen nicht gegeben sind, hat das massive Auswirkungen auf die Psyche – bei Flüssigkeitsmangel oder Unterzucker verändert sich auch unser Erleben.

Jedoch ist es offensichtlich, dass wir auf diese Weise menschliches Erleben nicht vollständig beschreiben können. Vielmehr beschreiben wir uns auch als Personen, die nach Argumenten entscheiden können, deren Ent-

223 Vgl. Lütz, *Irre! Wir behandeln die Falschen. Unser Problem sind die Normalen*, 2009, S. 168

scheidungsfreiheit allerdings nur in gewissen Bereichen gegeben ist, die durch die gerade erwähnten physischen Bedingungen vorgegeben werden (wir kommen bei der Besprechung von rationalen Entscheidungen noch einmal auf diesen Punkt zurück, siehe Abschnitt 6.1).

Aus dieser Perspektive des Erlebens von uns selbst, aber auch von anderen, können wir deshalb wie schon im Kapitel 2 das Vorliegen aktualer psychischer Eigenschaften einer Person begründen: Beobachten wir bei Betroffenen (mehrmals) einen Kontrollverlust in einem bestimmten Sachverhalt, so gehen wir davon aus, dass in seiner Persönlichkeit etwas zeitlich Konstantes vorliegt, das also auch kurzfristig nicht geändert werden kann, das als aktuale (psychische) Eigenschaft und als Disposition für ein bestimmtes Verhalten, zum Beispiel für einen Kontrollverlust in bestimmten Situationen, gedeutet werden kann. Wir gehen dabei davon aus, dass Menschen in der Regel nach guten Gründen handeln können (Bezug auf den Durchschnitt); zeigt sich aber (mehrmals), dass eine Person in bestimmten Umständen diese Fähigkeit verliert, das heißt wie unter Zwang bestimmte Handlungen vornimmt (zum Beispiel Alkohol trinkt, am Automaten spielt, und so weiter), so sehen wir im Verlust dieser Fähigkeit einen Funktionsdefekt (einen Kontrollverlust).

Stünde der Betroffene nicht unter einem Zwang oder erlebte einen Kontrollverlust, besäße er also noch Handlungsfreiheit, so könnten wir ihm beratend zur Seite stehen. Allerdings gibt es eine Vielzahl von Situationen im Leben, in denen es weder für den Betroffenen noch für Nichtbetroffene offensichtlich ist, inwieweit der Betroffene »Herr der Lage« ist. Besitzt er noch diese Handlungsfreiheit, ist also kein Kontrollverlust auszumachen, so kann auch nicht von einem (psychischen) Funktionsdefekt gesprochen werden.

Analog stellt sich auch hier wieder die Frage, ob der Betroffene an einem bestimmten psychischen Funktionsdefekt leidet: So mag ein Betroffener aufgrund bestimmter »Marotten« aus der Norm fallen, kann er aber damit leben, sich eine Nische im Leben suchen, in der sie keine maßgebliche Rolle spielen und leidet er an dieser Einschränkung nicht, so wollen wir ihn nicht als krank bezeichnen.

Mit unserem zweiten Kriterium, das wir als notwendig für die Bezeichnung einer Person als krank fordern, dem aktualen oder zukünftigen Leiden, werden wir den Gedanken Canguilhems gerecht, der die Bedeutung der subjektiven Perspektive, der Perspektive des Betroffenen, ins Zentrum seiner Überlegungen gestellt hat.[224]

3.4.3 Aktuales oder zukünftiges Leiden des Betroffenen

Die Pathologie, ursprünglich die Lehre vom Leiden (von griech. páthos Leid[225]), weist aus etymologischer Sicht darauf hin, dass Kranksein mit Leiden in Verbindung steht. Ebenso kann hier bereits der Zusammenhang zu einer Situation gesehen werden, die der Handelnde zumindest kurzfristig nicht beeinflussen kann: Aus »páthos« leitet sich »páschein« leiden, erleiden, erdulden ab, was formal auf passivische Satzkonstruktionen wie inhaltlich auf zumindest kurzfristig unabwendbare Situationen des Widerfahrens verweist. Der Patient ist der Erleidende, der Erduldende.[226]

Leiden ist also eine Form von Unlust, die dadurch entsteht, dass der Betroffene etwas erleidet, das heißt, dass er in einer Situation ist, die er kurzfristig nicht ohne Weiteres beenden kann, der er in gewisser Weise ausgeliefert ist.

Dabei können die Ursachen leidvollen Erlebens überaus vielfältig sein. Dies können zum Beispiel Schmerzen sein oder andere körperliche Beschwerden, ein Vorgesetzter oder ein Familienmitglied, die jeweils ihre Machtposition ausnutzen, eine Freiheitsstrafe, Folter, oder ganz allgemein physische oder psychische Gewalt. Leiden kann aber auch zum Beispiel durch Erleben von Verlusten, der Vergänglichkeit im Allgemeinen, durch Misserfolge, Minderwertschätzung, Verachtung und vieles mehr entstehen. Es scheint aussichtslos, hier eine vollständige Liste angeben zu wollen.

Wie schon angedeutet, bestimmt sich leidvolles Erleben dadurch, dass es als Widerfahrnis zu verstehen ist, das den kurzfristigen Handlungsoptionen entzogen ist und das eine Unlust mit sich bringt, die mindestens eine bestimmte Stärke erreicht hat. Das Erreichen einer bestimmte Stärke der Unlust zeigt sich dadurch, dass die Unlust nicht mehr als tolerabel angesehen wird, als Ausprägung normaler Schwankungen im Erleben, mit denen man zurechtkommt, mit denen man »leben kann«. Wer aus seiner Sicht leidet oder beim anderen ein Leiden vermutet, drückt damit zugleich

224 Vgl. Canguilhem, *Das Normale und das Pathologische*, 1974; vgl. Canguilhem, »Krankheit, Genesung, Gesundheit«, 1975, S. 154–174

225 Kluge, *Etymologisches Wörterbuch der deutschen Sprache*, 2002, S. 686, Stichworte »Pathologie« und »Pathos«

226 Ebd., Stichwort »Patient«

immer auch den Bedarf, den dringenden Wunsch nach Beendigung des Leidens aus. Leiden ohne den Wunsch nach dessen Beendigung wäre ein Widerspruch in sich.

Wie schon angedeutet, ist aber nicht jedes Unlustgefühl als Leiden zu verstehen. Menschliches Erleben ist aus einer Vielzahl von Gründen Schwankungen unterworfen: Die körperlichen und psychischen Reaktionen auf eine zum Teil kontingente physische und soziale Umwelt, unsere Wünsche, Vorstellungen und Ziele im Leben, die wir manchmal erreichen können und manchmal nicht, bis hin zu Reflexion auf unsere Identität, lassen uns Höhen und Tiefen erleben. Nicht jedes kleine Tief, jeder kleine Schmerz oder jede kleine Enttäuschung werten wir als Leiden.

Sicherlich werden wir uns immer bemühen, unser Leben so angenehm wie möglich zu gestalten. Wir wissen aber, dass wir nicht immer ohne jegliche körperliche Beschwerden, stets bei bester Leistungsfähigkeit, in voller Zufriedenheit und vollends glücklich sein können. Nicht nur die kontingente Umwelt verhindert dies, sondern zum Beispiel auch, dass für manches Hoch ein Tief als Differenzerfahrung notwendig ist; für manches Hoch ist es notwendig, zuvor eine unangenehme Situation gemeistert zu haben.

Das, was für das Erleben von Unlust im Allgemeinen gilt, gilt auch für körperlich und psychisch bedingte Erlebnisse der Unlust. Nicht jedes Zipperlein, nicht jede negative Stimmungsschwankung verbinden wir mit Kranksein. Insbesondere dann, wenn sich keine Konsequenzen für unsere Handlungsfähigkeit und unsere Alltagsgestaltung ergeben oder nur vorübergehend ergeben, werden wir darin kein Leiden sehen. Ein Kratzen im Hals oder manch eine Verspannung werden wir unbeachtet hinnehmen. Wir wissen aus Erfahrung, dass normalerweise daraus kein größeres Leiden entsteht und dass es nach einer gewissen Zeit von selbst wieder vergeht.

Wenn ein Betroffener in seiner Situation kein Leiden empfindet und aufgrund von Erfahrungen und medizinischem Wissen keines konkret für die Zukunft erwartet werden kann, besteht keine Grundlage für eine Beurteilung als krank. Der französische Chirurg René Leriche schreibt (übersetzt) »Die Gesundheit ist das Leben im Schweigen der Organe«[227] und umgekehrt (übersetzt): »[ist] die Krankheit dasjenige, was die Menschen in ihrer normalen Lebensführung und ihren Tätigkeiten hemmt und vor al-

227 Leriche, »Introduction générale; De la Santé à la Maladie; La douleur dans les maladies; Où va la médicine?«, 1936, Bd. IV, 16–1

lem, was sie leiden macht.«[228] Auch Jaspers spielt auf die Absenz vom Leiden bei Gesundheit an, wenn er schreibt: »[...], ein Zustand, in dem man dauernd vom Körper möglichst wenig, abgesehen vom lustvollen Daseinsgefühl, merkt [...].«[229] Bei H.-G. Gadamer zieht sich dieses Motiv durch seinen ganzen Aufsatz, den er mit »Die Verborgenheit der Gesundheit«[230] überschrieben hat.

Dass aber das Kranksein vom Betroffenen als Lust angesehen werden kann, zum Beispiel im Hinblick darauf, mit einem grippalen Infekt nicht arbeiten zu müssen, oder den ungeliebten Besuch bei Verwandten ausfallen lassen zu dürfen, basiert auf einer Nutzenabwägung, die ihrerseits das Leiden durch das Kranksein mit dem Nutzen, eben zum Beispiel etwas nicht tun zu müssen, verrechnet. Somit zeigt dies gerade, dass Kranksein mit Leiden verbunden ist. Es sind zwar Situationen denkbar, in denen sich der Betroffene darüber freut, krank zu sein, jedoch deshalb, weil es für ihn das kleinere Übel bedeutet: Lieber krank sein als arbeiten müssen, lieber krank sein als den ungeliebten Besuch bei den Verwandten machen müssen. Manch einer ist sogar lieber krank und akzeptiert einen dauerhaften Gesundheitsschaden, wenn er dafür eine Versicherungssumme kassieren kann und nicht finanziell ruiniert ist.

Beim leidvollen Erleben wird in der Literatur immer wieder der Masochist ins Spiel gebracht, der einen Lustgewinn aus dem Erleben von Schmerzen zieht. Viele kennen die Lust, zum Beispiel an einem wackelnden Zahn herumzuspielen. Der Unlust des Schmerzes steht hier ein größerer Lustgewinn in den Fähigkeiten des Kontrollierens gegenüber; von einem Leiden kann dabei aber nicht gesprochen werden, denn es handelt sich nicht um ein Widerfahrnis, sondern wird vom Betroffenen bewusst herbeigeführt und kontrolliert. Allgemein scheint die Fähigkeit der Kontrolle oder die Fähigkeit, sich der Welt zu bemächtigen, ein sehr lustvolles menschliches Motiv zu sein. Schmerz muss also nicht von jedem in jeder Form als leidverursachend erlebt werden. Dass sich hinter dem Selbstzufügen von Schmerz auch psychische Erkrankungen verbergen können, die der Betroffene nicht zugibt oder die er erst zugibt, wenn er aus seiner Situation »befreit« ist, diskutieren wir weiter unten.

---

228 Leriche, »Introduction générale; De la Santé à la Maladie; La douleur dans les maladies; Où va la médicine?«, 1936, Bd. IV, 22–23

229 Jaspers, *Allgemeine Psychopathologie*, 1973, S. 652

230 Gadamer, *Über die Verborgenheit der Gesundheit*, 1993

In Bezug auf die oben eingeführten Funktionsdefekte kann sich aktuales oder zukünftiges Leiden auf mehrere Weisen ergeben:

1. Aktuales Leiden an aktualen defizitären Funktionsleistungen (von Makro- und Mikrofunktionen), zum Beispiel an Schmerzen.
2. An einer eingeschränkten Funktionsfähigkeit. Gerät der Betroffene unter bestimmte Umweltbedingungen (wenn er diese zum Beispiel nicht wählen kann), kommt es dann zum Leiden wie unter 1.

   Aktual leiden kann er aber auch, weil ihm seine eingeschränkten Handlungsoptionen aufgrund einer defizitären Makrofunktion (defizitäre Leistungsfähigkeit, dispositional) bewusst sind, ohne dass die defizitäre Leistung dazu aktualisiert werden muss.
3. Ein zukünftiges Leiden der Formen 1) und 2) kann angenommen werden, wenn ein Merkmal festgestellt wurde, das auf eine pathogenetische Kette verweist, die bestimmte aktuale Eigenschaften hervorbringen wird, so dass bestimmte Funktionsdefizite entstehen werden.

Was ein Leiden darstellt, hängt also auch von der Wahl unserer Ziele ab. Wie wir schon bei der Diskussion des Vorschlags von Boorse gesehen haben, ist zwar zum Beispiel die Überlebensfähigkeit ein naheliegendes Ziel, aber sicherlich nicht das einzige. Wir haben gewöhnlich mehr Ziele im Leben, als gerade so zu überleben, als »dahin zu vegetieren«: Wir wollen eine bestimmte körperliche und mentale Leistungsfähigkeit besitzen, an einem Leben, das uns als normal erscheint, teilhaben können und manchmal sogar weit überdurchschnittliche Leistungen erzielen. Ob Hobby- oder Spitzensportler, Künstler oder Ingenieur, wir setzen uns Ziele im Leben und diese erfordern die Erfüllung bestimmter körperlicher Makrofunktionen. So mag es der eine für völlig unsinnig halten, hohe Berge zu besteigen, so kann ein anderer dies als essenziell für ein erfülltes Leben ansehen.

Wir haben nun zwei notwendige Bedingungen für die Zuschreibung des Prädikats »krank« vorgeschlagen: Funktionsdefekt und aktuales oder zukünftiges Leiden des Betroffenen. Daraus ergibt sich auch, dass krank nach unserem Vorschlag nur Personen sein können, nicht Organe oder Teile des Körpers. Letzteres wäre eine verkürzte Sprechweise, denn es sind einzelne Personen, die leiden.

Allerdings ist noch nicht geklärt, wie die (willkürlichen) Grenzen zwischen defizitär/nichtdefizitär beim Funktionsdefekt und die rein subjektive Festlegung des Leidens kombiniert werden sollten. Womöglich sind weitere (einschränkende) Bedingungen notwendig.

Bevor wir dies in Angriff nehmen, sei noch bemerkt, dass es gerade die Forderung des Leidens des Betroffenen ist, das bis auf wenige Ausnahmen nur von ihm selbst bekundet werden kann, die die missbräuchliche Verwendung des Prädikats »krank« eindämmen kann:

»Es ist gefährlich, Einsichten, zu denen die Psychiatrie bei leidenden Menschen gelangt ist, umstandslos auf nicht leidende Menschen zu übertragen. Die Unart mancher Psycho-Experten, Diagnosen auch auf Leute anzuwenden, die bei ihnen gar nicht den Krankenschein abgegeben haben – insbesondere auf Kollegen –, ist ein Missbrauch von Diagnosen. Es muss der Grundsatz gelten, dass ein Mensch im Zweifel gesund ist. Sonst wird die Welt zur Diktatur der langweiligen Normopathen, der grauen Mäuse jeder Gesellschaft, die mit einer Ideologie korrekter Normalität alles Außerordentliche einebnen und eine willfährige Psychiatrie dazu missbrauchen, alles Irritierende in diagnostische Schubladen zu sperren.«[231]

Es werden immer wieder politische Gegner, meist durch totalitäre Regimes, als psychisch krank erklärt und deshalb gegen ihren Willen behandelt. Bis auf wenige Ausnahmen (siehe dazu weiter unten) muss es deshalb das Bekunden des Leidens eines Betroffenen sein, das einen Handlungsbedarf rechtfertigt.

3.4.4 Einschränkende Bedingungen

Wir fordern in unserem Vorschlag, dass für die Zuschreibung des Prädikats »krank« sowohl ein Funktionsdefekt als auch ein aktuales oder zukünftiges Leiden des Betroffenen gegeben sein muss. Beim Funktionsdefekt haben wir die beiden Möglichkeiten der Orientierung am Durchschnitt und am Ideal erörtert. Es stellt sich dann allerdings die Frage, ob der Bezug auf diese beiden Möglichkeiten beliebig ist, also vom Sprecher frei gewählt werden kann, oder ob wir weitere Bedingungen benötigen, die den Bezug auf die eine oder die andere Möglichkeit vorgeben.

Zudem haben wir zu bedenken, dass »krank« in der Rede immer wieder einem Normal gegenübergestellt wird, wobei dieses Normal auch kulturell, ethnisch oder bevölkerungsschichtbezogen bestimmt sein kann. Wir müssen also auch klären, wie diese Normalvorstellungen mit einem Funktionsdefekt, das heißt mit verfehlter durchschnittlicher oder idealer Funktionsleistungsfähigkeit zusammenhängen.

231 Lütz, *Irre! Wir behandeln die Falschen. Unser Problem sind die Normalen*, 2009, S. 30–31

Für diese Fragestellungen müssen wir zwei weitere Gesichtspunkte heranziehen: Die Notwendigkeit von Nebenfolgen gewünschter körperlicher Funktionen und die Machbarkeit einer kurativen Therapie.

Das Leiden an nach bisherigem medizinischen Wissen notwendigen Nebenfolgen gewünschter Makrofunktionen des Körpers müssen wir ausschließen: Wer bestimmte körperliche Eigenschaften und damit Makrofunktionen erhalten will oder anstrebt, muss die notwendigen Folgen akzeptieren. Wer ein guter Gewichtheber sein will, muss akzeptieren, dass er selbst relativ schwer und deshalb wohl in anderen Bereichen bestimmter Makrofunktionen womöglich weit unterdurchschnittlich ist; wer eine gute Eisschnellläuferin sein will, muss akzeptieren, dass die Oberschenkelmuskulatur einen größeren Umfang hat. Wenn der Betroffene angäbe, unter diesen körperlichen Eigenschaften zu leiden, so ist er nicht krank, sondern muss sich entscheiden, ob er seinen Sport weiter betreiben will oder nicht.

Ebenso müssen wir die Bedingungen für die Zuschreibung des Prädikats »krank« insoweit einschränken, dass nicht beliebige einzelne Vorbilder oder besonders gut ausgebildete Exemplare die Richtschnur für eine Krankwertung bilden können. Würden wir dies zulassen, so könnte sich jeder als krank bezeichnen beziehungsweise jeder als krank bezeichnet werden, der angibt zu leiden oder bei dem ein Leiden vermutet werden kann und der nicht zu den »Besten« hinsichtlich einer Funktionsfähigkeit gehört (Orientierung an einem Ideal). Die Konsequenz wäre absurd, denn dann könnten sich alle bis auf ein Exemplar (der oder die Beste) als krank bezeichnen oder so bezeichnet werden.

Für die Einschränkung der Orientierung an Idealvorstellungen wollen wir die Machbarkeit medizinischer Eingriffe heranziehen. Die Orientierung an Idealvorstellungen beim Ausweisen von Funktionsdefekten sollen dann wie folgt eingeschränkt werden:

1. Orientierung am therapeutisch machbaren Optimum. Existiert die Möglichkeit, ein bestimmtes erwünschtes Optimum einer Funktionsfähigkeit auf therapeutischem Wege zu erreichen, so können wir eine Abweichung davon als Defekt bezeichnen. Die als defizitär begriffene Funktion kann durch die kurative Therapie also in einen Sollzustand überführt werden.

   Therapien haben allerdings oftmals unerwünschte Nebenfolgen. Damit eine Maßnahme als Therapie in unserem Sinne gelten kann, muss sie für den Betroffenen weniger Leid bedeuten als der status quo beziehungsweise darf nur ein Gesundheitsrisiko mit sich bringen, das als eine bessere Alternative als das momentane Kranksein vom Betroffenen erachtet wird. Ein möglicherweise später auftretendes Leiden, das durch eine Therapie verursacht wird, könnte vom Betroffenen zum Beispiel aber diskontiert, das heißt mit seiner zeitlichen Entfernung abgewertet werden.[232]

Dies begründet sich zum einen dadurch, dass das medizinische Wissen und Können sich weiterentwickeln könnte und womöglich das spätere Leiden durch neue Entwicklungen vermieden oder geheilt werden könnte und zum anderen dadurch, dass sich womöglich Lebensumstände ergeben, die es irrelevant machen, ob ein späteres Leiden zu erwarten ist.

Hier wird auch der Unterschied zu manchen Formen des Dopings deutlich: Beim Doping wird oftmals eine Leistungssteigerung betrieben, die schwerwiegende Schäden zur Folge hat. Genauso wie auch Kranksein positive Effekte haben kann, wenn man zum Beispiel nicht arbeiten oder einen Besuch bei ungeliebten Verwandten absagen kann, so bleibt ein Leiden aufgrund der Schäden des Dopings ein negativer Posten bei der Abwägung.

Die Identifikation einer Abweichung von einem machbaren Optimum als Defekt ist unabhängig davon, ob viele oder nur wenige Menschen einer Gesellschaft oder einer bestimmten Referenzklasse betroffen sind. Ein Beispiel, das fast jeden betrifft, ist Karies: Fast jeder hat Karies, und da wir durch verschiedene Therapien in der Lage sind, die durch Karies verursachten Schmerzen und Einschränkungen von Fähigkeiten zu beenden beziehungsweise aufzuheben, sehen wir Karies zurecht als Defekt und als Kranksein an. Auch der graue Star, vormals eine mit dem Alter oftmals einhergehende Entwicklung, die als unabwendbar eingestuft werden musste, wurde zum kurativ therapierbaren Kranksein wie viele andere einzelne Folgen des Alterns. Das Altern selbst allerdings, das unter anderem durch das Abschneiden von Telomerenden biologisch vonstatten geht, kann momentan durch keine Therapie aufgehalten werden und stellt somit auch keinen Funktionsdefekt dar.[233]

Beim Zahnen von kleinen Kindern, in der Pubertät oder in den Wechseljahren: Oftmals verursachen notwendige Veränderungen im

232 Zur Diskontierung siehe auch Abschnitt 6.3.2

233 Siehe dazu auch Feeser-Lichterfeld, »Lebensverlängerung und Verlangsamung des menschlichen Alterns. Erträge eines interdisziplinären Forschungsprojekts«, 2007

Körper ein Leiden für den Betroffenen. Aber erst wenn wir eine Therapie gefunden haben, die ein menschliches Leben ohne diese Veränderungen ermöglichte, wie auch immer dieses vorzustellen wäre, oder die diese Entwicklungen schmerzlos und unbemerkt vonstatten gehen ließen, können wir diese Entwicklungen als defizitär ansehen.

Normal in diesem Sinne ist dann das Niveau der Machbarkeit, auf das alle angehoben werden. Das Leiden der Betroffenen zusammen mit der Machbarkeit begründen in diesem Falle einen Behandlungsbedarf des Betroffenen.

Allerdings ist nicht jede therapeutische Maßnahme bei jedem Betroffenen durchführbar, was die Zuschreibung des Prädikats »krank« aber nicht beeinflusst: Nicht jeder ist für jede Therapie geeignet, nicht jeder ist stark genug, um eine bestimmte Therapie durchzustehen. Insbesondere bei Betroffenen in hohem Alter und bei multimorbiden Patienten können oftmals Therapien aus diesen Gründen nicht zum Einsatz kommen. Es genügt aber, dass zumindest eine Klasse von Fällen behandelbar ist, um bei allen Betroffenen einen Funktionsdefekt und damit ein Kranksein zu behaupten, falls eine Abweichung zum machbaren Optimum festgestellt und dies als Grund des Leidens angenommen werden kann.

Durch neuartige therapeutische Methoden werden oftmals Möglichkeiten eröffnet, die vormals nichttherapierbare Funktionsdefekte zum therapeutisch Machbaren werden lassen. Dabei ist auch möglich, dass gesellschaftlich daran festgehalten wird, dass es sich bei einer bestimmten Funktionsleistung nicht um einen Defekt handelt, sondern vielmehr um eine Spielart innerhalb der als normal empfundenen Variationsbreite. Werden aus dieser Sicht nicht-defizitäre Funktionsleistungsfähigkeiten behandelt, so wird dies Enhancement genannt. Es wird dabei auch immer wieder versucht, eine Unterscheidung zwischen dem medizinisch Notwendigen und dem Nicht-Notwendigen vorzuschlagen; doch ist oftmals nicht klar, wie das medizinisch Notwendige festgelegt werden sollte, denn zum Beispiel auch ästhetische Missbildungen können großes Leiden für den Betroffenen bedeuten. Es müsste deshalb entschieden werden, welche Form von Missbildung aus medizinischer Sicht einer Therapie bedarf, auch bei den Fällen, in denen eindeutig keine Einschränkung der organischen Funktionsfähigkeit vorliegt.

Diese Diskussion gewinnt ihre Relevanz vor allem hinsichtlich der solidarischen Finanzierung von medizinischen Leistungen, denn dabei muss festgelegt werden, was wem an Ressourcen zugestanden wird. Siehe dazu auch die Beiträge von T. Runkel,[234] C. Lenk[235] und D. Lanzerath.[236]

Insbesondere Maßnahmen der plastischen Chirurgie (diese diskutiert zum Beispiel auch Lanzerath[237]) werden oftmals als Enhancement bezeichnet. Folgende Überlegungen zum Vorliegen eines Funktionsdefekts könnten hier hilfreich sein: Während bei entstellten Unfallopfern davon auszugehen ist, dass eine Maßnahme der plastischen Chirurgie das Leiden beenden oder zumindest eindämmen kann, so gibt es gerade bei durchschnittlich bis gut aussehenden Betroffenen aus Sicht des Nichtbetroffenen Anlass zu vermuten, dass hier ein psychisches Problem, also ein psychischer Defekt vorliegt: Jemand vergleicht sich mit einem Ideal oder ist besessen davon, kein Gramm Fett am Leib zu haben. Dann ist der Funktionsdefekt nicht in den körperlichen Formen zu suchen, sondern in der Psyche des Betroffenen. Eine »Schönheitsoperation« würde das Leiden des Betroffenen in diesem Fall nämlich nicht dauerhaft beenden können. Er leidet also nicht an seinen körperlichen Formen und diese stellen damit keinen Funktionsdefekt in Bezug auf sein Leiden dar.

Konsistent mit unserem Vorschlag eines Krankheitsbegriffs wollen wir unter Enhancement medizinische Maßnahmen verstehen, die auf die Verbesserung einer bestimmten Funktionsfähigkeit zielen, an der der Betroffene nicht leidet oder vermutlich leiden wird, von deren Verbesserung er sich aber einen bestimmten Nutzen verspricht.

Immer wieder wird auch diskutiert, ob die Schwangerschaft eine Krankheit sei. Clouser, Culver und Gert schreiben, wie schon zitiert:

»On our present definition, pregnancy is a malady since it is clearly a condition of an individual, other than her rational belief or desire, such that the individual

234 Vgl. Runkel, »Kleinwuchs und Krankheitsbegriff. Überlegungen zum Verständnis von Kleinwuchs mit Blick auf die Kontroverse um die Wachstumshormonbehandlung als Therapie oder Enhancement«, 2005, S. 215–243

235 Vgl. Lenk, »Die Unterscheidung von Therapie und Enhancement: Relevanz für die solidarische Finanzierung medizinischer Leistungen«, S. 113–125

236 Vgl. Lanzerath, »Krankheitsbegriff und Zielsetzung der modernen Medizin – Vom Heilungsauftrag zur Antiaging-Dienstleistung«, 2003, S. 14–20

237 Vgl. Lanzerath, »Die ethische Funktion des Krankheitsbegriffs und die Zielsetzungen der modernen Medizin«, 2004, S. 38ff

is suffering, especially in the last several months, some pain and disability. Also, throughout pregnancy she is at a significantly increased risk of incurring these harms. Pregnancy does seem to pose a counterintuitive result to our definition of malady. Certainly pregnancy has not been regarded as a disease nor, for that matter, as a disorder, a trauma, or an injury. None of those terms seem quite right. On the other hand, illness, nausea, and ›feeling terrible‹, are terms frequently associated with pregnancy, and medical insurance pays for their treatment.«[238]

Gottschalk-Mazouz ist der Auffassung, dass schon innerhalb des Vorschlags der »Malady« gegen diese Position argumentiert werden kann, was mit unseren oben eingeführten Bedingungen zusammenfällt, dass gewünschte körperliche Funktionen und deren notwendige Nebenfolgen nicht als Krankheit bezeichnet werden dürfen:

Dagegen lässt sich jedoch bereits auf Basis der GCC-Theorie [Vorschlag der ›Malady‹ von Clouser, Culver und Gert, J.K.] einwenden, dass hier in der Regel rationale Meinungen und Wünsche seitens der Mutter vorhanden sind, die diese negativen Möglichkeiten kompensieren.[239]

Zweifellos stellt eine Schwangerschaft eine Gefahr für die Gesundheit der Betroffenen dar, da durch die Gefahr alleine aber noch kein Funktionsdefekt oder ein Leiden gegeben ist, kann hier nicht von Krankheit gesprochen werden (siehe dazu auch Abschnitt 3.4.7). Allerdings, wenn aktuale negative, das heißt leidvolle Nebenfolgen der Schwangerschaft behandelt werden können, wäre für diese Leiden nach unserem Vorschlag die Bezeichnung Krankheit zulässig.

Besteht also die Machbarkeit einer medizinischen Maßnahme, so dürfen wir uns an dieser Machbarkeit orientieren, die in diesem Sinne die Orientierung an einem Ideal einschränkt. Dabei werden in der Regel alle Betroffenen auf diesen Stand des Machbaren in ihrer Funktionsleistung angehoben, auch wenn die durchschnittliche Funktionsleistung der zugehörigen Vergleichsgruppe (bestimmt nach Alter, Geschlecht und so weiter) weit darunter liegt. Ist diese Machbarkeit nicht gegeben, so müssen wir uns am Durchschnitt orientieren.

238 Clouser/Culver/Gert, »Malady«, 1997, S. 205–206

239 Gottschalk-Mazouz, »Die Komplexität des Krankheitsbegriffs aus philosophischer Sicht: Theoretische und praktische, naturalistische und normative Aspekte«, 2008, S. 104

2. Als Funktionsdefekt kann auch gelten, wenn eine Abweichung von einem funktionalen Normal festgestellt werden kann, auch wenn keine kurativ-therapeutische Maßnahme zur Behebung zur Verfügung steht.

Neben der Wahl der Referenzklasse ist auch die Wahl der Grenze, ab der eine Funktionsleistung als defizitär angesehen werden soll, nicht durch natürliche Merkmale vorgegeben (wir haben das ausführlich bei der Diskussion von Boorses Vorschlag diskutiert). Vielmehr benötigen wir wieder ein pragmatisches Kriterium für die Festlegung dieser Grenzen: Wir werden denjenigen Wertebereich eines Parameters vom Normalbereich ausschließen, bei dem wir wissen, dass dadurch eine Funktion soweit gemindert ist, dass bei Betroffenen in wissenschaftlichen Studien ein Leiden festgestellt wurde (Leiden empirisch festgestellt in einer Referenzklasse). Das heißt die statistische Untersuchung sowohl von Menschen, die ein bestimmtes Leiden aufweisen als auch an solchen, die keine Beschwerden haben, lassen uns mehr oder weniger scharfe Grenzbereiche angeben, die eine Unterscheidung in normal und pathologisch zulassen.[240]

Für die Wahl der Referenzgruppe müssen nicht unbedingt nur Alters- und Geschlechtsgruppen herangezogen werden, sondern es sind zum Beispiel auch die Dosierung von Medikamenten oder der typische Verlauf bestimmter Erkrankungen (zum Beispiel Windpocken bei Kindern vs. Erwachsene), die die Wahl der Referenzgruppe bestimmen.

Diese Normalvorstellung mit Orientierung am Durchschnitt (einer Grundgesamtheit) ist als Querschnitt zu einem Zeitpunkt zu verstehen, während hingegen ein auf den Betroffenen bezogenes Normal im Zeitverlauf zu verstehen ist: Neben dem statistischen Normal gibt es mindestens noch das individuelle Normal. Wer jahrelang eine bestimmte Leistungsfähigkeit besessen hat und nun einer Verminderung gewahr wird, für den ist dies nicht normal. Es ist gut nachvollziehbar, dass sich

240 Zusätzlich werden wir aber auch den Bereich an Parameterwerten ausweisen, die nach der medizinischen Forschung und aller Erfahrung auf einen Zustand des Organismus hinweisen, bei dem Alterungseffekte oder weitere typische Belastungen durch einen Lebensstil zu einem Leiden des Betroffenen und damit einem Funktionsdefekt führen können. Bei schlechten Leberwerten, die bei einer Routineuntersuchung entdeckt wurden, wird der Arzt wohl zunächst für eine Änderung des Lebensstiles als Präventionsmaßnahme appellieren, weil er vermutet, dass der Betroffene diese Werte durch seine Lebensführung verursacht und damit eine Disposition für schwerere Schäden und damit Leiden besteht. Die Leber kann dabei immer noch zufriedenstellend funktionieren, so dass kein Grund gegeben ist, ein Kranksein zu behaupten.

ein Betroffener in diesem Falle als krank einstuft und einen Behandlungsbedarf sieht. Ist eine kurative Therapie verfügbar (siehe Punkt 1), so ist dies unstrittig. Ist keine verfügbar, so werden wir ihn entweder als normal gemäß einer bestimmten Referenzklasse bezeichnen oder als unnormal und damit krank, wenn eine bestimmte Funktionsleistung außerhalb des Normbereichs (Durchschnitt) einer bestimmten Referenzklasse liegt. Ist ein Funktionsdefekt (und damit ein Leiden des Betroffenen) vorhanden, aber keine Therapie verfügbar, so stellt dies einen guten Grund für einen weiteren Forschungsbedarf dar.

Die Ermittlung einer durchschnittlichen Funktionsfähigkeit ist auch von den Lebensumständen einer Referenzklasse abhängig. Untersuchungen in Grundgesamtheiten, bei denen alle durch bestimmte äußere Umstände belastet sind und deshalb die überwiegende Mehrheit der untersuchten Probanden bestimmte, nicht heilbare Funktionsdefekte aufweist, ergeben sicherlich andere Ergebnisse als Probandengruppen aus Grundgesamtheiten, die in Lebensverhältnissen leben, die eine geringere Belastung aufweisen. Der statistische Durchschnitt von Menschen in besten Lebensbedingungen stellt dann also theoretisch die äußerste Grenze dieser Bedingung dar. Allerdings ist oftmals nicht klar, welche Lebensbedingungen dies genau sind, vor allem hinsichtlich der Variabilität der Dispositionen der Menschen und zudem ist damit zu rechnen, dass für verschiedene Dispositionen für bestimmte Funktionsdefekte unterschiedliche Lebensbedingungen optimal wären.

Auch wenn in einer Gesellschaft eine andere Normalvorstellung herrscht, zum Beispiel kulturell induziert, so kann diese nur eine engere Grenze vorgeben, als die des Durchschnitts. So mag es in einer kulturellen Gemeinschaft als normal gelten, zum Beispiel im Alter dieses oder jenes nicht mehr zu können.

Deshalb: Bei Abwesenheit einer kurativen Therapie ist der in wissenschaftlichen Studien ermittelte Durchschnitt die äußerste Grenze für die Zuschreibung des Prädikats »krank« bezogen auf eine Referenzklasse unter besten Lebensbedingungen. Damit ist diese Grenze auch abhängig vom Forschungsstand. Kulturabhängige Variationen davon dürfen diese Grenze unter-, aber nicht überschreiten.

Eine Abweichung von einem technischen Ideal, die weder kurativ therapierbar ist, noch eine Abweichung vom statistischen Normal darstellt, aber ein Leiden verursacht, kann nicht als Kranksein bezeichnet werden, sondern allenfalls als »Konstruktionsfehler« des Menschen oder der meisten Menschen. Das heißt aber nicht, dass deshalb kein Behandlungsbedarf bestünde: Wenn ein Betroffener daran leidet, dass er sich als mangelhaft in Bezug auf ein bestimmtes Ideal sieht, sei es durch bestimmte Personen realisiert oder nicht, kann ein Defekt beim Betroffenen gesehen werden. Dies ist dann allerdings sein Denk- und Verhaltensmuster, sich mit solchen Idealen zu vergleichen und unmöglichen Wünschen nachzuhängen und somit ist auch ein Behandlungsbedarf gegeben hinsichtlich einer psychotherapeutischen Therapie oder einer Lebensberatung (siehe auch unsere Bemerkungen zu Enhancement weiter oben). Sicherlich bleibt die Grenze zwischen einer Wertung als krank und die Bezeichnung der Einstellungen eines Betroffenen als unklug hinsichtlich seiner Lebensführung in einer Grauzone verborgen. Für eine Bezeichnung als krank müssen wir jedoch davon ausgehen können, dass der Betroffene in gewisser Weise einem Mechanismus, einem Zwang unterliegt, also die Handlungsfähigkeit in diesem Bereich verloren hat. Für die Therapie eines Betroffenen ist wohl vielmehr ausschlaggebend, dass der Betroffene darunter leidet und Hilfe sucht, und nicht die Bestimmung dieser Grenze am Einzelfall. Kurativ-therapeutisch könnte in diesem Sinne auch ein Gespräch mit Freunden oder einem Seelsorger sein.

Ob bei einem Betroffenen die beiden Bedingungen eines Funktionsdefekts und eines aktualen oder zukünftigen Leidens gegeben sind, kann auch Grund für Meinungsverschiedenheiten sein, insbesondere wenn aus den beiden kategorial unterschiedlichen Perspektiven des Betroffenen und eines Nichtbetroffenen argumentiert wird.

3.4.5 Kontroverse Sichtweisen

Kontroverse Sichtweisen hinsichtlich des Vorliegens eines Leidens

Bei Meinungsverschiedenheiten zum Vorliegen eines Leidens zeigt sich der kategoriale Unterschied der beiden Perspektiven des Betroffenen und des Nichtbetroffenen unmittelbar: Formen von Missempfinden werden ab einer gewissen Stärke von einem Betroffenen nach seinem persönlichen Maßstab nicht mehr als akzeptable Schwankung, sondern als inakzeptables Leiden gewertet. Die Maßstäbe der einzelnen Betroffenen und Nichtbetroffenen können dabei voneinander abweichen. Hier fehlt uns ein Vergleichsmaßstab: Wie (stark) ein Betroffener zum Beispiel einen Schmerz empfindet, bleibt uns letztlich unbekannt.[241] Wie der Volksmund sagt, »können wir in den anderen nicht hineinschauen«.

Ein Leiden nachvollziehen oder ablehnen können wir nur aufgrund intersubjektivierbarer und damit objektivierbarer Tatsachen und der Prämisse, dass eine Bauplanähnlichkeit zu ähnlichen Erlebensinhalten bei ähnlichen Situationen führen sollte. Ein Nichtbetroffener könnte zum Beispiel einerseits aus der Nachvollziehbarkeit der Beschreibung des Erlebens des Betroffenen durch den Betroffenen, das heißt im Vergleich zu seinen Erfahrungen und Erlebnissen, zu dem Schluss kommen, dass der Betroffene ein Simulant ist. Er vergleicht dabei mit seinen eigenen Erlebnissen und mit dem, was er aus Erfahrungen mit anderen Betroffenen und der medizinischen Literatur kennt. Möglicherweise geben die physischen Beschreibungen keinen Anlass dazu, dass ein Leiden des Betroffenen vorliegt, und zwar aus dem Wissen, welche physischen Ausprägungen bei leidfreien Personen normal sind. Jedoch muss er auch akzeptieren, dass er dabei immer auch falsch liegen kann.

Eine zweite Möglichkeit eines Dissenses tritt auf, wenn der Betroffene angibt, nicht zu leiden, der Nichtbetroffene aber aus seiner Erfahrung ein Leiden vermutet. Insbesondere wenn Untersuchungen ergeben, dass ein Funktionsdefekt vorliegt, der bei den meisten Betroffenen bestimmte Leiden hervorruft, hat der Nichtbetroffene, zum Beispiel ein Arzt, gute Gründe, ein Leiden des Betroffenen anzunehmen. Dieser Dissens gibt dann Anlass für weitere Untersuchungen, sofern ein wissenschaftlich interessanter Fall vorliegt; ansonsten kann sich der Betroffene glücklich schätzen, nicht an der vorliegenden Abweichung zu leiden.

Wir haben schon begründet, dass es für ein Kranksein des Betroffenen immer notwendig ist, dass er aktual oder in Zukunft leidet. Die Manie in dem seltenen Falle, dass sie nicht mit einer depressiven Phase alternierend vorkommt, scheint zunächst ein Beispiel zu sein, in dem der Betroffene nicht leidet und auch keinen Grund sieht, dass dies in Zukunft der Fall sein sollte. Hier ergibt sich im Besonderen das Problem, wie eine Behandlung gegen den Willen des Patienten begründet werden kann. M. Lütz führt dazu aus:

»Es ist oft schwer, Maniker zu einer Behandlung zu bewegen, denn sie fühlen sich ja gerade nicht krank. Das beinhaltet auch ein ethisches Problem. Darf man Men-

241 Aus philosophischer Sicht handelt es sich hier um einen bestimmten Fall des Problems des Fremdpsychischen.

schen, die das eigentlich gar nicht wollen, behandeln? Zumal Maniker nachher im gesunden Leben die manischen Phasen als recht farbige Teile ihres Lebens im Gedächtnis behalten. Doch viele Patienten ruinieren sich in einer vergleichsweise kurzen Phase das ganze Leben. Sie werfen ihr Geld hemmungslos zum Fenster heraus, legen sich mit allen möglichen Menschen an, gehen fremd, vergrätzen ihre Freunde. [...] Doch nach der Phase sieht der Patient sehr klar, was er angerichtet hat. Man arbeitet also als Arzt in diesem Fall im mutmaßlichen Auftrag des nach der Phase wieder gesunden Patienten. [...]

Daher ist man darauf angewiesen, den Maniker irgendwie zu einer Behandlung zu bewegen. Erstaunlicherweise gelingt das dem Erfahrenen dann doch meistens. Denn im Hinterkopf ahnt mancher manische Patient, dass mit ihm irgendetwas nicht stimmt. Niemals würde er zugeben, dass er krank sei, aber dennoch ist er bereit, sich in einem Krankenhaus behandeln zu lassen. Manchmal artikulieren Patienten diese doppelte Buchführung sogar ausdrücklich.«[242]

Die formale Bedingung eines aktualen oder zukünftigen Leidens wäre anhand medizinischen Wissens zwar bei den meisten Manikern gegeben; können wir dann auch noch einen Kontrollverlust, das heißt Funktionsdefekt nachweisen, so dürfen wir auch von einem Kranksein sprechen. Dabei dürfen wir aber nicht vergessen, dass dies Wertungen und Beschreibungen aus der Perspektive eines Nichtbetroffenen sind. Für eine Behandlung ist deshalb immer das Einverständnis des Patienten notwendig. Nur wenn er angibt zu leiden, selbst einen Funktionsdefekt sieht oder dem Arzt in dieser Frage vertraut und die Risiken und Nebenwirkungen einer therapeutischen Maßnahme akzeptiert, darf er behandelt werden. Nur bei Menschen, die sich nicht artikulieren können, müssen wir nach ihren wohlverstandenen Interessen handeln, wie zum Beispiel bei Babies, Kindern oder dementen Menschen.

Um einem größeren Missbrauch vorzubeugen, dürfen Menschen vor allem nicht gegen ihren Willen behandelt werden, man darf sie nicht »zu ihrem Glück zwingen« wollen. Ein Mensch, der nicht angibt zu leiden, kann dann vor allem auch nicht allein deshalb als krank und damit behandlungsbedürftig ausgegeben werden, weil man vorgibt, besser zu wissen als er selbst, dass er in Zukunft leiden wird. Dies gilt übrigens auch für Maßnahmen der Prävention und Gesundheitsförderung, worauf wir später noch zu sprechen kommen.

Allerdings gibt es Beispiele, wie die genannte Manie oder die Magersucht, in denen diese Richtlinie nicht durchgehalten werden kann. Die Erlaubnis, bestimmte Betroffene gegen ihren Willen zu behandeln, eröff-

242 Lütz, *Irre! Wir behandeln die Falschen. Unser Problem sind die Normalen*, 2009, S. 156–157

net aber auch immer die Möglichkeit des Missbrauchs; nur mit sehr restriktiven Bedingungen und effektiven Kontrollmechanismen sollte dies in Ausnahmefällen erlaubt werden. Der Dissens zwischen einem Betroffenen und Nichtbetroffenen hinsichtlich des Krankseins des Betroffenen muss dabei hingenommen werden.

Kontroverse Sichtweisen hinsichtlich des Vorliegens eines Funktionsdefekts

Nehmen wir zunächst an, ein Betroffener leide aktual. Zu fragen wäre dann, ob ein Funktionsdefekt oder ein Kontrollverlust (psychischer Funktionsdefekt) vorliegt.

Viele biologische Funktionsstörungen kann die heutige Medizin diagnostizieren, so dass man auf den Körper bezogen doch in gewisser Weise »in den Menschen hineinschauen kann«. Kann der Arzt keinen Funktionsdefekt finden, so ist die Bekundung des Patienten zu leiden Anlass zu weiterer Suche. Irgendwann sind die diagnostischen Methoden aber ausgeschöpft und dem Arzt bleibt nichts anderes übrig, als zu sagen, dass er keinen Funktionsdefekt feststellen könne.

Während es eine empirische Frage ist, ob am Körper des Betroffenen ein Funktionsdefekt diagnostiziert werden kann, ist es bei psychischen Leiden schwieriger. Bei Leiden, das aus dem Handeln des Betroffenen hervorgeht, könnte der Betroffene zum Beispiel behaupten, er könne gar nicht anders, er verspüre einen Zwang beziehungsweise verliere einfach die Kontrolle. Ein Arzt oder ein anderer Nichtbetroffener könnte aber eine zu geringe Selbstbeherrschung, ein bloßes Vortäuschen oder fehlende Tugendhaftigkeit vermuten. Er vermutet womöglich auch eine fehlende Bereitschaft des Betroffenen, sein Handeln zu reflektieren und ggf. den anstrengenden Weg auf sich zu nehmen, gegen gewohnte Handlungsweisen anzukämpfen.

Aber auch der umgekehrte Fall ist möglich: Ein Nichtbetroffener, zum Beispiel ein Arzt, behauptet das Vorhandensein eines Funktionsdefekts, der Betroffene aber das Gegenteil. Findet zum Beispiel aber ein Arzt einen Funktionsdefekt, der für das Leiden des Betroffenen verantwortlich gemacht werden kann, wird er wohl den Betroffenen schnell überzeugen können. Und auch dann, wenn der Betroffene noch nicht leidet, aber der Arzt eine pathogenetische Kette nachweisen kann, wird sich der Betroffene wohl schnell überzeugen lassen.

Bei psychischen Leiden ist die Feststellung eines Funktionsdefekts, also einer psychischen Eigenschaft, die zu einem Kontrollverlust oder Zwang führt, weitaus schwieriger. Der Betroffene kann versuchen, sein Leiden zu verbergen und behaupten, aus freien Stücken auf eine bestimmte Weise zu handeln, weil es ihm zum Beispiel peinlich ist. Das Leiden des Betroffenen zunächst außer Acht gelassen, könnte zuerst versucht werden zu klären, ob ein Kontrollverlust oder Zwang in bestimmten Situationen vorliegt. Wenn folgende Bedingungen erfüllt sind, kann das als starker Hinweis auf das Vorliegen eines Kontrollverlusts oder Zwangs in bestimmten Situationen gewertet werden:

1. Ein Betroffener kann nicht zeigen, dass er auch anders handeln kann.
2. Ein Betroffener stellt eine Präferenzordnung auf, die das Ziel der vermuteten Zwangshandlung über alle anderen Ziele stellt und verwickelt sich dabei möglicherweise in Widersprüche.

M. Lütz führt zum Beispiel zur Diagnose Alkoholabhängigkeit aus:

»Bei der Diagnose Alkoholabhängigkeit kommt es also nicht so sehr auf Alkoholmengen, Leberwerte oder andere messbare Daten an. Alkoholabhängigkeit zeigt sich vielmehr daran, dass der Patient die Unbefangenheit dem Suchtmittel gegenüber verloren hat und durch den drangvollen weiteren Konsum sein Leben ruiniert. So sind zwar Suchtdruck, der Verlust der Kontrolle über das Suchtmittel und Entzugssymptome Kennzeichen der Alkoholabhängigkeit. Auch die Toleranzentwicklung gehört dazu: Der Alkoholiker verträgt zeitweilig mehr Alkohol als andere, weil die angeschlagene Leber den Alkohol schneller verarbeitet. Doch das alles will der Süchtige vor sich selbst und anderen lange Zeit nicht wahrhaben. Und so sind die Fragen nach den berühmten ›Drei F‹ – Firma, Frau, Führerschein – weiterführend. Kein Zweifel, der Beruf ist existentiell von entscheidender Bedeutung. Wer also so weit geht, eine Abmahnung zu riskieren, weil er trinkt, der hat zum Alkohol eine ungesunde Beziehung. Die Partnerschaft ist wesentliche Voraussetzung fürs Lebensglück. Wer sie leichtfertig durch unverdrossenes Alkoholtrinken aufs Spiel setzt, beweist, dass der Alkohol ihm wichtiger geworden ist als seine Frau. [...] Um die Abhängigkeit zu erklären, sage ich manchmal: ›Wenn ich Ihnen empfehlen würde: Essen Sie ab sofort kein Joghurt mehr, sonst bekommen sie massive Probleme, dann hätten Sie doch wohl keine Probleme damit, sich daran zu halten. Doch für den Alkohol sind Sie sogar bereit, Beruf, Partnerschaft und Führerschein aufzugeben. Offenbar haben Sie zu Alkohol ein durchaus anderes Verhältnis als zu Joghurt.‹ Auf solche oder ähnliche Weise können Patienten, die sich nicht ›Alkoholiker‹ nennen wollen, zugeben, dass sie ›ein Problem mit dem Alkohol‹ haben.

Diese zutreffende Eigendiagnose reicht völlig, um eine anständige Therapie zu beginnen.«[243]

Manchmal meinen Betroffene, dass ein anderer Funktionsdefekt vorliegt als der, der vom Arzt diagnostiziert wurde. In seinem Buch »Seelenfinsternis« beschreibt der Psychiater Piet C. Kuiper, wie er selbst an einer Depression erkrankte. Der ihn behandelnde Arzt schreibt zum Beispiel im Vorwort:

»Abgesehen von den Ursachen einer Depression, die im allgemeinen sowohl biologisch-physischer als auch psychosozialer Natur sind, bildet ein spezifischer Aspekt oft ein großes Problem bei der Behandlung: Viele depressive Patienten erkennen nicht, daß sie an einer Depression leiden. Sie fühlen sich niedergeschlagen, verzweifelt, minderwertig, schuldig, schlecht, oder verloren, ohne daß sie begreifen, daß ihre Gefühle durch eine Krankheit verursacht werden: die Depression.

Als Kuiper mir zur Behandlung überwiesen wurde, litt er an einer ›psychotischen Depression‹ […]. Er hatte den Bezug zur Realität verloren und war davon überzeugt, nicht depressiv zu sein, sondern dement zu werden.«[244]

Ein Dissens beim Funktionsdefekt kann sich auch daraus ergeben, dass ein Betroffener überzeugt ist, dass kein Funktionsdefekt oder Kontrollverlust bei ihm vorliegt, er in diesem Sinne normal ist und die Umwelt schuld an seinem Leiden wäre. Ein Pädophiler könnte sich zum Beispiel selbst nicht für krank halten, sondern für normal; seine sexuellen Vorlieben könnte er als normale Spielart verstehen, die immer wieder natürlich vorkommt.

Wenn wir über das Leiden der Missbrauchsopfer argumentieren, so haben wir zwar sehr gute Gründe einen Pädophilen, der seinen Neigungen nachgegeben hat, als moralisch zu verurteilen oder als kriminell zu bezeichnen. Krank ist hingegen ein Pädophiler, der seine Neigung erkannt hat und sie in Absenz des Reizes als nicht wünschenswert bezeichnet, wenn er selbst angibt, darunter zu leiden. Er unterliegt einem Zwang, wenn er in der Situation des Reizes in seinen Handlungen nicht seinem vorher und nachher artikulierten Willen folgen kann. Auf diese Weise wäre sowohl die Bedingung des Leidens als auch die des Funktionsdefekts erfüllt und damit eine Zuschreibung des Prädikats »krank« gerechtfertigt.

Kennt er seine Neigungen, so hat er die Verantwortung, sich nicht in Situationen zu begeben, in denen er die Möglichkeit zur Umsetzung der Neigungen hat, denn er muss aufgrund seiner Disposition davon ausgehen,

243 Lütz, *Irre! Wir behandeln die Falschen. Unser Problem sind die Normalen*, 2009, S. 106–107
244 Kuiper, *Seelenfinsternis*, 1991, S. 9

dass er in solchen Situationen die Kontrolle verlieren und eine Straftat begehen wird.

Ein Pädophiler, der seinen Neigungen wohlwissentlich, dass er sie besitzt, nachgegeben hat, sich womöglich sogar planvoll in Situationen begeben hat, in denen eine Realisierung seiner Triebe möglich war, ist kriminell und nicht krank. Hier eröffnet sich das weite Feld der Schuldfähigkeit mit der schwierigen Diskussion darüber, ob Menschen, bei denen wissenschaftlich gezeigt werden konnte, dass sie körperliche Anlagen haben, die sie zu kriminellem Verhalten in wohlgeordneten Gesellschaften disponieren, als Kranke oder als Kriminelle behandelt werden sollten.

Bevor wir abschließend die Leistungsfähigkeit unseres Vorschlags diskutieren, wollen wir kurz einige Überlegungen zur Ursächlichkeit von Funktionsdefekten anstellen und damit die regulative Idee des Menschen als Maschine rehabilitieren.

3.4.6 Das Problem der Ursächlichkeit

Die etwa seit den 1970er Jahren ansteigende Häufigkeit psychischer Diagnosen in Arbeitsunfähigkeitsbescheinigungen (siehe dazu zum Beispiel den BKK Gesundheitsreport 2010[245]) werden oftmals als ein Beleg für den Anstieg psychischer Erkrankungen in der erwerbstätigen Bevölkerung gesehen. Dabei ist allerdings nicht sichergestellt, dass Diagnosen in gleicher Weise über diese Zeit durch die vielen beteiligten Ärzte vorgenommen wurden und es kann vermutet werden, dass im Laufe dieser Zeit die Stigmatisierung psychischer Erkrankungen abgenommen hat.

Lassen wir diese Probleme der Statistik über den Anstieg psychischer Erkrankungen einmal beiseite, so ist es eine interessante Frage, wie diese Formen von Krankheit in Bezug auf unser Konzept zu verstehen sind. Wir wollen dabei zeigen, dass gerade die Bestimmung von Krankheit über Dispositionsbegriffe (wir sprechen ja immer von Funktionsfähigkeiten) hilfreich ist bei der Unterscheidung unterschiedlicher Fälle.

1. Wir hatten schon bei der Diskussion des Vorschlags von Clouser, Culver und Gert (»Malady«) gesehen, dass immer, wenn wir das Leiden eines Betroffenen auf die Umweltbedingungen zurückführen können (»distinct sustaining cause«), wir nicht von Krankheit sprechen sollten.

245 BKK Gesundheitsreport 2010 – Gesundheit in einer älter werdenden Gesellschaft, 2010

Bei genauerer Analyse hat sich herausgestellt, dass es die normale Funktionsfähigkeit des Betroffenen ist (zum Beispiel mit Stress umzugehen), die ihn als nicht-krank (in diesem Sinne also gesund) auswies. Gerät ein Mensch mit normaler (das heißt nicht zu weit unterdurchschnittlicher) Funktionsfähigkeit in besondere Umstände, zum Beispiel wird er einem bösartigen Vorgesetzten unterstellt, so kann er darunter leiden ohne krank zu sein, denn seine normale Funktionsfähigkeit bleibt vorhanden, wird allerdings durch die Umstände überfordert.

Bei vielen Angestellten, die aufgrund der psychischen Umstände an ihrem Arbeitsplatz leiden (bis hin zu körperlichen Symptomen wie zum Beispiel Bauchschmerzen oder Schlafstörungen) und von einem Arzt deshalb (zurecht) arbeitsunfähig geschrieben werden, ist aber gar kein Funktionsdefekt an Körper und Psyche auszumachen. Vielmehr reagieren sie ganz normal und mehr noch, sie reagieren so, wie Menschen reagieren sollen nach unseren Vorstellungen von gesunden Menschen (sie besitzen also normale und gewünschte Funktionsfähigkeiten). Nicht wie Maschinen, die keine Gefühle besitzen, sondern wie Menschen, die Anteil nehmen an ihrer Umwelt, die Angriffe nicht kalt lassen, die Druck und Stress nicht einfach ausblenden können. In vielen Fällen ist daher kein Funktionsdefekt beim Betroffenen gegeben, so dass hier nicht von einem Kranksein gesprochen werden kann.

So wie der Trauernde nicht krank ist – denn er leidet zwar, aber das Leiden sehen wir als normale Reaktion an, als ein korrektes Funktionieren – so ist der, der unter psychisch schwierigen Arbeitsbedingungen, zum Beispiel einem gemeinen Chef leidet, nicht psychisch krank. Vielmehr würden wir denjenigen, der bei Verlust eines Angehörigen fröhlich weiterlebt als unnormal ansehen, als einen Menschen, dem eine wesentliche psychische Funktion fehlt und ebenso denjenigen, der von härtesten psychischen Bedingungen nicht beeinflusst wird.

2. Ist der Betroffene allerdings besonders sensibel oder »dünnhäutig«, das heißt besitzt er eine weit unterdurchschnittliche Fähigkeit mit psychischem Druck oder Stress umzugehen, so können wir ihn aufgrund dessen als krank bezeichnen (falls er unter den durch diese Veranlagung eingeschränkten Handlungsoptionen leidet). Allerdings ist sicherlich nicht mit allgemeinem Konsens darüber zu rechnen, was als krankhaft sensibel oder »dünnhäutig« zu gelten hat (wo also die Grenze von normaler zu pathologischer Sensibilität verläuft).

Und so bleibt hinsichtlich des Anstiegs psychischer Diagnosen bei Arbeitsunfähigkeit zu fragen: Gibt es tatsächlich mehr Sensible, das heißt »Dünnhäutige« (Disposition!), oder sind zum Beispiel die Arbeitsbedingungen härter geworden?

3. Es gibt aber noch eine dritte Möglichkeit: Eine Person besitzt eine normale Funktionsfähigkeit, zum Beispiel mit Stress umzugehen, wird aber über eine längere Zeit überbeansprucht (wie im Fall 1 beschrieben), das heißt es werden ihr Funktionsleistungen abgefordert, die ihre im Normalbereich liegenden Fähigkeiten übersteigen. Dies kann dazu führen, dass sich Funktionsdefekte einstellen, die eben nicht durch Beendigung der externen Belastung verschwinden (wie bei Fall 1 angenommen), sondern die zum Beispiel auch im Alltag bleiben – es hat sich also ein Funktionsdefekt manifestiert, das heißt eine Funktionsleistungsfähigkeit ist soweit gemindert, dass wir von einem Funktionsdefekt sprechen können (nach unseren obigen Kriterien). Dann ist eine Erkrankung vorhanden, obwohl der Mensch eine normale Funktionsfähigkeit besessen hat und womöglich wieder besitzt, wenn er sich erholt oder therapiert wird.

Das Sprechen von psychischer Gesundheit kann daher oftmals als pathologisierend angesehen werden: Nicht jeder, der den Belastungen einer Arbeitsstelle nicht gewachsen ist, ist krank (siehe Fall 1). Denn Krankheit verlangt einen Funktionsdefekt, schiebt die Verantwortung also immer dem Individuum zu und entlastet damit die Umwelt. Gerade der – nach unserem Krankheitskonzept unzulässige – Vergleich mit bestimmten Idealen verleitet uns dazu, den Betroffenen als defizitär in bestimmter Hinsicht aufzufassen und damit einen Behandlungsbedarf zu suggerieren.

Dahinter steht womöglich auch eine Machbarkeitsutopie: Mit den richtigen Mitteln könne jeder hohe Anforderungen meistern, fast jeder könne jede Position ausüben. So mag es manche Mittel und Techniken geben, die Betroffene befähigen, mit den an sie gestellten Aufgaben besser zurechtzukommen, vor allem leistungssteigernde oder beruhigende Substanzen (Stichwort: Medikamentenmissbrauch). Insbesondere in Anbetracht der Nebenwirkungen wird aber schnell klar, dass es sich hier nicht um Therapien in unserem Sinne handelt, die Machbarkeit einer Therapie hier also nicht gegeben ist. Wie wir oben in unserem Konzept zu Krankheit dargelegt haben, ist die Orientierung an einem Ideal, das im Allgemeinen nicht herstellbar ist, nicht zu akzeptieren. Es muss sich in solchen Fällen an den durchschnittlichen Fähigkeiten orientiert werden.

Wir wollen nun zeigen, dass die obige Aufzählung von verschiedenen Fällen (psychischer) Gesundheit in diesem Abschnitt sehr wohl mit dem Bild des menschlichen Organismus (und damit auch seiner Psyche) als Maschine vereinbar ist. Die Beschreibung mit Funktionen (also das Bild der Maschine) erlaubt in einer nach oben und unten offenen Hierarchie gerade die Verbindung von wissenschaftlichem Wissen und normativen Zielsetzungen: Die Funktionsweise bestimmter Teile oder Organe des Körpers kann dann kausal erklärt werden und die Zielsetzungen finden sich in der Funktionsnorm wieder. Ein aus unserer Sicht zu enges Bild des Menschen als Maschine wird immer wieder kritisiert, wie schon im Abschnitt 1.6 ausgeführt. Capra schreibt zum Beispiel:

»Dieses Bild des menschlichen Körpers als Uhrwerk ist heute noch die Grundlage für die Theorie und Praxis unserer Schulmedizin, die den menschlichen Organismus von seiner natürlichen und sozialen Umwelt trennt und wie eine Maschine behandelt, die durch Zerlegen in ihre kleinsten Teile verstanden werden kann. Krankheit wird als Fehlfunktion von biologischen Mechanismen gesehen, und die Rolle des Arztes besteht darin, physikalisch oder chemisch einzugreifen, um die Fehlfunktion eines bestimmten Mechanismus zu korrigieren, wobei verschiedene Teile von verschiedenen Spezialisten behandelt werden.«[246]

Das Bild des Menschen als Maschine selbst ist allerdings nicht das Problem, sondern die funktionale Beschreibung (und damit das Beschreiben des menschlichen Organismus als ob er eine Maschine wäre) ist, wie in Abschnitt 1.6 dargelegt, die notwendige Form der Beschreibung des Menschen, wenn nicht auf naturwissenschaftliche und technische Übertragungen verzichtet werden soll. Vielmehr ist es ein eingeengtes Bild der Maschine, das die Probleme bereitet: Im Lastenheft der Maschine stehen auch die Umweltbedingungen, unter denen sie bestimmte Leistungen zu erbringen vermag, und es werden Vorschriften der Bedienung genannt, so dass diese Leistungen dauerhaft erbracht werden können.

Wird eine Funktionsleistung nicht erbracht, so kann es daran liegen, dass die Maschine unter unzulässigen Umweltbedingungen eingesetzt wurde (dies entspricht Fall 1 unserer obigen Unterscheidung). Fall 2 unserer Unterscheidung stellt den klassischen Fall dar: Die Maschine hat zum Beispiel aufgrund eines Defekts eines Teils eine zu geringe Leistungsfähigkeit. Auch im Fall 3 zeitigt die »Maschine« Mensch Funktionsdefekte; allerdings genügt es in diesem Fall wohl nicht, ein Teil zu identifizieren, das

246 Capra, »Von der Notwendigkeit eines Paradigmenwechsels«, 1991, S. 10

ausgetauscht werden könnte (das heißt einen bestimmten organischen Funktionsdefekt zu reparieren), so dass dann die Funktionsdefekte behoben wären. Vielmehr muss der »Steuermann«, der Bediener der Maschine, lernen, dass er die Maschine nicht ständig überfordern darf, weil sonst Defekte auftreten.

Der Mensch scheint »Reservoirs« zu besitzen, die er über längere Zeit überbeanspruchen kann, die aber auch irgendwann leer sind, so dass er dann sehr lange Regenerationszeiten und ggf. therapeutische Hilfe benötigt. So können wir die Maschine »Mensch« womöglich auch damit beschreiben, dass sie »Akkus« verschiedener Stoffe besitzt, die auf unterschiedlichen Zeitskalen ent- und aufladbar sind. Sind bestimmte davon gänzlich entladen, so ist der Mensch nicht mehr fähig, normale Funktionsleistungen zu erbringen (die Bedingung »Funktionsdefekt« ist also erfüllt). Allerdings gäbe es dann keinen »Teil« dieser Maschine, der ausgewechselt werden müsste, sondern es müssten lediglich die Reservoirs wieder aufgefüllt werden. Eine Maschine, die bei Überhitzung abschaltet, die verschiedene Verbrauchsressourcen aufgebraucht hat, oder die gerade ein Update macht, ist nicht leistungsfähig wie gewohnt, sie ist aber nicht defekt im Sinne der Funktionsnorm.

Wir sehen also: Ob wir das Unterschreiten einer durchschnittlichen Funktionsleistungsfähigkeit behaupten können, hängt nicht von einer momentanen Funktionsleistung alleine ab, sondern diese muss auf eine Referenzklasse und auf die Umstände bezogen werden: Menschen, die einen Marathon gelaufen sind, können womöglich viele Funktionsleistungen nicht mehr aktualisieren, aber sie haben keinen Funktionsdefekt, denn nach der Erholungsphase ist davon auszugehen, dass sie ihre Funktionsfähigkeit wieder erlangt haben.

So stellt sich auch die Frage, welchem Fall unserer obigen Einteilung die offensichtlichen Makrofunktionsdefekte bei Burnout[247] zuzuordnen sind. K. Linneweh, A. Heufelder und M. Flasnoecker bezeichnen Burnout als eine Neurotransmittererkrankung.[248] Wie die Autoren feststellen, genügt die Behebung dieses Defekts zum Beispiel durch Gabe bestimmter Substanzen aber nicht, um Burnout zu heilen. Vielmehr ist es auch eine

247 Vgl. von Känel, »Das Burnout-Syndrom: eine medizinische Perspektive«, 2008, S. 477–487

248 Vgl. Linneweh/Heufelder/Flasnoecker, *Balance statt Burn-out. Der erfolgreiche Umgang mit Stress und Belastungssituationen*, 2010, S. 35ff, insbesondere S. 39

Frage der Erholung und der Neuausrichtung des Lebens, also der Lebensführung.

»Burn-out gehört ohne Zweifel in die Gruppe der Neurotransmittererkrankungen. Die Symptome sind die eines eigenständigen Krankheitsbildes, das sich medizinisch-diagnostisch mit charakterlichen Veränderungen nachweisen und – begleitend zur psychologisch-therapeutischen Intervention – auch erfolgreich behandeln lässt.«[249]

Zu unterscheiden ist eine unterdurchschnittliche Veranlagung der Fähigkeit (dispositional) mit Stress umgehen zu können (»Dünnhäutige«, Fall 2) und eine diesbezüglich in etwa durchschnittliche Veranlagung kombiniert mit einer dauerhaften falschen Bedienung der Maschine »Organismus«, die zu den beschriebenen Symptomen führt (Fall 3). Bei Burnout wird einerseits von den aktualen Symptomen und Funktionsdefiziten gesprochen (zum Beispiel über die Entgleisung verschiedener Neurotransmitter), aber auch von stresssensiblen Typen (»Dünnhäutige«, dispositional).[250]

Das erweiterte Bild vom Menschen als Maschine lässt uns den Unterschied von aktualem Funktionsdefizit und dispositionalen Funktionsfähigkeiten bei der Zuschreibung von Krankheit noch einmal deutlich werden. Daraus ergibt sich unmittelbar, dass auch die Bedienung der Maschine, die Diätetik von besonderer Bedeutung ist, insbesondere bei Leiden wie Burnout. D. von Engelhardt beschreibt, dass die Diätetik im Lauf der Geschichte mit dem Aufkommen der naturwissenschaftlichen Medizin in den Hintergrund geriet. Dahingehend kann auch die Kritik von Capra (siehe Zitat oben) verstanden werden.

»Zur entscheidenden Zäsur in der europäischen Kultur- und Medizingeschichte in der Deutung von Gesundheit und Krankheit, im Verständnis von Arzt, Patient und Therapie wurde das vergangene 19. Jahrhundert. In diesem positivistischen Zeitalter mit seinen faszinierenden und wohltätigen Fortschritten in Diagnostik und Therapie kam es auch zu Verlusten und zur Reduktion; Diätetik verlor ihren umfassenden Sinn, wurde auf Diät, auf Haferschleim und Kamillentee reduziert, in den Worten von Dr. Grabow aus Thomas Manns ›Buddenbrooks‹ (1901): ›ein wenig Taube, ein wenig Franzbrot‹. Eine Tradition von über 2000 Jahren fand nun ihr Ende. Medizin konzentrierte sich unter dem Vorbild der Naturwissenschaften auf die Behandlung von Krankheiten und gab zunehmend die Dimension des Beistandes auf; der Kranke wurde immer mehr zu einem Objekt, wurde auf Natur-

249 Vgl. Linneweh/Heufelder/Flasnoecker, *Balance statt Burn-out. Der erfolgreiche Umgang mit Stress und Belastungssituationen*, 2010, S. 48

250 Ebd., S. 44ff

geschichte und Krankheitsgeschichte reduziert und immer weniger als Subjekt, als Krankengeschichte wahrgenommen.«[251]

Die Wichtigkeit der Diätetik und der angemessenen Lebensführung (Bedienung der Maschine »Organismus«) betont auch K. Bergdolt:

»Bei aller Bewunderung für die Leistungen der naturwissenschaftlichen Medizin – man denke nur an das in den letzten hundert Jahren auf beeindruckende Weise angestiegene Durchschnittslebensalter, von dem die Makrobiotiker und Theoretiker der Vergangenheit nur träumen konnten – ist es bedenklich, ja deprimierend zu sehen, wie einfachste diätetische Grundsätze wie Maßhalten, Harmoniestreben, Entspannung oder Regelmäßigkeit der Lebensgestaltung – nicht zuletzt zum Nachteil der Gesellschaft – in Vergessenheit geraten sind.«[252]

So können wir rekapitulieren: »Krank« wollen wir eine Person nennen, wenn

1. ein Funktionsdefekt vorliegt und
2. von einem aktualen oder zukünftigen Leiden des Betroffenen ausgegangen werden kann.

Ein Funktionsdefekt liegt nach unserem Vorschlag vor, wenn eine Funktionsfähigkeit einer Person unterhalb der Machbarkeitsgrenze durch medizinische Eingriffe liegt oder (falls die Machbarkeit nicht gegeben ist) die Funktionsfähigkeit der Person unter einem funktionalen Normal liegt. Dieses (das heißt insbesondere seine Grenzen) bestimmt sich in Bezug auf eine Referenzklasse: Normal ist die durchschnittliche Funktionsfähigkeit und der Bereich um diesen Durchschnitt, der (noch) nach statistischen Untersuchungen in Bezug auf die Referenzklasse Leidfreiheit für die Betroffenen bedeutet. Wie in Abschnitt 3.4.4 dargelegt, stellt dann der statistische Durchschnitt einer Funktionsfähigkeit von Menschen in besten Lebensbedingungen ein Maximum dar. Die nach bisherigem Wissen notwendigen Nebenfolgen gewünschter Funktionsleistungen (Beispiel Gewichtheber) sind dabei ausgeschlossen.

Die Bedingung des aktualen oder zukünftigen Leidens des Betroffenen führt dazu, dass das Zusprechen des Prädikats »krank« immer auch eine Wertung des Sprechers ausdrückt, so dass unser Krankheitsbegriff ein »Wertbegriff« ist, der allerdings durch die notwendige Bedingung des Vor-

251 Von Engelhardt, *Der Wandel der Vorstellungen von Gesundheit und Krankheit in der Geschichte der Medizin*, 1995, S. 26–27

252 Bergdolt, *Leib und Seele. Eine Kulturgeschichte des gesunden Lebens*, 1999, S. 317

liegens eines Funktionsdefekts auch eine objektivierbare Komponente hat; auch diese wird beim Zusprechen des Prädikats »krank« behauptet und muss begründet werden.

3.4.7 Die Leistungsfähigkeit unseres Vorschlags

In Abschnitt 3.2 hatten wir aus a priori-Überlegungen Forderungen an ein Konzept von Krankheit gestellt. Wir haben gefordert, dass ein Krankheitskonzept

1. anschlussfähig an den Sprachgebrauch in Alltag und Wissenschaft sein muss,
2. sich von den Begriffen der (bloßen) Leistungsfähigkeit,
3. des Wohlbefindens,
4. des Glücks
5. und des moralisch Schlechten unterscheiden muss.

Unser Konzept von Krankheit stellt einen Begriff dar, der über die Äquivalenz hinsichtlich der Bedingungen des Vorliegens eines Funktionsdefekts und des aktualen oder zukünftigen Leidens des Betroffenen festgelegt ist. Damit ist ein begrifflicher Unterschied zu den Begriffen »Leistungsfähigkeit«, »Wohlbefinden«, »Glück« und dem »moralisch Schlechten« gegeben: Bei der Leistungsfähigkeit fehlt das Leiden (aktual oder zukünftig) des Betroffenen; die Leistungsfähigkeit wird unabhängig von der Befindlichkeit des Betroffenen festgelegt. Bei den Begriffen »Wohlbefinden« und »Glück« ist das Absprechen des entsprechenden Prädikats (»fühlt sich nicht wohl«, »ist nicht glücklich«) nicht zwingend dadurch bestimmt, dass ein Funktionsdefekt vorliegt.

Unser Krankheitsbegriff ist anschlussfähig an den Alltagssprachgebrauch und deckt diesen weitgehend ab, denn die Kombination aus Funktionsdefekt und Leiden der betroffenen Person ist bei den allermeisten Erkrankungen offensichtlich gegeben. Allerdings fordern wir Präzisierungen insbesondere hinsichtlich unserer einschränkenden Bedingungen (siehe Abschnitt 3.4.4).

Es finden aber auch Krankheitsbegriffe beziehungsweise -vorstellungen Anwendung in unserer Sprachgemeinschaft, die nicht vereinbar sind mit unserem Vorschlag: In der Rechtsprechung, wir haben es bereits erwähnt, wird Krankheit ohne Bezug auf das Leiden des Betroffenen festgelegt (»Leitbild des gesunden Menschen«). Es wird damit allerdings genau das zu fassen versucht, was wir als Funktionsdefekt bezeichnet haben (auch wenn die Bedingungen für das Vorliegen eines Funktionsdefekts andere sein mögen): eine aktuale Eigenschaft des Betroffenen, die einen Funktionsdefekt darstellt, welcher für ein Leiden des Betroffenen akzeptiert wird. Hier sollte man besser davon sprechen, dass eine Person einen Krankheitsanspruch zum Beispiel gerichtlich zugesprochen bekommt, das heißt, dass die Person berechtigt ist, sich als krank zu bezeichnen, also ein Leiden geltend machen und damit bestimmte Ansprüche erheben kann.

In der Pathologie verwischt manchmal der Unterschied zwischen pathologischem Befund und pathologischem Befund, der zu einem Leiden des Betroffenen führt (also in unserem Sinne Krankheit), der also einen Krankheitswert für den Betroffenen hat. In den Fällen pathologischer Befunde, bei denen nur eine Abweichung vom Normalbild der Funktionsweise des Menschen vorliegt, aber nicht von einem Leiden des Betroffenen aktual oder zukünftig ausgegangen werden muss, sollte nicht von Krankheit gesprochen werden.

Genau diese Unterscheidung wird manchmal bei der Diskussion des Krankheitsbegriffs im »gentechnischen Zeitalter« übersehen.

»Von diesen traditionellen Präventionsmöglichkeiten unterscheidet sich die prädiktive genetische Diagnostik in entscheidenden Punkten: Sie entdeckt eine Disposition, allerdings in den allermeisten Fällen keine absolute, sondern eine statistische. Sichtbar werden in den genetischen Typisierungen Erkrankungswahrscheinlichkeiten. Sie dürfte somit zunehmend eine Vermutung bestätigen, die schon ein Promovend des 18. Jahrhunderts an der Universität Paris formuliert hatte: ›Est-ne totus Homo à Natura Morbus?‹ Ist nicht der ganze Mensch von Natur aus Krankheit? [Bringaud, Millin de la Courveault (1753), J.K.] An die Stelle der Gesundheit tritt eine ›universelle präsymptomatische Multimorbidität‹ (Bayertz), die um so fataler ist, als sie sich nur potenziell manifestiert. Ihr Entzogensein in eine nur wahrscheinlich kranke Zukunft macht sie, wenn in der Gegenwart keine Therapieverfahren verfügbar sind, ebenso unangreifbar wie unheimlich. Prädiktive genetische Diagnostik vermittelt die hoch-paradoxe Gewissheit, potenziell zu erkranken.«[253]

L. Honnefelder stellt die entscheidenden Fragen:

»Ist der Besitz einer genetisch bedingten Prädisposition zu einer sehr viel später ausbrechenden Krankheit gleichzusetzen mit ›Krankheit‹? Ist gar der heterozygote Träger einer monogenen rezessiven Krankheitsanlage als ›krank‹ zu bezeichnen?

253 Hick, »Gesundheit in Auflösung – Von Rousseau zum Projekt des genetic enhancement«, 2008, S. 42

Und wie steht es mit den genetischen Eigenschaften, die nur im Rahmen eines multifaktoriellen Erbgangs zu einem als Krankheit zu bezeichnenden Zustand führen?«[254]

Unser Krankheitsbegriff erlaubt die Unterscheidung zwischen Dispositionen zu erkranken und der Krankheit selbst. Die Bedingung des aktualen oder (sicheren) zukünftigen Leidens spielt dabei die entscheidende Rolle: Wir können Träger genetischer Eigenschaften als krank bezeichnen, wenn diese genetischen Eigenschaften im Laufe der Zeit sicher (oder fast sicher) zu einem Leiden des Trägers führen. Ist das zukünftige Leiden aber unsicher, so ist der Träger bestimmter genetischer Eigenschaften nur disponiert zu erkranken, die Disposition selbst stellt aber keine Erkrankung dar, weil der Betroffene an ihr nicht leidet oder mit sehr großer Sicherheit leiden wird.[255] Genetische Dispositionen, das heißt genetische Ausprägungen, die eine bestimmte Erkrankung für einen Betroffenen wahrscheinlicher machen als beim Durchschnittsmenschen, sind Risikofaktoren, so wie auch Rauchen oder starkes Übergewicht Risikofaktoren, aber keine Erkrankungen sind. Wir kommen auf Risikofaktoren noch in Abschnitt 5.2 zurück.

So zeigt sich, dass wir einen Krankheitsbegriff vorgeschlagen haben, der durch seine kontextunabhängige Bedingungsstruktur allgemein einsetzbar ist. Andere gängige Krankheitsbegriffe, wie zum Beispiel in der Rechtsprechung (siehe Beispiel oben), sollten angepasst werden, denn ansonsten ergeben sich Inkonsistenzen in der Wortverwendung. Allerdings lässt sich zum Beispiel gerade der Krankheitsbegriff in der Rechtsprechung in unser Konzept integrieren, wenn zum Beispiel von einem berechtigten beziehungsweise unberechtigten »Krankheitsanspruch« anstatt von Krankheit gesprochen werden würde.

Unser Vorschlag weist sich durch eine gewisse Flexibilität aus. Die intensionalen Bedingungen unseres Krankheitsbegriffs sind nur als Struktur angelegt, die belegt werden muss: Was als Funktionsdefekt erkannt wird, kann sich mit dem wissenschaftlichen Fortschritt und den Möglichkeiten der Medizin ändern, was als Leiden gilt, wird wesentlich vom Betroffenen bestimmt (oder vom Sprecher, der dieses Leiden beim Betroffenen vermutet).

---

254 Honnefelder, »Humangenetik in der Pränataldiagnostik. Die normative Funktion des Krankheits- und Behinderungsbegriffs: Ethische Aspekte«, 1996, S. 123

255 Vgl. dazu auch Bobbert, »Genetische Tests an Erwachsenen als Herausforderung für den Krankheitsbegriff«, 2002, S. 36–45

Dass unser Krankheitsbegriff also in seiner Extension veränderbar ist, stellt keine Schwäche dar, sondern eine Stärke, denn er muss einerseits in der Lage sein, das aufzunehmen, was wir als wissenschaftlichen Fortschritt begreifen, und andererseits eine Kontextabhängigkeit beim Sprechen (Bedingung des Leidens) zulassen: Bezeichnen wir jemanden als zu krank, um arbeiten zu können oder zu krank, um ins Kino zu gehen, so wollen wir damit aussagen, dass er aufgrund von Krankheit, das heißt aufgrund eines Funktionsdefekts, an dem er leidet, eine verminderte Makrofunktionsfähigkeit besitzt, so dass er zum Beispiel bestimmte Arbeiten nicht verrichten kann und/oder dass zum Beispiel das Arbeiten sein Leiden verschlimmern oder zumindest seine Genesung beeinträchtigen würde.

Bei Aussagen der Form »x ist krank« handelt es sich also um Sprechweisen, die gemeinsam haben, dass sie die beiden Bedingungen »Funktionsdefekt« und »aktuales oder zukünftiges Leiden des Betroffenen« erfüllen. Meinungsverschiedenheiten über das Vorliegen dieser Kriterien können auch auf unterschiedlichen Wertungen hinsichtlich des Leidens des Betroffenen beruhen. Das heißt es werden mit Aussagen der Form »x ist krank« auch Wertungen zum Ausdruck gebracht, so dass »krank« dann nicht naturalistisch verstanden werden kann, also keine aktuale Eigenschaft darstellt. Da Funktionsdefekte unter anderem aber auch dadurch festgelegt werden können, dass in bestimmten Probandengruppen leidvolle (oder zukünftig leidvolle) Zustände von nichtleidvollen unterschieden werden, gehen hier Wertungen von Probandengruppen ein; diese Funktionsdefekte können immer dann herangezogen werden, wenn »objektive« Bestimmungen notwendig sind: Zum Beispiel in der Rechtsprechung oder bei den Leistungskatalogen von Krankenversicherungen. Dann sollte man allerdings besser nur von Funktionsdefekten sprechen (wie das Ereshefsky vorgeschlagen hat[256]) oder Ausdrücke wie »Krankheitsanspruch« verwenden.

Beim Urteil »x ist krank« ist es gerade das Leiden des Betroffenen, das einen pragmatischen Imperativ beim Sprechen induziert: Mit »krank« wird immer ein Behandlungsbedarf artikuliert. Der Kranke muss behandelt werden, weil er leidet oder leiden wird und weil ein Funktionsdefekt dafür verantwortlich gemacht werden kann. Bei einem Leiden ohne Funktionsdefekt müssen die Ursachen in der Umwelt des Betroffenen gesucht werden, es ist also kein Behandlungsbedarf des Betroffenen gegeben.

---

256 Vgl. Ereshefsky, »Defining ›health‹ and ›disease‹«, 2009, S. 221–227

Wie schon angedeutet, wollen wir unter einem Behandlungsbedarf den Bedarf an Maßnahmen verstehen, die darauf gerichtet sind, einen Funktionsdefekt oder einen Kontrollverlust zu beseitigen oder zu lindern, eine pathogenetische Kette zu unterbrechen oder zumindest in ihrer Entwicklung zu hemmen. Dies können therapeutische Maßnahmen von Ärzten, Pflegern, Physiotherapeuten, Psychologen, und so weiter sein wie auch Maßnahmen, die der Betroffene selbst durchführt (Eigenbehandlung). Krankheiten therapieren heißt also, Funktionsdefekte, die ein Leiden aktual oder in Zukunft für den Betroffenen bedeuten, zu reparieren oder zu kompensieren oder ein Leiden daran zu mindern.

In der pragmatischen Konsequenz der Zuschreibung des Prädikats »krank«, dem Behandlungsbedarf, liegt auch der Unterschied zum Begriff der Behinderung. Denn von der Frage, ob ein Behandlungsbedarf besteht, sehen wir ab, wenn wir von einer Behinderung sprechen. »Krank« und »behindert« schließen sich nicht aus, sie sind keine gegensätzlichen Beschreibungen eines Zustands, sondern erfüllen unterschiedliche Funktionen in der Sprache: Mit »behindert« wird kein Behandlungsbedarf ausgedrückt, das Leiden und dessen Beendigung stehen hier nicht im Fokus. Vielmehr wird mit »behindert« im Kontext des Sprechens ein Hilfsbedarf in Richtung der Umwelt des Betroffenen artikuliert aufgrund eines Funktionsdefekts des Betroffenen: Neben der persönlichen Hilfe bei der Verrichtung alltäglicher Bedürfnisse sind dies zum Beispiel behindertengerechte Toiletten, Arbeitsplätze, Autos, Bahnhöfe, Züge und so weiter. Der Behinderte kann zwar auch krank sein (wenn er unter einem Funktionsdefizit leidet), muss es aber nicht.

Abschließend kann bemerkt werden, dass wohl das Festhalten am Wunsch nach einem naturalistischen Krankheitsbegriff von politischer und gesellschaftlicher Seite auch damit erklärt werden kann, dass auf diese Weise ein Abschieben von Verantwortung verbunden ist – nämlich die Verantwortung, ethische Fragestellungen (zum Beispiel nach der Verteilungsgerechtigkeit von Ressourcen) als solche anzuerkennen und für sie eine Antwort zu suchen.

»It can be argued that society off-loads too many of its important, evaluative issues onto doctors. By often phrasing the question in such cases in terms of whether someone is really ill, really has a disease, society is in effect, though perhaps confusedly rather than deliberately, salving its conscience by pretending that it is asking for objective, scientific medical advice.«[257]

257 Worrall/Worrall, »Defining Disease: Much Ado about Nothing?«, 2001, S. 54

4 Gesundheit

Nachdem wir nun einen Krankheitsbegriff entwickelt haben, stellt sich die Frage, was wir unter Gesundheit verstehen können. Für unseren Krankheitsbegriff, also die Bedingungen, die wir für eine begründete Zuschreibung des Prädikats »krank« fordern, benötigen wir keine Referenz auf das Prädikat »gesund«. Für die Bestimmung von »gesund« bieten sich deshalb zwei Möglichkeiten an:

1. Gesundheit als Gegensatz von Krankheit: Dabei wird Gesundheit entweder in einen kontradiktorischen Gegensatz zu Krankheit gestellt. Haben wir hingegen die Vorstellung, dass man mehr oder weniger krank, oder aus der Gegenperspektive, mehr oder weniger gesund sein kann, so bietet sich zunächst so etwas wie ein Kontinuum an zwischen den Polen »vollkommen krank« und »gar nicht krank« beziehungsweise aus der Gegenperspektive »gar nicht gesund« und »vollkommen gesund«. In diesem zweiten Fall ist der Gegensatz polarkonträr: Je weniger gesund eine Person ist, je kränker ist sie und je kränker eine Person ist, je weniger gesund ist sie. Die Grenzen und Probleme dieser Konzepte werden wir gleich erörtern. Sowohl bei der Dichotomie als auch bei der Vorstellung eines Kontinuums würde der Gesundheitsbegriff negativ bestimmt werden aus dem Krankheitsbegriff. Bei dieser Gelegenheit müssen wir auch diskutieren, inwieweit eine Person kränker sein kann als eine andere oder kränker als zu einem vorherigen Zeitpunkt.
2. Gesundheit positiv bestimmt: Gesundheit könnte nach eigenen Kriterien positiv bestimmt werden, (in weiten Teilen) unabhängig von den Bedingungen, unter denen das Prädikat »krank« zugeschrieben wird. Neben der Angabe dieser Kriterien bliebe dann noch zu ermitteln, welche Relation zwischen »gesund« und »krank« dann bestünde, denn ganz offensichtlich sind sie nicht vollkommen unabhängig voneinander: Einen Kranken werden wir kaum zugleich als gesund bezeichnen wollen;

allerdings wäre es wohl vorstellbar, unter Gesunden weiter zu differenzieren.

Es ist also Aufgabe dieses Kapitels, einerseits das Verhältnis von »gesund« und »krank« zu klären und andererseits für den Fall, dass »gesund« nicht einfach als die Negation von »krank« bestimmt werden kann (wenn zum Beispiel die Anschlussfähigkeit an den Alltagssprachgebrauch gewährleistet sein soll), »gesund« unabhängig von »krank« positiv zu bestimmen. Dabei ist zu beachten, dass der gewonnene Gesundheitsbegriff auch unsere Forderungen erfüllen muss, die wir in Abschnitt. 3.2 aufgestellt haben.

4.1 Negative Bestimmungen von Gesundheit

Wollen wir Gesundheit negativ aus dem Krankheitsbegriff bestimmen, so kann deren Verhältnis, wie gerade erläutert, eine Dichotomie oder ein Kontinuum beziehungsweise eine ordinale Skala sein. Die dichotome Vorstellung von Gesundheit und Krankheit wurde besonders durch die Einführung der Bismarckschen Sozialgesetzgebung gefördert, und auch heute noch sagen wir oftmals »krankschreiben«, wenn wir eine ärztliche Bestätigung der Arbeitsunfähigkeit meinen.

Bei der Kontinuumsvorstellung stellt sich nicht nur die Frage, wie Zustände des Krankseins beziehungsweise Gesundseins sowohl verschiedener Personen als auch an unterschiedlichen Zeitpunkten eine Person betreffend ordinal angeordnet werden können. Es stellt sich vor allem auch die Frage, wie die Pole einer Kontinuumsvorstellung operationalisierbar festgelegt werden könnten. Beginnen wir bei der Dichotomie, das heißt der Festlegung von Gesundheit als Abwesenheit von Krankheit.

4.1.1 Gesundheit als Abwesenheit von Krankheit

Gesundheit negativ bestimmt als die Abwesenheit von Krankheit ist ein »Restbegriff«, wie etwa »Natur« als das, was nicht künstlich erschaffen oder verändert wurde. Die Grenze zwischen Gesundheit und Krankheit wird bestimmt anhand unserer vorgeschlagenen Bedingungen im vorigen Kapitel. Wer nicht als krank bezeichnet werden kann, ist demnach gesund. Dieser Gesundheitsbegriff lässt sich also problemlos an unseren Vorschlag eines Krankheitsbegriffs anschließen und würde demnach auch die Forderungen aus Abschnitt 3.2 erfüllen. »Gesund« wäre damit ein nicht steigerbares Prädikat, ein »All- und Restbegriff« für alle Zustände eines Betroffenen, die nicht als krank bezeichnet werden können.

Wenn bei zwei Personen keine Eigenschaft festgestellt werden kann, die für einen Sprecher ein Anlass für eine Krankwertung ist, so sind sie beide (gleichermaßen) gesund. Da es kein positives Kriterium für Gesundheit in diesem Konzept gibt, sind die beiden Personen in dieser Hinsicht ununterscheidbar. In der dichotomen Vorstellung von Krankheit und Gesundheit ist weder der Relator »kränker als« noch der Relator »gesünder als« bestimmt.

4.1.2 Gesund und krank als Pole eines Kontinuums

Bei der Vorstellung von »gesund« und »krank« als Pole eines Kontinuums wird Gesundheit als die Negation von Krankheit erachtet. Dabei müsste zunächst geklärt werden, was hier unter einem Kontinuum zu verstehen ist.

Meist wird die graphische Vorstellung einer geometrischen Strecke vertreten, deren linkes oder rechtes Ende vollkommene Gesundheit bedeutet und das andere Ende vollkommenes Kranksein. Meist ist dabei allerdings nicht klar, was unter vollkommener Krankheit und vollkommener Gesundheit zu verstehen wäre. Mit »vollkommener Krankheit« ist manchmal der Tod gemeint. Und oftmals wird unter dem Pol der vollkommenen Gesundheit ein positives Ideal von Gesundheit verstanden. Die damit verbundenen Schwierigkeiten haben wir schon in der Diskussion zur »Gesundheitsdefinition« der WHO gesehen.

Abgesehen von der Unklarheit darüber, was die Pole konkret sein und wie sie in einem konkreten Fall festgestellt werden sollten, ist die Vorstellung des Kontinuums selbst problematisch: Die Vorstellung einer Strecke, auf der ein Punkt im Laufe des Lebens zwischen den Polen hin- und her wandert, je nach Gesundheitszustand, suggeriert, dass man einen Maßstab besäße, der es erlaubte, einen Betroffenen auf dieser Strecke genau zu lokalisieren. Analog zur Konstruktion einer physikalischen Größe, die auch kontinuierlich vorgestellt und durch eine Messvorschrift bestimmt werden kann, müssten wir eine Messvorschrift finden, die es uns zumindest bis auf eine bestimmte Messgenauigkeit erlaubt, den Ort eines Zustandes einer Person auf dem Kontinuum zu ermitteln.

Dies ist zwar vorstellbar für bestimmte physiologische Parameter, jedoch nicht für das Prädikat »krank«: Denn das Urteil »krank« basiert, wie wir gesehen haben, auch auf normativen Wertungen, die an bestimmten Stellen der Begründungsstruktur eingesetzt werden. So ist nicht gesichert, dass bestimmte empirisch und objektiv feststellbare Zustände von jedermann gleichermaßen als »krank« bezeichnet werden. Bestimmte physische Zustände können für eine bestimmte Person einen großen gesundheitlichen Schaden bedeuten, für eine andere hingegen belanglos sein. Eher also als über empirisch feststellbare körperliche Eigenschaften, können gesundheitliche Zustände wohl über eine Kategorisierung des Betroffenen in eine ordinale Ordnung gebracht werden. Je nach Intensität des Leidens, wie zum Beispiel der Schmerzen, oder der Einschränkung bestimmter Fähigkeiten, aber vor allem auch je nach Prognose, das heißt Dauer der Erkrankung und voraussichtlicher Heilungschancen, werden Betroffene ihr Kranksein als mehr oder weniger schlimm beurteilen. Dabei ist, wie gerade dargelegt, nicht gesichert, dass bestimmte Zustände von unterschiedlichen Personen als gleich schlimm eingestuft werden. Bilden wir jedoch Kategorien, wir wollen sie Schadenskategorien nennen, die durch wenige harte Abstufungen relativ scharf sind, so können wir hoffen, dass wir in intersubjektiver Weise über Gesundheitsschäden sprechen können. Wenn wir zum Beispiel »schwere« Erkrankungen als solche einstufen, die unser Leben bedrohen, oder leichte Erkrankungen als solche, die nur vorübergehend eine leichte Einschränkung bedeuten, so können wir einen Relator »kränker als« einführen, der uns die Schwere des Krankseins verschiedener Personen zu einem Zeitpunkt in eine ordinale Ordnung bringen lässt.

Mit Blick auf den Verlauf des Krankseins einer Person in der Zeit gelingt uns sicherlich eine wesentlich feinere Abstufung. Ein Betroffener muss dann angeben, ob er sich im Vergleich zu vorherigen Zeitpunkten besser fühlt oder ein Arzt könnte feststellen, ob eine Heilung schon Fortschritte gemacht hat. Aber auch hier müssen wir vorsichtig sein: Das Nachlassen von zum Beispiel Schmerzen muss noch nicht bedeuten, dass ein Kranksein besser geworden ist, wenn wir darunter eine bestimmte Erkrankung mit ihrem typischen Verlauf und typischen Schäden verstehen.

Auf diese Weise können wir also Zustände des Krankseins, mit aller Vorsicht, ordinal ordnen. Gesundheit bestimmt sich darin aber weiterhin als Abwesenheit von Kranksein, das heißt vollkommene Gesundheit liegt immer dann vor, wenn keinerlei Kranksein besteht. Wie Beispiele aus unserer Alltagssprache zeigen, sprechen wir aber zum Beispiel auch von »besonders gesunden« Menschen oder von Menschen »bei guter Gesundheit« oder wir halten bestimmte Personen für so gesund, dass wir davon ausgehen, dass sie eine längere Bergtour unbeschadet überstehen werden; diese Personen unterscheiden wir von anderen Personen, die wir ebenfalls nicht als krank bezeichnen.

Unter Gesundheit verstehen wir zumindest in manchen Kontexten des Sprechens also etwas positiv Bestimmtes, das über die Abwesenheit von Krankheit hinausgeht, unabhängig davon, ob wir Zustände des Krankseins ordinal anordnen können (»Kontinuum«) oder nicht (Dichotomie). Wir wollen nun erörtern, ob wir positive Kriterien für die Zuschreibung des Prädikats »gesund« aufstellen können, die sowohl einen Relator »gesünder als« festlegen als auch unsere Forderungen aus Abschnitt. 3.2 erfüllen.

4.2 Positive Bestimmungen von Gesundheit

Wenn wir den Begriff »Gesundheit« positiv bestimmen wollen, so gilt der polarkonträre Gegensatz von »gesund« und »krank« nicht mehr. Das heißt eine Person, die wir als mehr oder weniger krank bezeichnen, kann deshalb nicht »automatisch« als weniger oder mehr gesund gelten. Vielmehr muss eine gewisse Unabhängigkeit in der Zuschreibung der beiden Prädikate »gesund« und »krank« gegeben sein.

Den allgemeinen Fall, dass sie vollkommen unabhängig voneinander zugeschrieben werden können, müssen wir, wie oben angedeutet, aber sogleich aussortieren: Kranksein und Gesundsein sind in einem dichotomen Verständnis sicherlich nicht miteinander verträglich, das heißt eine Person kann nicht als krank und gesund zugleich bezeichnet werden. Auch in einem graduellen Verständnis (»Kontinuum«) von Kranksein ist es nicht möglich, dass eine Person als schwer krank bezeichnet wird und zugleich als gesund. Möglich wäre aber, dass wir unter den Nichtkranken, also den Gesunden, eine positive Bestimmung ihrer Gesundheit vornehmen, die ein mehr oder weniger an Gesundheit zuließe.

Viele Gesundheitskonzepte werden gerade dazu verwendet, ein Ideal vom Menschen mit seinen Eigenschaften, seinen Fähigkeiten und Vermögen und oft auch von seinen Empfindungen auszudrücken. Wir hatten bei der Diskussion des Vorschlags der WHO schon auf die damit entstehenden Probleme hingewiesen. Wir wollen jetzt noch einmal kurz einige Vorstellungen von Gesundheit diskutieren und überprüfen, ob sich mit diesen positiven Konzepten ein Anschluss an unseren Krankheitsbegriff herstellen lässt, unsere Forderungen aus Abschnitt 3.2 erfüllt sind und ob die oben genannten Relationen von »gesund« und »krank« material möglich sind, das heißt ob zum Beispiel »nicht gesund« und »nicht krank« zugleich zugeschrieben werden können.

4.2.1 Beispiele positiver Konzepte von Gesundheit

Gesundheit wird oftmals als ein Ideal verstanden, in welchem der Mensch zum Beispiel leistungsfähig, fit, erfolgreich, glücklich, vital, zufrieden, stressresistent oder sportlich ist. Gesundheit wird manchmal auch als Zustand eines körperlichen und psychischen Wohlbefindens aufgefasst, wie das Gesundheitskonzept der WHO zeigt. Die damit einhergehenden Probleme haben wir schon in Abschnitt 3.2 diskutiert. Wir wollen einige der auftretenden Probleme hier kurz wiederholen.

Über Idealvorstellungen wird versucht, ein positives Bild vom Gesundsein zu entwerfen, das über das Freisein vom Kranksein hinausgeht: Bloße Gesundheit als Abwesenheit von Krankheit wäre so etwas wie ein »Normalniveau«, dessen Unterschreitung ein Kranksein darstellt. Ein Überschreiten des Normalniveaus bedeutete dann, dass der Betroffene in einem mehr oder weniger großen Maße gesund wäre. Ein solches Ideal kann, je nach Konzeption, dann vollständig oder nur annähernd erreicht werden und wäre anzustreben.

Wir haben schon am Beispiel des Konzepts der WHO dargelegt, welche Schwierigkeiten mit diesen Vorschlägen verbunden sind: Es ist dann zum Beispiel nicht klar, worin sich zum Beispiel »gesund« von »zufrieden« oder »leistungsfähig« unterscheiden sollte. Da wir, wie gerade dargelegt, dabei bleiben müssen und sollten, dass »krank« und »gesund« unvereinbar sind, so dürfte es nicht möglich sein, dass eine Person zufrieden und krank oder leistungsfähig und krank zugleich ist. Dies ist aber ganz offensichtlich möglich, so dass wir einen solchen positiven Gesundheitsbegriff nur »abgekoppelt« vom Krankheitsbegriff bestimmen können: Gesundheit nach diesen Idealen kann also positiv bestimmt werden unter der Bedingung, dass kein Kranksein vorliegt. Wenn wir unter Gesundheit Zufriedenheit, Wohlbefinden oder Leistungsfähigkeit jenseits des Krankseins, also unter der Bedingung der Abwesenheit von Kranksein, verstehen wollen, so müssen wir uns nicht nur entscheiden, ob es nun die Zufriedenheit ist oder die Leistungsfähigkeit (in welchem Sinne?) oder ein ganz anderes Ideal.

Bei all diesen Idealvorstellungen bleibt zum einen das Problem, dass besondere Zufriedenheit, vollkommenes Wohlbefinden oder eine besonders hohe Leistungsfähigkeit dann für eine besonders gut ausgeprägte Gesundheit stehen würden. In diesem Sinne wären dann ein Spitzensportler, ein sehr leistungsfähiger Angestellter oder ein sehr zufriedener Mensch besonders gesund (zudem vorausgesetzt, er wäre zugleich auch nicht krank). Zum anderen ergibt sich bei den idealen Zuständen der Zufriedenheit oder des Wohlbefindens das Problem, dass diese Zustände nicht vom Betroffenen alleine abhängen, sondern auch von seinen Lebensbedingungen: Ein Mensch, der sich in einer ungünstigen Lage befindet und deshalb nur ein geringes Wohlbefinden hat, wäre demnach auch nur in sehr geringem Maße gesund.

Aus diesen Überlegungen muss der Schluss gezogen werden, dass sich eine Konzeption von Gesundheit auf den Betroffenen beziehen sollte (und nicht etwa auch auf seine Umwelt) und vor allem, dass sie einen Bezug zum Kranksein braucht, der über die Bedingung der bloßen Abwesenheit von Krankheit hinausgeht.

Wenn wir unter einem positiven Gesundheitsbegriff ideale Vorstellungen von Wohlbefinden oder Leistungsfähigkeit verstehen wollen, so bliebe dieser artifiziell und ein Anschluss an den Alltagssprachgebrauch schwierig. Insbesondere im Hinblick auf Prävention und Gesundheitsförderung ergäben sich Probleme: In der Gesundheitsförderung ginge es dann darum, das Wohlbefinden der Menschen zu steigern oder sie in besonderem Maße leistungsfähig zu machen.

Dabei sollten wir uns wieder vergegenwärtigen, dass die Zuschreibung des Prädikats »gesund«, wie die des Prädikats »krank«, nicht die Beschreibung eines empirisch feststellbaren Faktums ist, sondern in der Rede etwas anderes zum Ausdruck bringen soll als das Maß der bloßen Leistungsfähigkeit, Zufriedenheit oder des Wohlfindens einer Person, denn dann benötigten wir den Begriff der Gesundheit (zumindest in positiver Bestimmung) nicht. Bevor wir dies näher erörtern und ein Gesundheitskonzept vorschlagen wollen, soll das bisher Gesagte nochmals an einem Beispiel verdeutlicht werden: Eine weitere gängige Vorstellung von Gesundheit, die zumindest auf die Funktionsfähigkeit des Körpers des Betroffenen bezogen ist, ist das technische Ideal. Als krank, so haben wir bei der Entwicklung unseres Krankheitsbegriffs gesehen, kann die Abweichung von einem Optimum oder von einem Durchschnittswert einer Referenzgruppe bezeichnet werden, falls dadurch ein Leiden beim Betroffenen hervorgerufen wird. Ein technisches Ideal oder ein mindestens durch ein Exemplar realisiertes Ideal könnte nun als Gesundheitsideal verstanden werden.

Ein technisches Ideal hinsichtlich des Körpers bestimmte sich dann zum Beispiel wie folgt: Die obere Grenze einer Funktionsleistung wird nach den naturwissenschaftlichen Gesetzmäßigkeiten bestimmt, die in einem bestimmten Modell des entsprechenden Organs oder Körperteils (Bauplan) Gültigkeit haben. Die ideale Sehfähigkeit ergibt sich dann zum Beispiel aus dem Bauplan des menschlichen Auges, der eine Idealisierung darstellt, und den entsprechenden Naturgesetzen, hier wohl vor allem den Gesetzen der Optik. Beim menschlichen Auge wird zum Beispiel die Strahlenoptik auf eine idealisierte Linse und einen idealisierten Glaskörper angewendet und so auf Basis dieses Modells die maximal mögliche Sehfähigkeit errechnet.

Während eine unterdurchschnittliche Sehfähigkeit oder eine Sehfähigkeit unter dem therapeutisch machbaren Optimum als krank eingestuft werden kann, so könnte eine Sehfähigkeit, die darüber hinausgeht, als besonders gesund angesehen werden. Eine ähnliche Unterscheidung scheint auch C. W. Hufeland (1795) in seiner Vorstellung einer absoluten und einer relativen Gesundheit zum Ausdruck zu bringen:

»Nun ist aber der Begriff von Gesundheit selbst verschieden. Es gibt nehmlich absolute und relative Gesundheit.

Absolute Gesundheit heisst ein durchaus vollkommener regelmässiger und harmonischer Zustand der Organe, Kräfte und Functionen des menschlichen Wesens, – gleichsam das Ideal der Gesundheit. – Diess ist ein Zustand, der sehr selten, wenigstens in den Klassen der verfeinerten und verkünstelten Menschen, angetroffen wird, und, nach dieser Bestimmung wäre jezt der allergrösste Theil der civilisierten Menschen krank.

Aber es giebt relative Gesundheit, und das ists, was wir gewöhnlich gesund nennen. Das heisst, der Zustand der Organe, Kräfte und Functionen kann zwar etwas vom naturgemässen abweichen, aber die Abweichung ist nicht von der Art, dass sie die Verrichtungen wirklich stört, oder als Abweichung percipiert wird.«[258]

Die absolute Gesundheit wäre hier das technische Ideal, die relative Gesundheit die Abwesenheit von Krankheit. Mit dieser positiven Vorstellung

258 Hufeland, »Begriff und Wesen der Krankheit«, 1975, S. 19

von Gesundheit handelt man sich aber zumindest zwei größere Schwierigkeiten ein:

1. Gesundheit jenseits der Abwesenheit von Krankheit wäre damit steigerbar; vorausgesetzt, es ist eine Messprozedur der Funktionsleistung verfügbar. Nun ist aber eine überaus große Anzahl erwünschter Funktionsleistungen denkbar, so dass man nicht mehr von der einen Gesundheit sprechen könnte, sondern nur von so etwas wie »partikulären Gesundheiten«.
2. Diese partikulären Gesundheiten lassen sich begrifflich von partikulären Leistungsfähigkeiten nicht unterscheiden. Jemand, der besser sehen kann als ein anderer, sieht eben besser, jemand der mehr Kraft oder Ausdauer hat, ist eben stärker beziehungsweise ausdauernder bei bestimmten Tätigkeiten.

Manchmal sprechen wir von einer guten Gesundheit, wenn ein Betroffener zum Beispiel »gute« Laborwerte hat. Sie zeigen ein gutes Erfüllen der organischen Funktionen an und wären demnach sehr ähnlich zu einem technischen Ideal. Wir wollen am Beispiel des Sprechens über »gute« und »schlechte« Leberwerte nun erörtern, ob hier tatsächlich nur über eine partielle Leistungsfähigkeit gesprochen wird.

Anhand mancher Parameterwerte oder manchen Kombinationen von Parameterwerten kann oftmals eine Korrelation zu darauf erfolgendem Kranksein festgestellt werden. Der Übergang von »guten« oder in diesem Sinne normalen Werten zu »schlechten« und weiter zu pathologischen ist fließend. Die Frage nach der Grenze zwischen normal und pathologisch ist eine Frage nach der Möglichkeit des Wissens: Wann fängt eine pathogenetische Kette an?

Während man bei »guten« Werten kein Anzeichen auf den Beginn einer pathogenetischen Kette feststellen kann, sind die »schlechten« Werte der Bereich, in dem zwar noch kein Beginn einer pathogenetischen Kette einer bestimmten Erkrankung feststellbar ist, aber zum einen auf Dauer ein Kranksein durch verschiedene Krankheiten mehr oder weniger häufig zu erwarten ist (in Bezug auf ein Kollektiv), was sich aus dem Vergleich mit statistischen Erwartungswerten ergibt. Zum anderen sind die »schlechten« Werte der Bereich, in dem noch nicht mit Sicherheit von einer pathogenetischen Entwicklung gesprochen werden kann, aber aus physiologischen Überlegungen heraus der Beginn einer pathogenetischen Kette vermutet wird. Bei der korrelativen Betrachtungsweise muss die pathogenetische Kette allerdings nicht bekannt sein.

Der Bereich der »guten« Werte kann also zunächst negativ bestimmt werden als der Bereich, bei dem kein Beginn einer pathogenetischen Kette zu erwarten ist. Der Relator »gesünder als« kann dann wie folgt verstanden werden zwischen zwei Personen A und B, die beide nicht krank sind: Person A ist partikulär gesünder als Person B genau dann, wenn A Leberwerte hat, die nicht den Beginn einer pathogenetischen Kette erwarten lassen, B jedoch Werte, bei denen der Beginn einer pathogenetischen Kette eher zu erwarten ist.

Der Ausdruck »gute Leberwerte« besagt also, dass man eine bestimmte Funktionsfähigkeit erwartet, das heißt die Bewältigung gegebener oder sich selbst auferlegter Belastungen, ohne dass daraus ein Kranksein resultiert. Erst der Bezug einer Funktionsfähigkeit, das heißt einer körperlichen oder psychischen Fähigkeit auf bestimmte Funktionsdefekte (die gerade durch diese Fähigkeit oder das Vermögen bei einer Belastung nicht eintreten), erlaubt uns von einer positiven Gesundheit zu sprechen, allerdings nur in einem partikulären Verständnis.

Dies steht auch im Einklang mit der Bedeutung von »gesund« aus etymologischer Sicht und mit einer unserer alltäglichen Sprechweisen: »Gesund« bedeutet aus etymologischer Sicht so viel wie »mächtig, stark«.[259] Dies wird auch im alltäglichen Sprechen deutlich: Wenn man zum Beispiel sagt: »Sie ist bei bester Gesundheit, sie sollte die lange Bergwanderung leicht bewältigen können«, so meint man damit, dass sie leistungsfähig genug ist, eine lange Bergtour zu überstehen ohne zu erkranken. Daran sehen wir schon, dass sich »gesund« oftmals auf bestimmte Fähigkeiten bezieht (die lange Bergtour zu meistern, ohne dabei krank zu werden), deren Fehlen allerdings nicht Grund für eine Zuschreibung des Prädikats »krank« wäre. Diesen Ansatz wollen wir nun allgemein formulieren.

4.2.2 Vorschlag eines positiven Gesundheitsbegriffs: Partikuläre Gesundheit als Disposition gegen Krankheit

Für einen geeigneten Gesundheitsbegriff ist also der Bezug sowohl auf die Person (und nicht auf Merkmale ihrer Umgebung) als auch auf ein Kranksein notwendig, wobei zum Zeitpunkt der Zuschreibung des Prädikats

259 Kluge, *Etymologisches Wörterbuch der deutschen Sprache*, 2002, S. 354, Stichwort »gesund«

»gesund« kein Kranksein vorliegen darf. Momentanes Gesundsein kann sich also nur auf zukünftiges Kranksein beziehen. Daher bietet sich ein dispositionaler Gesundheitsbegriff an. In der Literatur gibt es einige Beispiele an Gesundheitskonzepten mit einem derartigen dispositionalen Gebrauch. Diese wollen wir uns jetzt kurz ansehen.

So schlägt zum Beispiel Canguilhem, dessen Vorstellung von Krankheit schon besprochen wurde, ein dispositionales Konzept von Gesundheit vor:

»Gesundheit ist ein Komplex von – wie es im Deutschen heißt – Sicherungen, Absicherungen in der Gegenwart und Versicherungen gegenüber der Zukunft. Wie es psychisch eine Sicherheit gibt, die nicht der Anmaßung gleichzusetzen ist, so gibt es eine biologische Sicherheit, die alles andere als Maßlosigkeit ist: die Gesundheit. Gesundheit ist eine Sicherheitsreserve an Reaktionsmöglichkeiten. Für gewöhnlich schöpft das Leben seine Möglichkeiten bei weitem nicht aus; im Bedarfsfall jedoch erweist sich, daß seine Leistungsfähigkeit größer ist als veranschlagt. Das ist evident bei den Abwehrreaktionen nach Art einer Entzündung. Wäre der Kampf gegen die Infektion augenblicklich erfolgreich, käme es zu keiner Entzündung. Würden andererseits die organischen Abwehrmaßnahmen sofort außer Kraft gesetzt, so käme es ebensowenig zur Entzündung. Diese entsteht ja gerade deswegen, weil die Abwehrkräfte gegen die Infektion sowohl überrumpelt wie mobilisiert werden. Bei guter Gesundheit sein heißt: krank werden können und doch davon genesen; es ist ein biologischer Luxus.«[260]

Fehlen diese »Reserven«, so muss sich der Betroffene darauf einstellen. Er kann dann nicht mehr mit ihnen rechnen und besitzt in diesem Sinne nur noch eine geringere Gesundheit – ohne allerdings krank zu sein.

»Gesund sein heißt nicht bloß, in einer gegebenen Situation normal, sondern auch – in dieser oder in anderen möglichen Situationen – normativ zu sein. Was die Gesundheit ausmacht, ist die Möglichkeit, die das augenblicklich Normale definierende Norm zu überschreiten; die Möglichkeit, Verstöße gegen die gewöhnliche Norm hinzunehmen und in neuen Situationen neue Normen in Kraft zu setzen. In einer gegebenen Umwelt und für einen bestimmten Komplex von Anforderungen ist man auch mit nur einer Niere normal. Man kann es sich dann freilich nicht mehr leisten, auch diese noch zu verlieren; sich selber wie die verbliebene Niere hat man fortan zu schonen. Die Maximen des gesunden Menschenverstandes in der Medizin sind so vertraut, daß man erst gar nicht nach ihrer tieferen Bedeutung sucht. Und dennoch: wie schmerzlich und wie schwer ist es, dem Gebot des Arztes: ›Sie müssen mit ihren Kräften haushalten‹, Folge zu leisten!«[261]

260 Canguilhem, »Krankheit, Genesung, Gesundheit«, 1975, S. 170
261 Ebd.

Sind außerdem unsere Bedingungen erfüllt, die es erlauben, einen solchen Zustand (Ausfall einer Niere) als krank zu bezeichnen, so ist der Betroffene zugleich krank und nicht gesund. Krank, weil er leidet, einen Funktionsdefekt hat und deshalb ein Behandlungsbedarf besteht. Nicht gesund, weil er sich in Zukunft nicht so viel zumuten darf, weil sonst weiteres oder schlimmeres Kranksein droht.

Eine ganz ähnliche Vorstellung wie die von Canguilhem wird Carl Gustav Carus, Maler, Schriftsteller und zeitweise Goethes Arzt, zugeschrieben:

»Gerade eine von Grund aus gesunde Natur äußert sich darin, dass sie auch, wenn man so sagen darf, gesunder Krankheiten fähig ist, d.h. dass Krankheiten – physische und psychische – von welchen nun einmal kein Sterblicher ganz unangetastet bleibt, in einem gewissen regelmäßigen Gange und mit kräftigen und vollkommenen Entscheidungen sich entwickeln und vorübergehen.«

Unter einer »gesunden Natur« wird also die Fähigkeit wieder zu heilen verstanden, eine Leistungsfähigkeit des Immunsystems.

A. Antonovsky vertritt mit seinem Konzept der Salutogenese ein sog. ressourcenorientiertes Konzept von Gesundheit, das sich vor allem auf die pathogene Wirkung psychischen Stresses konzentriert. Er geht zwar von einem »Gesundheits-Krankheits-Kontinuum«, das heißt einem polarkonträren Gegensatz von »gesund« und »krank« aus, legt allerdings nicht fest, was er unter Gesundheit und Krankheit versteht oder wie eine bestimmte Person genau auf dem postulierten Kontinuum zu lokalisieren sei. Allerdings geht er von einem scharfen Übergang von gesund nach krank aus, dem »Breakdown«:

»It seemed to me that one could most usefully conceptualize breakdown by selecting four crucial facets: pain, functional limitation, prognostic implication, and action implication.«[262]

Unter »prognostic implication« versteht Antonovsky den natürlichen Verlauf einer Erkrankung nach medizinischem Wissen und unter »action implication« alle therapeutischen Maßnahmen, die in einem Kulturkreis gegen eine bestimmte Form des Krankseins eingesetzt werden. Franke beschreibt den Ausgangspunkt von Antonovskys Überlegungen wie folgt:

»Die dem salutogenetischen Konzept zugrundeliegende Annahme der Heterostase[263] impliziert, dass uns das Leben permanent mit Reizen bombardiert, die

262 Antonovsky, *Health, Stress, and Coping*, 1979, S. 57

Spannung erzeugen und auf die wir reagieren müssen. Nach Antonovsky ist es entscheidend, die Annahme auf alle Reize zu beziehen, die unsere Ressourcen herausfordern, unabhängig davon, ob sie als erfreulich begrüßt oder als potentiell gefährdend gewertet werden.«[264]

Diese Reize aus unserer Umgebung, die sog. Stressoren, sind also empirisch feststellbare Widerfahrnisse. Diese, so Antonovsky, führen zu einer »Spannung« (tension). Erst die Bewertung eines Stressors als Anforderung, die im Verhältnis zu den verfügbaren Bewältigungsmitteln nicht ohne Schwierigkeiten gemeistert werden kann, lässt aus der Spannung Stress als ein subjektives Erleben entstehen. Besteht dieser über eine längere Zeitspanne, so wird er als Ursache verschiedenster Erkrankungen angesehen. Über den Zusammenhang von Stress mit bestimmten Funktionsdefekten und Erkrankungen besteht weitgehend Konsens, so dass er hier nicht weiter diskutiert werden soll.

Antonovskys Ansatz besagt, dass Personen, die die Ressourcen zur Verfügung haben, Situationen der Spannung adäquat und effizient zu bewältigen und sich dieser bewusst sind, gesünder sind als Personen, die diese Ressourcen nicht besitzen.

»[...] let me state the central thesis of this chapter in elementary form: Stressors are omnipresent in human existence. In response to a stressor, the organism responds with a state of tension. This state can have pathological, neutral or salutory consequences. Which outcome results depends on the adequacy and efficiency of tension management. Poor tension management leads to the stress syndrome and movement toward disease on the continuum. Good tension management pushes one toward health ease.«[265]

Diese für das »tension management« notwendigen Ressourcen nennt Antonovsky zunächst generelle Widerstandsressourcen (GRRs). In Health, Stress and Coping (Tabelle 6 auf Seite 103) von fasst Antonovsky zusammen, was er unter generellen Widerstandsressourcen (GRRs) versteht. Wir geben die Tabelle in Textform wieder:

»A GRR is a physical, biochemical, artifactual-material, cognitive, emotional, valuative-attitudinal, interpersonal-relational, macrosociocultural characteristic of an individual, primary group, subculture, society that is effective in avoiding, com-

263 Antonovsky geht von der Vorstellung aus, dass wir ständig Gefahr laufen, in eine Art Ungleichgewicht zu kommen, physisch wie psychisch, das letztlich zum Breakdown, d.h. zum Kranksein führt.

264 Franke, *Modelle von Gesundheit und Krankheit*, 2008, S. 165

265 Antonovsky, *Health, Stress, and Coping*, 1979, S. 70–71

bating a wide variety of stressors and thus preventing tension from being transformed into stress.«[266]

Wir wollen hier nicht Antonovskys Stresstheorie diskutieren, sondern festhalten, was relevant für sein Konzept von Gesundheit ist: Er bezieht Gesundheit auf den Breakdown und zwar als Ressourcen einer Person, die es ihr erlauben, unter verschiedensten Lebensbedingungen und Widerfahrnissen einem Breakdown zu entgehen. Einerseits spricht er von einem Gesundheits-Krankheits-Kontinuum, also einer steigerbaren Gesundheitsvorstellung, jedoch ist das Kranksein durch bestimmte Bedingungen (den Breakdown) festgelegt, wie auch wir Kranksein dichotom von Nichtkranksein durch die Bedingungen in unserem Begründungsschema für die Aussage »x ist krank« festgelegt haben. Es geht ihm also um die Gesunden im Sinne von Nichtkranken und die positive Bestimmung ihrer Gesundheit anhand von Ressourcen, das heißt anhand bestimmter Fähigkeiten. A. Franke schlägt eine Erweiterung dieses Konzepts vor:

»Mit der Fokussierung auf die Bewältigung von stresshaften Anforderungen vernachlässigt Antonovsky die Faktoren, die als positive Ressourcen direkt, gleichsam per se, Gesundheit fördern. Zwar erwähnt er in der Diskussion um gelungene Adaption an die Umwelt auch Fantasie, Liebe und Spiel als förderliche Faktoren, doch werden deren Bedeutung und ihr Zusammenhang mit Gesundheit nicht weiter expliziert. […]

Wir haben in unserer Arbeitsgruppe euthymes Erleben und Verhalten, also die Fähigkeit zu genießen und sich etwas Gutes zu tun, als gesundheitsfördernde Ressource untersucht. Humor, Optimismus und die Fähigkeit zu verzeihen sind weitere Variablen, für die als belegt gelten kann, dass sie nicht nur die Adaption an Stress erleichtern, sondern aktiv zu einem größeren Ausmaß an Gesundheit beitragen.«[267]

Besonders deutlich wird das Konzept Frankes in folgendem Zitat, in der sie die Fluss-Metapher verwendet, die auch schon Antonovsky benutzt hat:

»Wir alle sind von unserer Geburt bis zum Tod im Fluss des Lebens. Dieser Fluss zeichnet sich durch schwer zu bewältigende Abschnitte wie Wasserfälle und Stromschnellen aus, und es gibt sogar Gebiete, in denen gefährliche Wasserlebewesen lauern. Dort kommt es darauf an, wachsam zu sein und alle verfügbaren Bewältigungsressourcen zu aktivieren, um den schwierigen Situationen gewachsen zu sein. Es gibt aber auch Abschnitte, in denen der Fluss kaum Strömung hat, sondern gemächlich an Wiesen und unter Bäumen entlang plätschert. Hier gibt es

266 Antonovsky, *Health, Stress, and Coping*, 1979, S. 103
267 Franke, *Modelle von Gesundheit und Krankheit*, 2008, S. 168–169

keine Notwendigkeit, um das eigene Überleben zu kämpfen. Man kann sich auf dem Rücken treiben lassen, die Blumen am Ufer bewundern, einen Baumstamm als Floß benutzen oder sich mit anderen Schwimmern und Schwimmerinnen bei Wasserspielen vergnügen. Dies alles dient der Entspannung und Erholung, reaktiviert also Bewältigungsressourcen und erhöht das Gefühl der Belastungsbalance und damit der Handhabbarkeit, macht aber auch einfach Spaß, steigert Lebensfreude und Lebensqualität und fördert damit die Gesundheit.«[268]

Mit dem Konzept von Antonovsky und dem Vorschlag zur Erweiterung von Franke sind einige Schwierigkeiten verbunden. Diese wollen wir kurz besprechen und dann einen Vorschlag machen, der sie zu vermeiden versucht.

Bei Antonovsky können nicht nur Personen mehr oder weniger gesund sein, sondern auch zum Beispiel Gesellschaften (individual, primary group, subculture, society). Wie wir weiter oben schon dargelegt haben, können nur Personen leiden, ein Kranksein von Gesellschaften kann also nicht mit demselben Krankheitsbegriff ausgedrückt werden, auch wenn in keiner Weise in Zweifel gezogen werden soll, dass zum Beispiel die gesellschaftlichen Bedingungen bestimmte Formen von Krankheit verursachen können und das gesellschaftliche und soziale Miteinander für Prävention und Gesundheitsförderung von großer Bedeutung ist. Vielmehr handelt es sich hier um ein übertragenes Sprechen. Deshalb schlagen wir vor, nicht nur Krankheit, sondern auch Gesundheit nur auf einzelne Personen zu beziehen.

In der Salutogenese und auch bei der Erweiterung von Franke werden unter Ressourcen sowohl Fähigkeiten, Vermögen und Anfälligkeiten einer Person verstanden, als auch Bedingungen in der Umwelt einer Person, die ein Krankwerden verhindern können, zum Beispiel die materiellen Ressourcen oder die sozialen Beziehungen einer Person. Diese Umweltbedingungen spielen sicherlich eine sehr bedeutende Rolle bei der Entstehung beziehungsweise Vermeidung von Krankheiten. Wenn wir, wie Antonovsky, diese Faktoren im Leben der meisten Menschen ausfindig machen wollten, die dazu beitragen, dass sie nicht krank werden, so dürfen die Umweltbedingungen sicherlich nicht übergangen werden.

Wenn wir jedoch davon sprechen wollen, dass eine Person gesünder ist als eine andere, so wäre es sehr befremdend und nicht anschlussfähig an die Alltagssprache, wenn ein Mensch, der zum Beispiel durch einen Umzug

268 Franke, *Modelle von Gesundheit und Krankheit*, 2008, S. 169 und 171

in eine fremde Umgebung kommt (in der er zunächst keine Freunde und keine soziale Unterstützung hat), als weniger gesund zu bezeichnen wäre.

Für Antonovsky ist dies kein großes Problem, denn er spricht in einem späteren Werk nicht mehr von dem einen Gesundheitskontinuum, sondern von unbestimmt vielen: »In each case – wealth, ego strength, cultural stability, and so on – a person can be ranked on a continuum [...].«[269] Gesundheit ist bei Antonovsky also kein Globalbegriff, sondern nur partikulär festgelegt: Es gibt unbestimmt viele Faktoren, die eine Ressource gegen ein Kranksein darstellen; diese können weder addiert noch auf eine andere Weise gegeneinander verrechnet werden und stellen deshalb so etwas wie »Dimensionen« dar. Ein Gesundheitsbegriff, der jenseits von Krankheit positiv bestimmt und steigerbar ist, macht also nur in einem partikulären Verständnis Sinn. Um die Anschlussfähigkeit an die Alltagssprache, aber vor allem hinsichtlich der Unterscheidung der Begriffe Prävention, Gesundheitsförderung, Verhältnis- und Verhaltensprävention zu ermöglichen, schlagen wir vor, unter Gesundheit nur die individuellen körperlichen (und damit auch psychischen) Fähigkeiten und Vermögen zu verstehen.

Gesundheit darf sich also nur auf Personen beziehen, sonst könnte man, wie schon am Beispiel des fehlenden Freundeskreises in einer neuen Stadt, nicht ausdrücken, dass eine bestimmte Person auch bei schlechteren Umweltbedingungen nicht krank wird und damit gesünder ist als eine andere, die bei diesen Bedingungen erkrankt. Eine Umwelt mit guter sozialer Unterstützung ist dann einfach eine andere Umgebung als die ohne soziale Unterstützung.

Gerade auch weil wir im Alltag manchmal von besonders gesunden Menschen sprechen, wenn wir Menschen mit guter Konstitution meinen, bietet sich ein solcher dispositionaler Gesundheitsbegriff an. Diese Dispositionen wollen wir als primäre Ressourcen bezeichnen, alle anderen Faktoren, die ohne Zweifel von großem Einfluss auf das Verhindern von Krankwerden beziehungsweise auf die Heilung sein können, als sekundäre Ressourcen. Bevor wir nun unseren Vorschlag explizieren, müssen wir noch Frankes Einwand und Vorschlag für eine Weiterentwicklung von Antonovskys Gesundheitskonzept diskutieren: Franke schlägt vor, auch von salutogenen Faktoren zu sprechen ohne dabei zwangläufig auf einen Stressor verweisen zu müssen. Dies wollen wir aufnehmen und umsetzen, indem wir nur davon sprechen wollen, dass ein Funktionsdefekt vermieden

269 Antonovsky, *Unraveling the Mystery of Health. How People Manage Stress and Stay Well*, 1987, S. 28

werden muss ganz unabhängig davon, ob ein Stressor die korrekte Ausführung der Funktion bedroht oder ob es zum Beispiel biologische Entwicklungs- oder Alterungsprozesse sind, die quasi intrinsisch einen Funktionsdefekt hervorrufen können.

Allerdings wollen wir noch einmal betonen, dass Gesundheit und Lebensfreude oder Lebenszufriedenheit zu unterscheiden sind: Lebensfreude oder -zufriedenheit können womöglich zur Gesundheit beitragen; dazu muss aber ein Bezug zu einem drohenden Kranksein hergestellt werden: Nur wenn nachgewiesen werden kann, dass bestimmte Eigenschaften eines Menschen Schutz gegen einen bestimmten Funktionsdefekt (womöglich in bestimmten Lebensumwelten) darstellen, ein zukünftiges Kranksein bei Eintreten bestimmter Ereignisse also vermeiden lassen, kann von Gesundheit im Sinne einer Disposition gesprochen werden. Die Lebenszufriedenheit alleine ist noch keine Gesundheit, eine Verwechslung birgt, wie schon mehrmals dargelegt, große Gefahren.

Wir wollen deshalb folgende Verwendungsweise des Prädikats »gesund« vorschlagen: Als partikulär »gesund« bezeichnen wir Personen, die eine Disposition besitzen, also eine (körperliche) Fähigkeit oder ein Vermögen, in bestimmten (zukünftigen) Situationen nicht zu erkranken, das heißt nicht einen bestimmten Funktionsdefekt zu zeitigen oder schnell und möglichst vollständig zu heilen (Fähigkeit zur Heilung). Das Urteil »x ist gesund« bezieht sich damit zunächst partikulär auf eine bestimmte Disposition und einen bestimmten Funktionsdefekt oder auf ein Bündel möglicher Funktionsdefekte.

Bezogen auf die Vorstellung eines Mittelwerts einer Verteilung dieser Dispositionen in einer Grundgesamtheit gibt es dann Personen, die hinsichtlich bestimmter Funktionsdefekte beziehungsweise Krankheiten disponiert sind oder besonders geringe Fähigkeiten zur Heilung besitzen (die »Unterdurchschnittlichen«) und Personen, die besondere Dispositionen, das heißt Fähigkeiten und Vermögen besitzen, die diese Funktionsdefekte vermeiden oder Heilung besonders gut erfolgen lassen (die »Überdurchschnittlichen«). Auf diese Weise können wir in zweifacher Weise eine Disposition einer Person auf ein mögliches Kranksein beziehen:

1. Eine Person, die eine größere Disposition besitzt als der Durchschnitt, einen bestimmten Funktionsdefekt hinsichtlich bestimmter zukünftiger Situationen zu erleiden, aber aktual nicht daran leidet, kann in dieser Hinsicht als besonders anfällig bezeichnet werden, und

2. eine Person, die eine größere Disposition besitzt als der Durchschnitt, einen bestimmten Funktionsdefekt hinsichtlich bestimmter zukünftiger Situationen nicht zu erleiden, kann in dieser Hinsicht als besonders stark oder robust bezeichnet werden.

Diese Dispositionen sprechen wir in der Praxis aufgrund aktualer Eigenschaften zu, wie zum Beispiel Laborwerte, Blutdruck, Gewicht, psychische Verfassung et cetera. Das Sprechen über die Gesundheit einer Person jenseits der Abwesenheit von Krankheit kann also als ein dispositionales Sprechen rekonstruiert werden. Damit ist »gesund« ein steigerbares Prädikat, das positiv bestimmt ist. Die Abwesenheit von Krankheit ist damit eine notwendige Bedingung für das Zusprechen einer mehr oder weniger großen Gesundheit, der Nachweis einer Disposition im Sinne obiger Aufzählung eine hinreichende.

Über den Bezug dieses partikulären, positiven Verständnisses von Gesundheit zu Krankheit ist auch gewährleistet, dass unsere Forderungen aus Abschnitt 3.2 erfüllt sind.

Beispiele für gesundheitliche Vermögen (Nachweis der Disposition aus Übertragung von Beobachtung bei anderen) sind wenig abgenutzte Gelenke, angelegte Fettreserven (das heißt auch alles, was man als Reserve begreifen kann), oder das Immunsystem nach erfolgreicher Impfung, das heißt wenn Antikörper nachgewiesen sind. Beispiele für gesundheitliche Fähigkeiten wären redundante biologische Funktionen, eine besonders gute Regelungsfähigkeit des Kreislaufsystems, eine angeborene Stressresistenz oder der Leistungsfähigkeitsüberschuss bestimmter Organe. Neigungen wären zum Beispiel verschiedene genetische Dispositionen oder andere körperliche Eigenschaften, bei denen wir nur wissen, dass ein Erkranken mehr oder weniger wahrscheinlich ist bei bestimmten Umweltbedingungen.

Bei all diesen Beispielen ist aber darauf zu achten, dass diese Dispositionen sich immer auf bestimmte Funktionsdefekte beziehen, so dass nur von einer partikulären Gesundheit gesprochen werden kann. Eine Person kann nach diesem Vorschlag nicht-krank sein und zugleich eine schlechte (partikuläre) Gesundheit besitzen. Die beiden Begriffe »nicht krank« und »nicht gesund« bilden also einen subkonträren Gegensatz.

»Gesund« verwenden wir in der Alltagssprache aber oftmals auch global. Wir verstehen dann unter einem gesunden Menschen jemand, der körperliche Dispositionen besitzt, so dass er die ihn betreffenden alltäglichen Anforderungen leicht bewältigt und auch größere Anforderungen meistern kann. Unter einer guten Gesundheit im Alter verstehen wir zum Beispiel eine ältere Person, die den Alltag betreffend noch überdurchschnittliche Leistungen vollbringen kann. Dann sagen wir auch, sie sei »rüstig«; dies ist ebenfalls ein dispositionaler Ausdruck.

Das Zuschreiben einer geringen (partikulären) Gesundheit hat eine andere pragmatische Funktion in der Sprache als »krank«: Während »krank« einen Behandlungsbedarf anzeigt, wird mit dem Zuschreiben einer geringen Gesundheit angezeigt, dass eine Gefahr zu erkranken besteht, so dass zum Beispiel Vorsichtsmaßnahmen beachtet werden müssen. Eine besonders gute Gesundheit bedeutet für den Betroffenen vor allem, dass er sich hinsichtlich eines drohenden Funktionsdefekts mehr zumuten kann als andere.

Die sekundären Gesundheitsressourcen, wie zum Beispiel eine gute soziale Unterstützung, materieller Wohlstand und so weiter, sind vielmehr als präventive Faktoren zu verstehen, die verhindern, dass eine Person krank wird. Die Fähigkeit, präventive Maßnahmen und Strategien umzusetzen und sekundäre Gesundheitsressourcen aufzubauen, ist aber nicht zu verwechseln mit der Gesundheit einer Person selbst. Sonst wäre derjenige, der sich zu schützen versteht, schon allein deshalb gesünder als einer, der dies nicht kann. Jedoch muss sich gerade der, der eine schwache Gesundheit besitzt, in besonderer Weise schützen.

Mit unserem Vorschlag eines Gesundheitsbegriffs kann auch die aktuelle Debatte über Vorstellungen von Gesundheit und insbesondere Ausprägungen davon, die als »Gesundheitswahn« bezeichnet werden müssen, aufgegriffen werden: Vieles stellt sich bei genauerem Hinsehen als Wunsch- oder Idealvorstellung heraus, das keinen Bezug auf zukünftiges Kranksein hat (wie in unserem Vorschlag gefordert); es sind meist Vorstellungen von besonders leistungsfähigen, erfolgreichen oder schönen Menschen, mit denen ein glückliches Leben verbunden wird. Mit unserem Vorschlag können diese Unterscheidungen getroffen und fehlgeleitete Begriffsverwendungen vermieden werden.

Für unseren Umgang mit unserer Gesundheit, das heißt zunächst für unsere Handlungsoptionen, die zum Ziel haben, nicht zu erkranken, ergeben sich dann zwei Möglichkeiten: Wir können zum einen versuchen, die als schädlich erkannten Einflüsse zu vermeiden, worunter zum Beispiel auch diejenigen Stressoren fallen, die bei uns Stress auslösen, aber auch schädliche physische oder chemische Einflüsse wie zum Beispiel bestimmte Arten von elektromagnetischen oder radioaktiven Strahlen, oder toxisch wirkende Substanzen. Diese erste Möglichkeit bezieht sich auf die Umwelt einer Person, während die zweite sich auf die Person selbst bezieht: Durch Förderung der Gesundheit, also den Aufbau und die Ausbildung von bestimmten Fähigkeiten und Vermögen kann ein drohendes Kranksein verhindert werden.

Der Nachweis solcher Dispositionen erfolgt über aktuale Eigenschaften der Person und entsprechendes Wissen, wie in Abschnitt 2.2.4 dargelegt. Dabei muss der Zusammenhang zwischen dem Besitz einer aktualen Eigenschaft und dem Verhindern des Funktionsdefekts als gültiges Wissen nachgewiesen werden können. Wird die Disposition durch einen statistischen Wissenszusammenhang begründet, kann man von Neigungen zu erkranken oder Neigungen nicht zu erkranken hinsichtlich bestimmter Umweltbedingungen sprechen. Das Zusammenspiel bestimmter Neigungen mit bestimmten Umweltbedingungen statistisch betrachtet, führt dazu, dass wir von relativen Risiken, einen bestimmten Gesundheitsschaden zu erleiden, sprechen können. Dies wollen wir im nächsten Kapitel genauer erörtern.

5 Gesundheitsrisiken, Prävention und Gesundheitsförderung

Wir sind es aus dem Alltag gewohnt, über Risiken zu sprechen, zum Beispiel über das Risiko, dass es am heutigen Tag regnen wird, das Risiko eines Unfalls mit einem Verkehrsmittel oder das Risiko eines Kernkraftunfalls. Dabei geht es einerseits um die Unsicherheit, dass ein bestimmtes Ereignis eintritt und andererseits um negativ bewertete Resultate: zum Beispiel Unfälle, unangenehme Situationen, oder Verluste, die wir ganz allgemein als Schäden bezeichnen wollen. Das ungewisse Eintreten positiv bewerteter Resultate, zum Beispiel ein Lottogewinn, bezeichnen wir hingegen als Chance. Wesentlich für den Begriff des Risikos ist es darüber hinaus, dass wir bei Risiken im Gegensatz zu einer bloßen Gefahr eines Schadens, eine Wahrscheinlichkeit für das Eintreten des Schadens in einem bestimmten Zeitintervall angeben können. Wir wollen Entscheidungen in Situationen, in denen eine Gefahr besteht, ohne dass eine Wahrscheinlichkeit des Eintretens des Schadens angegeben werden könnte, Entscheidungen unter Unsicherheit nennen.

Für die Angabe von Risiken benötigen wir eine statistische Aussage, die wir entweder aus der Häufigkeit beobachteter Fälle gewinnen oder die wir aus a priori-Wissen ableiten. Im ersten Fall müssen wir sicherstellen, dass die beobachteten Fälle in bestimmter Hinsicht als gleichartig angesehen werden können und dürfen dann erwarten, dass unter denselben Bedingungen sich eine etwa gleich hohe Häufigkeit des Eintritts des als Schaden aufgefassten Resultats einstellt (ggf. normiert auf ein Zeitintervall oder auf eine bestimmte Anzahl von Fällen). Bei Abschätzungen von Wahrscheinlichkeiten aus a priori-Wissen gehen wir zum Beispiel von der sog. Laplace-Regel (mehr dazu später) aus, die allen möglichen Resultaten bei einer Handlung (zum Beispiel beim Würfeln) dieselbe Wahrscheinlichkeit zuordnet (denn der Würfel ist ja symmetrisch), es sei denn, man hat einen Grund für eine Ungleichverteilung (zum Beispiel wenn der Würfel »gezinkt« ist).

Um nun eine unmissverständliche Kommunikation über Gesundheitsrisiken zu ermöglichen, ist es deshalb angebracht, den Terminus »Gesundheitsrisiko« so einzuführen, dass er eine Unterscheidung ermöglicht, die eindeutig ist und zugleich dem pragmatischen Kontext der Kommunikation gerecht wird. Das heißt der Vorschlag muss wieder an die gebräuchliche Rede wenigstens anschlussfähig sein.

Mit dem Begriff des Gesundheitsrisikos wollen wir anschließend erörtern, was wir unter Prävention und Gesundheitsförderung verstehen können und wie wir begründen können, dass eine Maßnahme präventiv oder gesundheitsförderlich wirkt.

5.1 Die Begriffe Gesundheitsrisiken, Prävention und Gesundheitsförderung

Gesundheitsrisiken

Beginnen wir beim Schaden, in unserem Falle bei einem Gesundheitsschaden. Bei Gesundheitsrisiken sprechen wir von einem Risiko, krank zu werden oder zumindest an Gesundheit einzubüßen, das heißt bestimmte Fähigkeiten oder Vermögen zu verlieren. Dabei muss ein empirisches Resultat, wie zum Beispiel eine Verletzung, eine Funktionsminderung oder die Einbuße eines körperlichen Vermögens, vom Betroffenen bewertet werden; aus dieser Bewertung ergibt sich dann die (subjektiv bestimmte) Schadenshöhe.

Sicherlich ist aus Sicht von Krankenkassen, Rentenkassen oder von Arbeitgebern ein gesundheitlicher Schaden über die monetäre Summe der Behandlungskosten, der Beitragsausfälle oder der Kosten des Arbeitsausfalls bestimmbar, doch ist dies nicht die Sichtweise des Betroffenen; es sind eben nur die Kosten, die für bestimmte Institutionen entstehen.

Wie schon beim Zusprechen des Prädikats »krank«, ist die Bewertung eines empirischen Resultats als Schaden vom Lebensentwurf und den Erwartungen des Betroffenen abhängig: Was für den einen keinen Funktionsdefekt darstellt, weil er auf eine bestimmte Funktionsleistung keinen Wert legt, und was somit auch keinen Gesundheitsschaden darstellt, ist für den anderen sehr wohl ein Funktionsdefekt und ein Gesundheitsschaden. So ist zu erwarten, dass sich die Maßstäbe einzelner Personen unterscheiden. Bei der Bewertung bestimmter Resultate als Gesundheitsschäden stellen sich mindestens zwei Probleme:

1. Möglichkeit der Bestimmung von Gesundheitsschäden: Der Einzelne muss mögliche Resultate und Situationen bewerten, die er noch nicht erlebt hat und die womöglich weit in der Zukunft liegen. Dabei muss er auch berücksichtigen, dass sich sein Lebensentwurf, seine Präferenzen und seine Erwartungen im Laufe des Lebens ändern könnten. Dies ist insbesondere bei drohenden Gesundheitsschäden von Bedeutung, bei denen die Ursache zeitlich weit vor dem Schaden liegt oder die Folge von Gewohnheiten sind, die über einen längeren Zeitraum ausgeübt wurden.

   Der kategoriale Unterschied zwischen verschiedenen Gesundheitsschäden zeigt sich dann darin, dass wir bei manchen die Schadenshöhe gut abschätzen können, weil wir sie schon öfters erlebt haben, während wir bei anderen die Schadenshöhe aus der Vorstellung gewinnen müssen, wir hätten diesen Schaden erlitten. Wir alle haben schon oft eine Erkältung erlebt und können deshalb den möglichen Schaden für den Fall abschätzen, dass wir uns bei nasskaltem Wetter in größere Menschenansammlungen begeben. Aber wie soll jemand, der sich für robuster als seine Mitmenschen hält und die schwerwiegenden Folgen des Rauchens noch nicht erlebt hat, eine Schadensbewertung der Folgen des Rauchens vornehmen?

   Natürlich kann er auf die Statistik der schweren Erkrankungen der Raucher blicken, aber der Einzelne fühlt und empfindet das Leiden am eigenen Körper eben nicht, solange er nicht selbst erkrankt ist.
2. Vergleichbarkeit von subjektiv festgelegten Gesundheitsschäden: Es gibt keine Operationalisierung wie bei den monetären Schäden eines Versicherungsfalls. Gesundheitsschäden sind in dieser Hinsicht eher wie sog. »ideelle« Schäden. Insbesondere ist nicht offensichtlich, wie zum Beispiel ein Leiden an akuten sehr starken Schmerzen mit immer wiederkehrenden leichten Schmerzen »zu verrechnen« wäre.

Unterschiedliche als Schäden aufgefasste Resultate können also für einen Betroffenen kategorial unterschiedlichen Charakter haben, der es unmöglich macht, Schäden miteinander zu verrechnen. Ein schwerer irreversibler Schaden, wie zum Beispiel der Verlust der Fähigkeit zu gehen, ist etwas qualitativ ganz anderes als eine schwere Grippe, die wieder vorbeigeht. Ist der Betroffene allerdings geschwächt, kann die Grippe für ihn sogar eine tödliche Gefahr darstellen.

Gesundheitsschäden können einerseits durch vielerlei »äußere« Einflüsse verursacht werden und andererseits können sie durch körperliche Prozesse quasi intrinsisch entstehen. Wer nicht krank werden will, der muss also Gesundheitsgefahren vermeiden, soweit das möglich ist. Das Leben ist ohne Gesundheitsgefahren aber nicht zu denken, auch nicht ohne solche, die schwere und von vielen sicherlich als untragbar angesehene Gesundheitsschäden mit sich bringen (man denke nur an die Teilnahme am Straßenverkehr, wozu ja auch der Fußgänger zählt).

Um eine Gefahr einzuschätzen, können uns Erkenntnisse über die zu erwartende Häufigkeit des Eintretens eines unerwünschten Ereignisses dienen. Diese statistischen Aussagen charakterisieren eine Gefahr quantitativ, allerdings unter bestimmten Annahmen, die vorausgesetzt werden müssen und deren Gültigkeit stets kritisch hinterfragt werden sollte (siehe dazu auch die Abschnitte 1.3 und 1.6).

In der Literatur werden Risikokonzepte unter verschiedensten Gesichtspunkten diskutiert.[270] G. Bechmann[271] unterscheidet dabei im Wesentlichen drei Typen von Risikokonzepten, die jeweils geeignete Unterscheidungen in ihrem gebräuchlichen Kontext zulassen. Das formal-normative, das psychologisch-kognitive und das soziologische. Das formal-normative Risikokonzept ist das der Versicherungsmathematik. Dabei wird versucht, die Höhe eines drohenden Schadens und die Wahrscheinlichkeit des Schadensereignisses quantitativ mit nur einer Maßzahl zu erfassen. Danach ist ein Risiko R das Produkt aus Wahrscheinlichkeit W eines Schadens und Schadenshöhe S, kurz $R = W \cdot S$. Aus diesem Konzept erhält man sog. »objektive« Risiken, vorausgesetzt, man kann den Schaden quantifizieren und hat genügend Daten für eine solide Statistik.

Beim zweiten Konzept, dem psychologisch-kognitiven, wird deskriptiv dargestellt, wie bestimmte Bevölkerungsgruppen bestimmte Gefahren subjektiv einschätzen und welche Arten von Risiken akzeptiert werden. Es wird dann versucht herauszufinden, welche Gründe bestimmte Personen

270 Vgl. Bechmann, »Risiko als Schlüsselkategorie der Gesellschaftstheorie«, 1996, S. 237–275; vgl. Kloepfer, »Handeln unter Unsicherheit im Umweltstaat«, 1993, S. 55–98; vgl. Rapoport, »Risiko und Sicherheit in der heutigen Gesellschaft«, 1988, S. 123–136; vgl. Rohrmann, »Die Setzung von Grenzwerten als Risiko-Mangagement«, 1993, S. 293–313; vgl. Schwarz, »Ökonomische Ansätze zur Risikoproblematik«, 1996, S.125–131; vgl. Gottschalk-Mazouz, »Risiko«, 2002, S. 485–491

271 Bechmann, »Einleitung: Risiko – ein neues Forschungsfeld?«, 1993, S. VII–XXIX

dafür haben, bestimmte Gefahren einzugehen und andere zu vermeiden. Dabei ist zu unterscheiden, ob ein objektives Risiko, d.h. eine Wahrscheinlichkeit des Eintritts eines Schadens überhaupt abgeschätzt werden kann und ob die Probanden einer Studie ggf. über die Höhe des objektiven Risikos informiert waren.
Das dritte Risikokonzept ist in der Soziologie verbreitet. Dabei wird oft eine Unterscheidung von Gefahr und Risiko nach Luhmann verwendet:

»Als Gefahr kann man jede nicht allzu unwahrscheinliche negative Einwirkung auf den eigenen Lebenskreis bezeichnen, etwa die Gefahr, dass ein Blitz einschlägt und das Haus abbrennt. Von Risiko sollte man dagegen nur sprechen, wenn die Nachteile einer eigenen Entscheidung zugerechnet werden müssen.«[272]

U. Beck scheint einen ähnlichen Ansatz zu wählen und versucht damit den Unterschied zwischen Gefahren, die der Handelnde willentlich eingeht (diese nennt er Risiken) und durch andere ihm aufgezwungene Gefahren (diese nennt er Gefährdungen) zu verdeutlichen.

»Sind Risiken nicht gerade ein Kennzeichen der industriegesellschaftlichen Epoche, gegen die sie hier abgegrenzt werden sollen? Gewiß, Risiken sind keine Erfindung der Neuzeit. Wer – wie Kolumbus – auszog, um neue Länder und Erdteile zu entdecken, nahm ›Risiken‹ in Kauf. Aber dies waren persönliche Risiken, keine globalen Gefährdungslagen, wie sie durch Kernspaltung oder die Lagerung von Atommüll für die ganze Menschheit entstehen.«[273]

Das soziologische Konzept ist für den Diskurs von Gesundheitsgefahren allerdings nicht gut geeignet, weil es die Unterscheidung in Gefahrensituationen nicht zulässt, bei denen dem möglichen Schaden eine Wahrscheinlichkeit zugeordnet werden kann (Risiko in unserem Verständnis) und solchen, bei denen das nicht möglich ist (Gefahr beziehungsweise Situation der Unsicherheit in unserem Verständnis). Während die Folgen von Rauchen und Passivrauchen empirisch abschätzbar sind, wäre bei Luhmann das Rauchen ein Risiko (denn man entscheidet sich ja zum Rauchen), das Passivrauchen aber eine Gefahr, denn trotz Rauchverbot sind viele Personen dem Passivrauchen ausgesetzt ohne eine Entscheidung darüber treffen zu können (zum Beispiel Kinder rauchender Eltern). Aber auch in der Soziologie werden Risikokonzepte verwendet, die unter Risiken handhabbare und in ihren Folgen kontrollierbare Gefährdungen sehen (im Gegensatz zu Beck und Luhmann):

272 Luhmann, »Die Moral des Risikos und das Risiko der Moral«, 1993, S. 327
273 Beck, *Risikogesellschaft*, 1986, S. 28

»Für uns liegt das Besondere des Risikos darin, daß es aus der unbegrenzten Fülle von Handlungen, die mit Ungewißheit und möglichen Schäden verknüpft sein können – also aus dem Schattenreich der Gefahr –, herausgeholt wurde, daß es durch gesellschaftliche Diskurse thematisiert und benennbar wurde, abgrenzbar und letztlich abwägbar.«[274]

Wir wollen Gesundheitsgefahren, die sich auf einen Schaden beziehen, den der Einzelne einschätzen und bewerten muss und für den eine Eintrittswahrscheinlichkeit angegeben oder zumindest abgeschätzt werden kann, als Gesundheitsrisiko bezeichnen. Die Schadenshöhe des als Schaden aufgefassten Resultats muss der Betroffene für sich bewerten; da aber die Wahrscheinlichkeit des Auftretens dieses Resultats aus epidemiologischen Studien oder a priori-Überlegungen in diesem Sinne objektiv bestimmt werden kann, wollen wir ein solches Risiko als »objektiv« bezeichnen und uns damit dem üblichen Sprachgebrauch anschließen. Dieses Risikokonzept orientiert sich an R. Kötter, der dazu wie folgt ausführt:

»Unter Risiko versteht man im Allgemeinen die bewertete Eintrittswahrscheinlichkeit eines als Schaden aufgefassten Ereignisses. Wenn man mit Gefährdung eine Situation bezeichnet, in der die Möglichkeit der Schadensentstehung gegeben ist, dann kann man von Risiko auch knapp als von einer kalkulierbaren Gefährdung sprechen. Der Risiko-Begriff umfasst vier Komponenten, von denen die Beschreibung des Ereignisses und die Erfassung seiner Eintrittswahrscheinlichkeit objektiven (im Sinne von objektbezogenen) Charakter haben, während die Bewertung eines Ereignisses als Schaden sowie die Einordnung des Schadens-Erwartungswertes in die Präferenzordnung der Handelnden dagegen von subjektiver Art sind. Dieser Risiko-Begriff ist heute bei Ökonomen, Ingenieuren, Umweltmedizinern und Vertretern der Versicherungswirtschaft weithin anerkannt. Für den Kontext des alltäglichen praktischen Handelns muss man diesen strengen Risiko-Begriff allerdings etwas abschwächen. Um eine begründete Entscheidung für die Annahme oder Verwerfung eines Risikos zu treffen, genügt es ja im Allgemeinen, wenn man eine reproduzierbare und nachvollziehbare qualitative Ordnung auf der Menge der möglichen Schadensfälle herstellen kann. D.h. man sollte schon dann von einem kalkulierbaren Risiko im schwachen Sinne sprechen dürfen, wenn man in der Lage ist, Ereignisse als mehr oder weniger wahrscheinlich, Schäden als mehr oder weniger gravierend und letztlich Gefährdungen als mehr oder weniger gegeben zu beurteilen.«[275]

---

274 Evers/Nowotny, *Über den Umgang mit Unsicherheit*, 1987, S. 34

275 Kötter, Risikodiskurse im Umweltbereich: Strukturen und Probleme (2004), 30.06.2009, http://www.philosophie.phil.uni-erlangen.de/personen/koetter/Materialien/Risiko2.pdf

Bevor wir uns der Wahrnehmung und Bewertung von Gesundheitsrisiken zuwenden, wollen wir die Begriffe »Prävention« und »Gesundheitsförderung« festlegen, wozu wir auch den Begriff des Gesundheitsrisikos benötigen.

Prävention und Gesundheitsförderung

In der Literatur unterscheidet man zwischen Primär-, Sekundär- und Tertiärprävention: Unter der Primärprävention wird zum Beispiel die »Ausschaltung von als gesundheitsschädigend geltenden Faktoren«[276] verstanden, unter der Sekundärprävention die »Sicherstellung frühestmöglicher Diagnose und Therapie von Erkrankungen durch Vorsorgeuntersuchungen«[277] [Abkürzungen ausgeschrieben, J.K.] und unter Tertiärprävention die »Begrenzung beziehungsweise Ausgleich von Krankheitsfolgen.«[278] Wir wollen unter »Prävention« im Weiteren immer die Primärprävention verstehen und diese nun präzisieren.

Oftmals wird im Sprachgebrauch »Prävention« dann verwendet, wenn es um Vorsichtsmaßnahmen auf einen Einzelnen bezogen geht und »Gesundheitsförderung«, wenn es um den Schutz der Gesundheit vieler geht, zum Beispiel der ganzen Bevölkerung eines Landes oder der Belegschaft eines Unternehmens. Allerdings wird diese Unterscheidung nicht immer auf diese Weise gemacht, sondern »Prävention« und »Gesundheitsförderung« werden oftmals auch synonym verwendet. Da wir uns im Folgenden stets auf die Perspektive des Einzelnen beziehen, wollen wir eine Unterscheidung dieser Begriffe innerhalb dieser Perspektive vorschlagen.

Mit unseren Vorschlägen eines Krankheits- und eines Gesundheitsbegriffs können wir nun festlegen, was wir unter Primärprävention und Gesundheitsförderung verstehen wollen: Unter Prävention sollen alle Maßnahmen fallen, die ein Kranksein verhindern oder zumindest die Wahrscheinlichkeit eines Krankwerdens senken (Risikominderung) oder verhindern (beziehungsweise die Wahrscheinlichkeit senken), dass ein gesundheitliches Vermögen oder eine gesundheitliche Fähigkeit verringert wird.

---

276 Pschyrembel/Hildebrandt, *Pschyrembel Klinisches Wörterbuch*, 2001, S. 1351, Stichwort »Prävention«

277 Ebd.

278 Ebd.

Gegenstand und Adressat der Maßnahmen (von Prävention und Gesundheitsförderung) kann einerseits der Betroffene sein oder andererseits seine Umwelt. Bei Maßnahmen die Umwelt betreffend, spricht man auch von Verhältnisprävention; diese dienen der Vermeidung von Belastungen, seien es psychische, physische, chemische oder biologische. Maßnahmen, die den Betroffenen zum Gegenstand haben, können ebenfalls der Vermeidung von Belastungen dienen, wenn der Betroffene zum Beispiel Handlungsstrategien lernt, welche Umweltbedingungen Belastungen zur Folge haben und wie er sie vermeiden kann. Weitere Beispiele für Präventionsmaßnahmen wären zum Beispiel Maßnahmen des Arbeitsschutzes, der Ergonomie und der Arbeitssicherheit. Erstere sollen vor der Exposition gegenüber toxischen Stoffen und schädlicher Strahlung schützen, die Ergonomie soll die physische Belastung minimieren und die Arbeitssicherheit Unfallgefahren möglichst erst gar nicht entstehen lassen.

Unter »Gesundheitsförderung« werden in der Literatur oftmals Maßnahmen verstanden, die präventiv wirken in einer Gruppe von Menschen, zum Beispiel bei der Bevölkerung eines Landes oder der Belegschaft eines Unternehmens (wie bereits erwähnt). Dabei sollen zum Beispiel die Lebens- und Umweltbedingungen derart gestaltet werden, dass die Belastungen für die Betroffenen reduziert werden, also die Lebens- und Umweltbedingungen verbessert (und nicht die Gesundheit der Betroffenen). Beispiele hierfür sind die Ottawa Charta (1986),[279] die Luxemburger Deklaration zur betrieblichen Gesundheitsförderung in der Europäischen Union[280] oder Veröffentlichungen der Europäischen Agentur für Sicherheit und Gesundheitsschutz am Arbeitsplatz.[281] In der Literatur zu Prävention, Gesundheitsförderung und Gesundheitsmanagement werden ausgehend von diesen Ansätzen zahlreiche Handlungsstrategien entwickelt.[282]

279 Ottawa Charta for Health Promotion (1986), 20.06.2011, http://www.who.int/hpr/NPH/docs/ottawa_charta_hp.pdf

280 Luxemburger Deklaration zur betrieblichen Gesundheitsförderung in der Europäischen Union (2007), 20.06.2011, http://www.move-europe.de/fileadmin/rs-dokumente/dateien/Luxemburger_Deklaration_Juli2010.pdf

281 Betriebliche Gesundheitsförderung für Beschäftigte, 20.06.2011, http://www.osha.europa.eu/de/publications/factsheets/94

282 Vgl. Badura/Ritter/Scherf, *Betriebliches Gesundheitsmanagement. Ein Leitfaden für die Praxis*, 1999; vgl. Meifert/Kesting, *Gesundheitsmanagement in Unternehmen*, 2004; vgl. Meggeneder/Pelster/Sochert, *Betriebliche Gesundheitsförderung in kleinen und mittleren Unternehmen*, 2005; vgl. Rosenbrock, »Erfolgskriterien und Typen moderner Primärprävention«, 2006, S. 3–22; vgl. Badura, »Strategie- und Konzeptwechsel in der betrieblichen Gesundheitspolitik«, 2006, S. 23–40

Wir wollen diese auf Gruppen von Menschen bezogenen Ansätze, die häufig auch politische Relevanz haben, hier nicht diskutieren, sondern uns auf die Entscheidungs- und Handlungsmöglichkeiten des Einzelnen hinsichtlich seiner Gesundheit beschränken. Dabei wollen wir die Förderung der Gesundheit im Sinne einer (partikulären) Steigerung der Gesundheit verstehen. Aus diesen Überlegungen ergeben sich allerdings Konsequenzen für Programme, Handlungsstrategien und Politikrichtlinien (policies) bezüglich der Primärprävention (siehe dazu Abschnitt 6.5).

Zu gesundheitsförderlichen Maßnahmen (in unserem Sinne) gehören also alle Maßnahmen, die die Gesundheit des Betroffenen steigern (wie zum Beispiel Impfungen oder Trainingseinheiten), das heißt die den Aufbau bestimmter körperlicher Fähigkeiten oder Vermögen zur Folge haben, die ein Krankwerden verhindern oder Neigungen zu bestimmten Erkrankungen reduzieren. Konnte ein Betroffener solche Fähigkeiten entwickeln, so kann dies zum Beispiel dazu führen, dass er trotz gleicher äußerlicher Belastung eine geringere Anforderung erfährt, das heißt zum Beispiel bei gleichen Anforderungen nicht mehr in eine für ihn stresshafte Situation gerät oder bei physischen Belastungen keine Rückenschmerzen mehr bekommt.

Die Gesundheitsförderung (in diesem Sinne) kann als Teil der Prävention gesehen werden, denn auch damit wird ein Kranksein oder eine Neigung dazu verhindert. Während bei der Gesundheitsförderung die Ursache durch körperliche Vermögen oder Fähigkeiten kompensiert werden soll, so zielt der übrige Teil der Präventionsmaßnahmen darauf ab, die Ursachen zu vermeiden.

Mit diesen Bestimmungen inklusive der vorherigen einer partikulären Gesundheit, können wir zusammenfassen, dass unser Sprechen von Gesundheit, von Anfälligkeiten und Neigungen, krank zu werden und von Fähigkeiten und Vermögen, die uns vor einem Krankwerden bewahren, ein dispositionales Sprechen ist. Dabei werden weder allein empirisch fassbare Eigenschaften, noch ontologische Kategorien besonderer Art benannt (weder besitzt zum Beispiel ein gesunder Mensch die Eigenschaft der Gesundheit neben seinen anderen empirisch erfassbaren Eigenschaften, noch ist die Gesundheit eine magische Gabe), sondern es ist eine Weise des Sprechens, die sich durch eine bestimmte pragmatische Funktion auszeichnet: nämlich die Benennung des Zusammenhangs von einer Eigenschaft eines Objekts (hier ein Mensch), einer oder mehreren Gesetzmäßigkeiten, bestimmten zukünftigen Umgebungsbedingungen und einem möglichen

Resultat (eben das Kranksein). Folgende dispositionale Bestimmungen hinsichtlich der Gesundheit haben wir bisher also verwendet:

1. Bestimmte Fähigkeiten und Vermögen können als partikuläre Gesundheit verstanden werden. Diese Fähigkeiten und Vermögen (auch primäre Gesundheitsressourcen genannt) können ausgebaut werden, so dass Belastungen oder intrinsische körperliche Entwicklungen (wie zum Beispiel Alterungseffekte) nicht »durchschlagen«, das heißt nicht zu Gesundheitsschäden führen.
2. Bestimmte körperliche Anlagen konstituieren Neigungen, in bestimmten Situationen (zum Beispiel Belastungssituationen) oder Umweltbedingungen zu erkranken. Wenn die Eigenschaften nicht beseitigt werden können oder sollen, kann nur eine Vermeidungsstrategie entsprechender Lebensverhältnisse und Lebensbedingungen ein Kranksein vermei-den.
3. Auch sekundäre, das heißt nicht-körperliche Gesundheitsressourcen, wie zum Beispiel eine gute soziale Eingebundenheit, Freundschaften, ein angenehmes Arbeitsklima oder eine materielle Absicherung können dazu beitragen, dass ein zukünftiges Kranksein verhindert wird.

Mit unseren bisherigen Begriffsbestimmungen ist gewährleistet, dass im Diskurs zu Handlungsoptionen in Prävention und Gesundheitsförderung die Kommunikation nicht aufgrund von Unklarheiten misslingt oder gar die Ziele diffus bleiben. Gesundheit ist in unserem Vorschlag eng an den Krankheitsbegriff gebunden und nicht eine Bezeichnung, unter der vieles verstanden werden kann, von der Abwesenheit von Krankheit, über die Leistungsfähigkeit bis hin zur Zufriedenheit, dem Wohlbefinden oder dem individuellen Glück.

Wer für oder gegen Handlungsoptionen oder Maßnahmen in Prävention und Gesundheitsförderung argumentieren will, muss nachvollziehbare Ziele setzen und begründen können, welche Handlungsoptionen wirksam sind. Kurz: Basierend auf den bisherigen Begriffsbestimmungen benötigen wir Wissen über die Gefährdungslagen und Risiken sowie Belege für die Wirksamkeit von Maßnahmen. Erst mit diesem Wissen (Wissen im Sinne unseres ersten Kapitels, nicht also bloße Erkenntnis) sind wir in der Lage, verantwortlich für uns selbst zu entscheiden oder in Institutionen Verantwortung zu übernehmen.

5.2 Wissen in Prävention und Gesundheitsförderung

Um in Prävention und Gesundheitsförderung handlungsfähig zu sein, bedarf es des Wissens zum einen über gesundheitliche Gefährdungen und zum anderen darüber, mit welchen Maßnahmen diesen Bedrohungen begegnet werden kann. Das Wissen über eine geeignete Maßnahme erfordert immer auch einen Nachweis ihrer Wirksamkeit.

Wissen über Gesundheitsgefahren und Gesundheitsrisiken und damit verbundene Schwierigkeiten

Oftmals wird über die Gesundheitsrisiken des Rauchens, des Übergewichtigs, der Kernkraft oder der Gentechnik gesprochen. Bei genauerem Hinsehen stellt sich jedoch oftmals heraus, dass ein objektives Risiko nur schwer ermittelbar ist oder sogar, dass nicht einmal Klarheit über das mögliche Ausmaß der drohenden Schäden herrscht. Dies liegt auch daran, dass Risiken auf ganz unterschiedliche Weisen bestimmt werden. Manchmal handelt es sich um epidemiologische Studien, manchmal um Studien mit Tierversuchen und manchmal sind es sogar nur Einschätzungen von Experten. Für uns genügt es allerdings, wenn ein Schaden als mehr oder weniger gravierend und eine Bedrohung als mehr oder weniger wahrscheinlich vom Betroffenen eingeschätzt werden kann. Allerdings sollte sich dieser vergewissern, dass er sich einerseits nicht durch unbegründete Angst in seinem Urteil leiten lässt und andererseits, dass er nicht die Augen vor drohenden Risiken verschließt oder sie bewusst verharmlost.

Ob die Teilnahme am Verkehr durch Benutzen der Eisenbahn, des Flugzeugs, des Automobils, des Fahrrads oder zu Fuß, wir können es nicht ausschließen, dass wir dabei Schaden nehmen. Die Sicherheit von Verkehrsmitteln wird oftmals durch sog. Todesfallstatistiken quantifiziert. Dabei wird zum Beispiel angegeben, nach welcher durchschnittlichen Anzahl an zurückgelegten Kilometern mit einem tödlichen Schaden zu rechnen ist.

Ist ein Schaden relativ zeitnah nach einem bestimmten Ereignis zu erwarten und werden die Ereignisse in der Regel dokumentiert, so kann man die relative Häufigkeit von Schäden bestimmen. Auf diese Weise kann man das »Impfrisiko« oder die Risiken anderer medizinischer Eingriffe bestimmen. Allerdings muss dabei beachtet werden, um welche Grundgesamtheit es sich handelt: Bestimmte Eingriffe werden nur an Menschen durchgeführt, bei denen es eben medizinisch angezeigt ist, so dass diese Gruppe sich womöglich gravierend von der »Normalbevölkerung« unterscheidet.

Gesundheitsrisiken werden oftmals in eigens dafür durchgeführten epidemiologischen Studien zu bestimmen versucht. Vor allem der zeitliche Abstand von Ursache(n) und Wirkung sowie die Multifaktorialität bei der Entstehung vieler Erkrankungen machen dies zu einem schwierigen Unternehmen. Da Versuche mit Menschen über einen längeren Zeitraum und mit möglicherweise schweren gesundheitlichen Schäden als Folgen, aus guten Gründen nicht erlaubt sind, muss bei der Erforschung verschiedenster Gesundheitsrisiken auf Menschen zurückgegriffen werden, die sich freiwillig für einen bestimmten Lebensstil entschieden haben und sich freiwillig bei einer Studie beteiligen. Dabei muss stets damit gerechnet werden, dass sich diese Menschen aber auch in einigen relevanten Merkmalen von zum Beispiel der Allgemeinbevölkerung unterscheiden (zum Beispiel beim Lebensstil). Damit ist gemeint, dass Menschen, die sich freiwillig bestimmten Gefahren aussetzen, womöglich auch anderen Gefahren aussetzen, so dass man den Beitrag einer bestimmten Gefährdung zum Resultat eines Gesundheitsschadens nur schwer bestimmen kann (volunteer bias).

Aus diesen Gründen kann man oftmals nur von sog. Risikofaktoren sprechen. Bluthochdruck gilt zum Beispiel als Risikofaktor für das Auftreten einer Herz-Kreislauferkrankung:

> »Bluthochdruck gehört zu den wichtigsten Risikofaktoren für die Entstehung von Herz-Kreislauferkrankungen und das Eintreten eines frühen Todes. Je höher der Blutdruck langfristig über dem Normbereich liegt, desto größer ist das Risiko arterieller Verschlußkrankheiten, eines Herzinfarktes oder Schlaganfalls.«[283]

Auch für Bluthochdruck gibt es wiederum eine Reihe von Faktoren. Dabei werden innere und äußere Risikofaktoren unterschieden: Zu den inneren zählen zum Beispiel Überaktivität der Sympathikusnerven, Störung der Nierenfunktion, endotheliale Dysfunktion, Störung der Zellmembran, erhöhtes Zellkalzium oder erhöhtes Insulin. Zu den äußeren Risikofaktoren zählen Übergewicht, hohe Kochsalzzufuhr, hoher Alkoholkonsum, Bewegungsmangel, chronischer Disstress, niedrige Kaliumzufuhr.[284]

---

283 Leppin, *Bedingungen des Gesundheitsverhaltens – Risikowahrnehmung und persönliche Ressourcen*, 1994, S. 17

284 Siehe dazu https://www.herzstiftung.de/images/blutdruckursachen.gif, 16.6.2011

Meist werden mittels multivariater statistischer Methoden die Beiträge bestimmter Faktoren zum relativen Risiko berechnet. Dabei werden diejenigen, bei denen die in Frage stehenden Faktoren nicht erhöht sind (was als nicht erhöht gilt, muss vorher festgelegt werden) mit denjenigen verglichen, die einen oder mehrere erhöhte Faktoren aufweisen. Aus den Häufigkeiten der Erkrankungen der verschiedenen Gruppen kann man dann das relative Risiko berechnen: Das relative Risiko ist das Verhältnis des Erkrankungsrisikos eines Merkmalsträgers zum Erkrankungsrisiko einer Person, die dieses Merkmal nicht besitzt. Dabei kommen unterschiedliche Studien oftmals nicht zu genau denselben Werten; bestätigt sich jedoch ein statistischer Zusammenhang in mehreren Studien und kann zudem ein Wirkmechanismus vermutet werden, so kann die Identifikation eines Risikofaktors als gesichert gelten.

Da Menschen physiologisch sehr verschieden sein können und unterschiedliche Lebensgewohnheiten haben, muss ein einzelner erhöhter Risikofaktor nicht zum Schaden führen. Vielmehr ist davon auszugehen, dass der Körper mit einer Vielzahl von Belastungen gut umgehen kann und dass es je nach Individuum eine Belastungsgrenze gibt, ab der der Organismus die Belastungen nicht mehr verkraften kann ohne krank zu werden.

Die Forschungsergebnisse zum Beispiel zum Körpergewicht (relativ zur Größe) als Risikofaktor zeigen aber auch, dass bestimmte Menschen »von Natur aus« einfach schwerer gebaut sind und deshalb schon eine leichte Erhöhung eines Risikos hinnehmen müssen. Womöglich ist diese Veranlagung aber hinsichtlich anderer Gesundheitsschäden von Vorteil. Es ist jedenfalls keine einfache Frage, ob eine Person mit einer geringen Erhöhung eines Risikos aufgrund einer Veranlagung durch bestimmte Therapien dieses Risiko senken sollte, denn auch die dauerhafte Veränderung körperlicher Eigenschaften zum Beispiel durch medikamentöse Eingriffe kann bestimmte Risiken nach sich ziehen, beziehungsweise hat womöglich noch unbekannte Nebenwirkungen. Eindeutige Fälle sind vor allem die Extreme, denn bei ihnen kann man sagen, dass der Betroffene eigentlich »damit rechnen muss«, dass er den einen oder anderen Gesundheitsschaden erleiden wird.

Oftmals ist von besonderem Interesse zu wissen, ob überhaupt eine Gefährdung durch eine bestimmte Handlungsweise oder einen bestimmten Stoff besteht, das heißt ob zum Beispiel eine Gefährdung durch einen bestimmten Stoff oder eine bestimmte Handlungsweise nachzuweisen ist. Bei vielen Einflüssen ist sicherlich die Dosis ausschlaggebend. »Alle Dinge sind Gift und nichts ohne Gift, allein die Dosis macht, dass ein Ding kein Gift ist.« soll zur Zeit Martin Luthers Paracelsus von Hohenheim gesagt haben. Ob die Exposition durch einen Stoff oder Strahlung ein Gesundheitsrisiko darstellt, hängt vor allem von der Art und Höhe der Exposition ab, also der Dosis. Auch wenn es Einflüsse auf den Menschen gibt, die schon in kleinster Menge einen schweren Schaden hervorrufen können (zum Beispiel ionisierende Strahlung), so ist eine Dosis-Wirkungsbeziehung erst dann ermittelbar, wenn tatsächlich auch Schäden aufgrund eines Einflusses empirisch nachgewiesen werden können. So wird man auch mit bester Messtechnik immer einen Schwellwert haben, ab dem erst eine schädigende Wirkung statistisch nachgewiesen werden kann, das heißt das relative Risiko erhöht ist. Bei Expositionen über diesem Schwellwert kann dann das relative Risiko auf ganz unterschiedliche Weise von der Dosis abhängen: konstant (in einem bestimmten Bereich), linear, eher quadratisch, und so weiter.

Aufgabe vieler arbeitsmedizinischer Forschungsprojekte ist es zum Beispiel festzustellen, ob der Umgang mit bestimmten Stoffen während der Arbeitszeit zu einem Gesundheitsrisiko führt, das höher ist als dasjenige der Allgemeinbevölkerung, die nicht täglich exponiert ist. Unterschiedliche Studien mit verschiedenen Studiendesigns kommen dabei womöglich zu unterschiedlichen Ergebnissen, so dass es nötig ist, diese Studien zu bewerten und daraus Schlüsse für eine Empfehlung zur Festsetzung von Grenzwerten zu geben. In Deutschland schlägt die DFG-Senatskommission zur Prüfung gesundheitsschädlicher Arbeitsstoffe diese Grenzwerte vor.

»Der MAK-Wert (maximale Arbeitsplatz-Konzentration) ist die höchstzulässige Konzentration eines Arbeitsstoffes als Gas, Dampf oder Schwebstoff in der Luft am Arbeitsplatz, die nach dem gegenwärtigen Stand der Kenntnis auch bei wiederholter und langfristiger, in der Regel täglich 8stündiger Exposition, jedoch bei Einhaltung einer durchschnittlichen Wochenarbeitszeit von 40 Stunden im Allgemeinen die Gesundheit der Beschäftigten nicht beeinträchtigt und diese nicht unangemessen belästigt (z.B. durch ekelerregenden Geruch).«[285]

Dabei wird auf das relative Risiko Bezug genommen:

»Die Ableitung des MAK-Wertes orientiert sich an dem NOAEL (No Observed Adverse Effect Level) für den empfindlichsten Endpunkt [das heißt Folge, J.K.] mit gesundheitlicher Relevanz. Ein NOAEL ist nicht mit einer Wirkungsschwelle

285 DFG-Senatskommission, *MAK- und BAT-Werte-Liste 2010*, 2010, S. 9

gleichzusetzen, da diese wissenschaftlich nicht definierbar ist. Der NOAEL ist eine durch die Versuchsbedingungen erhaltene Konzentration, bei der die Wirkung durch die Substanz so gering ist, dass sie sich nicht von Kontrollwerten unterscheidet. Die Adversität der Effekte ist zu beurteilen. Zur Zeit existieren keine einheitlichen Definitionen für einen ›adversen‹ Effekt, nicht zuletzt wegen der ebenfalls unklaren beziehungsweise sich im Laufe der Zeit ändernden Definition für den Zustand ›gesund‹, so dass diese Bewertung von Fall zu Fall zu treffen ist.«[286]

Für die Festsetzung der Empfehlung wird der Grenzwert aus Erfahrungen beim Menschen und aus tierexperimentellen Untersuchungen abgeleitet.[287] Da Menschen bestimmte Stoffe verschieden aufnehmen und verstoffwechseln oder durch Verhaltensweisen am Arbeitsplatz verschieden exponiert sind, wird noch ein zweiter Grenzwert empfohlen, der sog. BAT-Wert:

»Die Kommission legt BAT (Biologische Arbeitsstoff-Toleranz-Werte) und BLW (Biologische Leit-Werte) fest, um das aus einer Exposition gegenüber einem Arbeitsstoff resultierende individuelle gesundheitliche Risiko bewerten zu können.

Der BAT-Wert beschreibt die arbeitsmedizinisch-toxikologisch abgeleitete Konzentration eines Arbeitsstoffes, seiner Metaboliten oder eines Beanspruchungsindikators im entsprechenden biologischen Material, bei dem im Allgemeinen die Gesundheit eines Beschäftigten auch bei wiederholter und langfristiger Exposition nicht beeinträchtigt wird.«[288]

In besonderer Weise werden kanzerogene Stoffe behandelt. Da man in der Klasse 1 und 2 davon ausgehen muss, dass diese Stoffe auch in sehr geringen Konzentrationen über die Dauer der Arbeitszeit (womöglich über viele Jahre 40 Stunden pro Woche) eine große Gefahr für die Mitarbeiter darstellt, wird für sie kein MAK- und kein BAT-Wert festgelegt.

»Arbeitsstoffe, die sich beim Menschen oder im Tierversuch als krebserzeugend erwiesen haben, werden in den Kategorien 1 und 2 eingestuft und erhalten keinen MAK- und BAT-Wert. Arbeitsstoffe mit Verdacht auf krebserzeugende Wirkung werden in Kategorie 3 aufgeführt und erhalten nur dann einen MAK- oder BAT-Wert, wenn der Stoff oder seine Metaboliten nicht genotoxisch wirken.

In die Kategorien 4 und 5 werden Stoffe mit krebserzeugenden Eigenschaften eingestuft, deren Wirkungsstärke aufgrund der verfügbaren Informationen bewertet werden kann. Dazu wird eine Exposition am Arbeitsplatz definiert (MAK- oder

286 DFG-Senatskommission, *MAK- und BAT-Werte-Liste 2010*, 2010, S. 11
287 Ebd., S. 12–15
288 Ebd., S. 203

BAT-Wert), bei der kein nennenswerter Beitrag zum Krebsrisiko für den Menschen zu erwarten ist.«[289]

Ein Beispiel für einen Stoff der Kategorie 5 ist Ethanol.[290] Hier wird davon ausgegangen, dass bei mäßigem Konsum der Organismus diesen Stoff problemlos verarbeiten kann und ein Gesundheitsschaden erst dadurch entsteht, dass diese Fähigkeit zur Verstoffwechselung überfordert wird (zu hoher Alkoholkonsum). Der Konsum von Alkohol bewirkt zwar, dass bei seiner Verstoffwechselung Acetaldehyd gebildet wird, welches genotoxisch wirkt. Jedoch ist Acetaldehyd ein stets im Körper vorhandenes Stoffwechselprodukt, das durch die Stoffwechseltätigkeit auf einem bestimmten Niveau gehalten wird, das heißt man kann also von einem endogenen Acetaldehydspiegel sprechen. Bleibt der Alkoholgenuss bei einer Menge, die diesen Acetaldehydspiegel nicht ansteigen lässt, das heißt einer Menge, die der Körper gut verstoffwechseln kann, so ist nicht von einem zusätzlichen Krebsrisiko auszugehen.

Studien zur Ermittlung von Gefährdungen oder Gesundheitsrisiken sind einer Reihe methodologischer Probleme ausgesetzt. Eine kaum zu erfüllende Forderung ist zum Beispiel die nach der Ermittlung der Kombinationswirkungen verschiedener Einflüsse auf den menschlichen Organismus: Beck hat zum Beispiel darauf hingewiesen, dass wir Menschen in der industrialisierten Welt einer Vielzahl von neuartigen Einflüssen ausgesetzt sind, die in ihren verschiedenen Dosen und Expositionsformen aufgrund ihrer Vielzahl an Kombinationsmöglichkeiten nicht zu überprüfen sind.

»Was hilft es mir, wenn ich weiß, daß dieses oder jenes Gift in dieser oder jener Konzentration schädlich oder nicht schädlich ist, wenn ich gleichzeitig gar nichts darüber weiß, welche Reaktionen das Zusammenwirken dieser vielen Giftrückstände auslöst. Schon aus dem innermedizinischen Bereich ist bekannt, daß Medikamente sich in ihrem Wirken minimieren oder potenzieren können. Es ist nicht völlig abwegig, ähnliches auch für die unübersehbar vielen, durch Grenzwerte zulässigen Teilvergiftungen zu vermuten.«[291]

Bei manchen vermuteten Gefährdungen besteht außerdem das Problem, dass für die epidemiologische Ermittlung des relativen Risikos gar keine adäquate Vergleichsgruppe zur Verfügung steht, weil alle Menschen mit

289 DFG-Senatskommission, *MAK- und BAT-Werte-Liste 2010*, 2010, S. 142
290 Ebd., S. 152
291 Beck, *Risikogesellschaft*, 1986, S. 89

einem ähnlichen Lebensstil exponiert sind, wie zum Beispiel bei der Diskussion der Schädlichkeit der Strahlung von Mobilfunksendeanlagen.

Wie schon bei den BAT-Werten erwähnt, ist vor allem auch zu berücksichtigen, dass Menschen in vielerlei Hinsicht physiologisch verschieden sind und unterschiedliche Lebensgewohnheiten haben. So ist nicht nur aus reinem Interesse am Wissen, sondern aus ganz pragmatischen Gründen die Ermittlung von kausalen Erklärungen von großer Bedeutung. Um der Variabilität der menschlichen Physiologie einerseits gerecht zu werden und um andererseits kausalen Erklärungen auf die Spur zu kommen, wurde das sog. Biomonitoring[292] entwickelt. Dabei wird die tatsächliche Konzentration bestimmter Stoffe im biologischen Material der einzelnen Probanden gemessen, sowie die Stoffwechselprodukte dieser Stoffe, so dass nicht nur die spezifische Exposition, die zum Beispiel durch Lebens- oder Arbeitsgewohnheiten gegeben ist, ermittelt werden kann, sondern auch die unterschiedlichen Weisen der Verstoffwechselung im Körper der einzelnen Probanden. So mag es Menschen geben, denen relativ hohe Expositionen zum Beispiel an Zigarettenrauch oder bestimmten chemischen Substanzen nichts anhaben können, weil ihr Organismus Mechanismen besitzt, die einen Gesundheitsschaden verhindern. Gerade diese Tatsache macht es so schwer für den Einzelnen, ein ermitteltes objektives Risiko als eine subjektive Gefährdung zu interpretieren: Womöglich ist man trotz eines gesunden Lebensstils für eine Erkrankung besonders gefährdet, weil man von seinen Anlagen her disponiert ist, oder man könnte sich »mehr leisten«, weil man besonders gute Reparaturmechanismen besitzt. Epidemiologische Studien »mitteln« diese Unterschiede gerade heraus, wenn sie sie nicht explizit berücksichtigen.

Bei manchen Gefährdungen können weder die objektiven Wahrscheinlichkeiten noch die möglichen Schäden gut abgeschätzt werden. Bei der grünen Gentechnik etwa ist es auch unter Fachleuten strittig, welche Schäden überhaupt möglich sind. Immer dann, wenn keine Erfahrungen und keine verlässlichen statistischen Untersuchungen vorliegen, wird oftmals auf sog. Expertenurteile zurückgegriffen.

»Liegen Stichproben nicht vor oder sind diese zu klein, so werden häufig auch ›hypothetische‹ Wahrscheinlichkeiten angenommen. Im ›Rassmussen-Report‹ etwa wird die Wahrscheinlichkeit, daß es bei einem Kernschmelzen im Reaktor zur Dampfexplosion kommt, auf 0,1 angesetzt. Erfahrungen darüber gibt es nicht. [...]

292 Siehe dazu auch Lehnert, *Biologisches Monitoring in der Arbeitsmedizin*, 2000

Die Willkürlichkeit dieses Verfahrens im Hinblick auf die Bedeutung der daraus abgeleiteten Risikoaussagen hat zu starker Kritik geführt.«[293]

Gerade diese Willkür kann auch dazu beitragen, dass Ängste in der Bevölkerung eher befördert als gedämpft werden. Wie wir bei der Diskussion der Risikowahrnehmung noch sehen werden, ist es nicht nur die Höhe eines Risikos, die die Menschen eine Gefährdung als akzeptabel oder inakzeptabel einstufen lässt. Zentral für den Einzelnen und seine gesundheitsrelevanten Entscheidungen wird sein, auf welche Weise er ein mehr oder weniger genau gegebenes objektives Risiko auf sein Leben bezieht.

Bevor wir erörtern, inwieweit man von einer rationalen und vor allem einer irrationalen Entscheidung hinsichtlich Gesundheitsrisiken sprechen kann, wollen wir noch kurz über Wissen hinsichtlich der Wirksamkeit von Präventions- und Gesundheitsförderungsmaßnahmen sprechen. Denn ist die Wirkung nicht gewiss, so ist die Entscheidung für eine Maßnahme hinsichtlich Prävention und Gesundheitsförderung, die unter Umständen mit Kosten verbunden ist, mit einer doppelten Unsicherheit belegt: Es ist unsicher, ob eine bestimmte Fähigkeit (oder ein Vermögen) überhaupt durch die Maßnahme ausgebildet werden kann und es ist unsicher, ob diese Disposition jemals relevant wird, das heißt der Betroffene in eine Situation kommt, in der er diese Fähigkeit (oder das Vermögen) einsetzen muss.

Wirksamkeit von Maßnahmen der Prävention und Gesundheitsförderung und damit verbundene Schwierigkeiten

Aus den oben genannten Festlegungen der Begriffe »Prävention« und »Gesundheitsförderung« (im Sinne einer Steigerung der Gesundheit) folgt unmittelbar, was zu einem Nachweis der Wirksamkeit von Maßnahmen zu Prävention und Gesundheitsförderung notwendig und hinreichend ist.

Zunächst müssen wir von einem sicheren oder statistischen Zusammenhang ausgehen, der beschreibt, dass ein bestimmter Prozess dazu führt oder mit einer bestimmten Wahrscheinlichkeit dazu führt, dass ein Gesundheitsschaden eintritt. Dieser muss verhindert oder die Wahrscheinlichkeit dafür gesenkt werden können. Während zum Beispiel die Gabe von Vitamin C bei mehr oder weniger allen Menschen dem Skorbut vorbeugt, immunisieren nicht alle Impfungen einen Betroffenen. Ggf. muss noch einmal nachgeimpft werden. Insbesondere bei multifaktoriell be-

293 Bechmann, »Einleitung: Risiko – ein neues Forschungsfeld?«, 1993, S. X

dingten Beschwerden, wie zum Beispiel Rückenschmerzen, ist es offensichtlich, dass eine bestimmte Maßnahme bei Menschen unterschiedlicher körperlicher Ausstattungen und Dispositionen in der Regel nicht bei allen den gewünschten Effekt erzielen kann.

Für den Nachweis der Wirksamkeit von präventiven und (als deren Teilmenge) gesundheitsförderlichen Maßnahmen muss folgende Bedingung erfüllt werden: Durch die Maßnahme kann das Eintreten eines bestimmten Gesundheitsschadens vermieden oder (statistisch betrachtet) die Häufigkeit des Eintritts gemindert werden. Diese allgemeine Wirksamkeit kann wieder als gültige Aussage für alle Personen einer Grundgesamtheit formuliert werden oder selbst als statistische Aussage. Dann ist die Wirkung nur statistisch zu belegen, also zum Beispiel dass die Maßnahme x im Mittel bei einem Anteil y an Mitgliedern einer Grundgesamtheit die erwünschte präventive Wirkung zeigt.

Oft ist zwar nachgewiesen, dass eine bestimmte Maßnahme etwas Erwünschtes bewirkt, aber es ist nicht klar, ob sie auch eine unerwünschte Nebenfolge hat, beziehungsweise ob das Risiko einer Nebenfolge gegeben ist. Dabei kann es auch vorkommen, dass bestimmte Maßnahmen nur bei bestimmten Betroffenen schädigende Nebenwirkungen haben, weil diese zum Beispiel eine bestimmte Disposition besitzen. So kann man nicht allgemein behaupten, Joggen sei gesund oder ein bestimmtes Nahrungsmittel sei gesund, denn bei bestimmten Menschen können durch Joggen oder dem Genuss bestimmter Lebensmittel gravierende negative Folgen auftreten.

Bei Ratschlägen zu Prävention und Gesundheitsförderung gibt es oftmals keine Studien wie bei medizinischen Therapien (zum Beispiel bei der Einführung neuer Medikamente). Wie schon bei der Bestimmung objektiver Risiken und von Risikofaktoren, machen auch hier Langzeiteffekte Probleme. Anders als bei Erkrankungen (wo auch vom Betroffenen in der Regel ein Behandlungsbedarf gesehen wird), ist fraglich, wer sich für eine Langzeitstudie zur präventiven Wirksamkeit einer Maßnahme zur Verfügung stellen würde und wie man den »volunteer bias« umginge. Es bleibt also meist dabei, dass man Menschen mit bestimmten Lebensbedingungen und -gewohnheiten in epidemiologischen Studien über einen gewissen Zeitraum verfolgt (oder nach einer Maßnahme weiter beobachtet) und so versucht, die Wirksamkeit einer Maßnahme abzuschätzen.

Es fällt auf, dass Ratschläge oftmals recht unbedarft verbreitet werden (es gibt eine Studie, die zeigt, dass …), beziehungsweise in dieser Weise von den Medien aufgegriffen werden. Weiter fällt auf, dass sich diese Ratschläge sehr schnell wieder ändern, das heißt, dass die Aussagen eine relativ geringe »Halbwertszeit« besitzen. Hier wird besonders deutlich, dass einem Betroffenen nicht nur Informationen gegeben werden sollten, sondern dass es wichtig ist, dass er sich Wissen in diesem Bereich aneignet. Nur so kann er Handlungsempfehlungen beurteilen und damit überhaupt eigenständig entscheiden.

Neben den schon erwähnten negativen Effekten kann aber auch davon ausgegangen werden, dass der Aufbau von Gesundheitsressourcen andere positive Effekte als die Vermeidung bestimmter Gesundheitsschäden hat, also solche, die über die gesundheitsbezogene Schutzfunktion hinausgehen: zum Beispiel die Steigerung der momentanen Leistungsfähigkeit oder des körperlichen oder psychischen Wohlbefindens.

Wir haben nun einige wichtige Zwischenziele erreicht: Wir konnten die Begriffe »Krankheit«, »Gesundheit«, »Prävention« und »Gesundheitsförderung« sowie »Gesundheitsrisiko« klären. Dabei haben wir sie anschlussfähig an den Alltagssprachgebrauch eingeführt, so dass sich nicht jeweils ein vollkommen neuer Begriff ergab, der dann nur mit demselben Wort wie im Alltagssprachgebrauch bezeichnet würde, mit diesem aber nichts mehr gemeinsam hätte. Vielmehr wollen wir ja begriffliche Unterscheidungen anbieten, die das Sprechen, Entscheiden und damit Handeln im Alltag erleichtern, die also auch dazu beitragen, dass ein Diskurs zu den einschlägigen Themen gelingt.

Für dieses (auch fachübergreifende) Sprechen ist die Anschlussfähigkeit notwendig, denn zum einen es ist kaum zu erwarten, dass die Vertreter der verschiedensten Fächer, die Politik, die Vertreter der Medien und die »Menschen auf der Straße« sich eine andere Begriffsbestimmung vorschreiben lassen. Zum anderen ist aber vor allem im alltäglichen Sprachgebrauch eine pragmatisch sinnvolle Festlegung zu finden. Wer also »ein anderes Sprechen« in manchen Punkten für sinnvoller hält, der muss dieses gut begründen können. Wir haben deshalb in den letzten Kapiteln versucht, einerseits den Alltagssprachgebrauch zu rekonstruieren und zu generalisieren sowie andererseits an bestimmten Stellen begründete Abweichungen davon vorzuschlagen.

Besonderen Wert haben wir darauf gelegt, dass bei Behauptungen, die sich auf diese Begriffe beziehen, stets klar ist, welche Begründungslast der Sprecher damit eingeht. Wir haben dazu jeweils das Begründungsschema angegeben, das formal erfüllt werden muss; daraus wird ersichtlich, an welchen Stellen Werturteile des Sprechers eingehen (die sich weitgehend einer Diskussion entziehen) und an welchen Stellen auf die Empirie verwiesen werden können muss.

Mit diesen Begrifflichkeiten sind wir jetzt in der Lage zu diskutieren, welche Handlungsoptionen sich für den Einzelnen hinsichtlich des Umgangs mit seiner Gesundheit und mit Gesundheitsrisiken ergeben, welche Präventionsstrategien er verfolgen könnte und was kluge Entscheidungen in diesem Bereich auszeichnet.

Da Maßnahmen zu Prävention und Gesundheitsförderung einerseits mit Aufwand und andererseits mit Verzicht auf bestimmte Lustgewinne verbunden sein können, kann es bei Entscheidungen, ob präventiv gehandelt oder eine Gesundheitsressource aufgebaut werden soll, zu Zielkonflikten kommen. Wir wollen nun die Gründe genauer untersuchen, die für oder gegen eine solche Entscheidung sprechen. Menschen, die die Teilnahme an bestimmten Präventionsmaßnahmen ablehnen oder auch größere Gesundheitsrisiken freiwillig eingehen, wird oftmals vorgeworfen, irrational zu handeln. Wir wollen untersuchen, ob es nicht auch gute Gründe für diese Entscheidungen geben kann und wie diese zumindest formal aussehen können.

Wir wollen am Ende auch kurz aufgreifen, welche Konsequenzen sich für Maßnahmen in Prävention und Gesundheitsförderung aus diesen Erörterungen für institutionelle Entscheider ergeben (also zum Beispiel in der Politik, bei Krankenkassen oder in Unternehmen), die hier vor allem Entscheidungen treffen, die nicht die eigene Person, sondern andere und deren Lebensbedingungen und Lebenswandel betreffen. Wir werden hier allerdings nur einen Rahmen skizzieren, der angibt, welche Überschreitungen und Eingriffe in die Autonomie von betroffenen Personen durch solche Maßnahmen abzulehnen sind.

6 Rationales Entscheiden im Gesundheitsbereich

Wir alle müssen ständig Entscheidungen treffen, die direkt oder indirekt unsere Gesundheit betreffen: Stets sind wir davon bedroht, gesundheitlichen Schaden zu nehmen, sei es durch Verzehr bestimmter Nahrungsmittel, im Verkehr auf dem täglichen Weg zur Arbeit, bei der Arbeit selbst oder bei unseren Freizeitaktivitäten. Die Gefahren, die uns dabei begegnen, sind ganz unterschiedlicher Natur und vor allem ganz unterschiedlicher Qualität, wie wir schon erörtert haben.

Wir können uns Strategien überlegen, wie wir Gefahren möglichst vermeiden und wie wir gesundheitliche Fähigkeiten und Vermögen aufbauen, unsere Gesundheit also fördern, so dass wir von einem Krankwerden verschont bleiben. Wesentlich dabei ist immer, was ein Betroffener als einen Gesundheitsschaden versteht. Allerdings, so mussten wir fordern, müssen seine Vorstellungen unsere Bedingungen für das Zuschreiben des Prädikats »krank« erfüllen, damit unser Sprechen anschlussfähig an den Gebrauch in Alltag und Wissenschaft bleibt und sinnvolle Unterscheidungen sprachlich überhaupt möglich sind (Unterscheidung von Gesundheit zu Leistungsfähigkeit, Glück und so weiter). Erst damit sind wir in der Lage in einen sinnvollen Diskurs zu Handlungsoptionen im Gesundheitsbereich zu treten.

Gesundheitsrisiken zu vermeiden, so könnte man auf den ersten Blick meinen, wäre in jedermanns Interesse. Oftmals ändern Menschen aber ihren Lebensstil nicht, auch wenn sie über die Folgen und Risiken informiert werden oder nehmen an angebotenen Präventionsmaßnahmen nicht teil. Dabei spielen nicht nur der Lebensentwurf, die Erwartungen und die Präferenzen der Betroffenen eine wichtige Rolle, sondern auch ihr Wissen in diesem Bereich und die Lebensbedingungen und -umstände, die ihren Entscheidungsspielraum weitgehend determinieren.

Wir wollen nun diskutieren, inwieweit man solche Entscheidungen von Betroffenen als rational oder irrational rekonstruieren kann und im Speziellen, welche guten Gründe es geben könnte, Gesundheitsgefahren oder -risiken einzugehen. Maßgeblich für die Beurteilung einer Entscheidung im Gesundheitsbereich wird dabei deren Begründung sein; diese erlaubt uns zu urteilen, ob die Entscheidung einer Person als rational, irrational oder arational einzustufen ist.

Vor allem müssen wir dabei aber auch berücksichtigen, ob bestimmte Menschen überhaupt die Freiheit zu Entscheidungen in diesem Bereich hatten. Wir müssen also zunächst erörtern, was es heißt zu entscheiden und was wir im Weiteren unter Rationalität verstehen wollen.

6.1 Wissen, Entscheiden und Rationalität

Entscheidungen setzen voraus, dass erstens jemand eine echte Wahl zwischen Alternativen hat und zweitens, dass der Betreffende in seiner Entscheidungsfindung als »frei« angesehen werden kann. Das Wissen um eine Anwendung von Folter oder die Kenntnis bestimmter Lebensumstände einer Person lassen uns aber davon sprechen, »dass jemand gar nicht anders entscheiden kann oder konnte.«

Täglich erleben wir, dass wir uns für oder gegen etwas entscheiden müssen: Was esse ich zum Frühstück? Gehe ich zu Fuß oder fahre ich mit dem Rad zur Arbeit? Dabei erleben wir uns selbst als freie Entscheider. Dabei bedeutet »frei«, dass wir Möglichkeiten bewerten und uns dann die aus unserer Sicht beste wählen können. P. Bieri sagt dazu: »Wenn wir eine Wahl oder Entscheidung treffen, bilden wir einen Willen unter dem Einfluss abgewogener Möglichkeiten, und wenn uns der Wille in diesem Sinne verfügbar ist, ist er frei.«[294]

Die Möglichkeit und für bestimmte Zwecke die Notwendigkeit, bestimmte Vorgänge der für uns sinnlich erfassbaren Welt zum Beispiel deterministisch zu beschreiben und kausal zu erklären, wie wir das in Kapitel 1 dargelegt haben, bedeutet gerade nicht, dass die Welt deterministisch wäre. Bieri nennt diese Weise der Beschreibung eine »Sprache«, nämlich die Sprache der Körper, und weist darauf hin, dass unsere alltägliche Erfahrung des sich Entscheidens und entscheiden Müssens, uns eine andere »Sprache« nahelegt.

294 Bieri, »Was macht uns zu Personen?«, 2007, S. 28

»Wir reden über die Welt in verschiedenen Systemen der Beschreibung mit unterschiedlichen Kategorien und unterschiedlicher Logik. Gibt es irgendeinen stichhaltigen Grund, warum die Sprache der Körper näher an der Wirklichkeit sein sollte als alle anderen Sprachen?«[295]

Manchmal hat eine Entscheidung keine Relevanz für unsere vielen anderen Ziele im Leben, oftmals jedoch sehr wohl. Wenn wir vor einer Entscheidung stehen, dann müssen wir auch berücksichtigen, dass der Versuch der Erreichung eines Ziels das Erreichen anderer Ziele beeinflussen kann. Diese Zielbeziehungen, aber auch die Wahl der angemessenen Mittel zur Erreichung bestimmter Ziele, bedürfen adäquaten, das heißt pragmatisch orientierten Wissens.

Ohne entsprechendes Wissen kann man keine guten Entscheidungen treffen, vielmehr handelt es sich dann eher um »Zufallstreffer.« Ob eine Person bestimmte Wissensinhalte für ihre Entscheidungen heranzieht und ob sie ihre Ziele und die dazu angedachten Mittel darüber verknüpft, sehen wir an der Begründung ihrer Entscheidung.

Wir wollen eine Entscheidung oder Einschätzung als rational bezeichnen, wenn die betreffende Person eine schlüssige Begründung geben kann. Dazu muss sie konsistente Zielbeziehungen vorweisen können, das heißt zum Beispiel bestimmte Ziele als Subziele übergeordneter Ziele ausweisen können. Die obersten Ziele selbst müssen zwar konsistent zueinander sein, jedoch kann über ihren Inhalt nichts hinsichtlich Rationalität gesagt werden: Ob bestimmte Lebensziele sinnvoll sind oder nicht, wird in der Ästhetik und der Ethik diskutiert und unterliegt dort auch bestimmten Begründungsstrukturen. Wir gehen davon aus, dass Personen sich oberste Ziele im Leben gesetzt haben, die wir in der weiteren Diskussion zu respektieren haben. In Präferenzordnungen von Handlungsoptionen, die mit Blick auf die Konsistenz der Zielbeziehungen aufgestellt werden, muss dann auch die Transitivität gewährleistet sein: Wird Option A der Option B vorgezogen und Option B der Option C, so muss auch die Option A der Option C vorgezogen werden.

Neben den Zielen und deren Beziehungen sind es die Mittel, die einer Beurteilung hinsichtlich Rationalität zugänglich sind. Nur wenn auf Basis des Wissensstandes einer Person zielführende Mittel gewählt werden, kann eine Entscheidung als rational gelten. Von diesen Entscheidungen kann man erwarten, dass sie zeitlich konstant sind, das heißt sich nicht beliebig

295 Bieri, »Was macht uns zu Personen?«, 2007, S. 29

in der Zeit ändern. Änderungen solcher Entscheidungen in der Zeit können aber durch neues Wissen verursacht werden; und umgekehrt: wer nicht in der Lage ist, seine Entscheidungen im Lichte neuen Wissens zu revidieren, handelt irrational.

Wir können also einen Menschen in seinen Entscheidungen als rational ansehen, wenn er nach Gründen handelt, die auf seinem Wissenstand basieren, das heißt diejenigen Mittel wählt, die nach seinem Stand des Wissens zielführend sind und wenn seine Ziele und deren Kaskade von Subzielen konsistent sind mit seinen obersten Zielen. Wer gute Entscheidungen treffen will, gut im Sinne von zielführend oder erfolgversprechend, der sollte sich um entsprechendes Wissen bemühen. Wer dies nicht für nötig hält, der handelt irrational. Allerdings kann man einer Person nicht Irrationalität vorwerfen, wenn ihr ein bestimmter Wissenszusammenhang nicht bekannt ist. Vielmehr hätten wir dann die Pflicht, sie darauf hinzuweisen.

Das Prädikat »rational« wird aber auch in einer anderen Konnotation verwendet, so dass eine Abgrenzung nötig ist. »Rational« wird nicht nur im logischen Sinne gebraucht, das heißt Widersprüchliches als irrational bezeichnet, sondern auch normativ: Das Rationale als das Vernünftige, das heißt diejenigen Wünsche, Ziele und Präferenzen, die einer Norm oder einer Gesinnung entsprechen. Diesen normativen Gebrauch von »rational« beziehungsweise »irrational« wollen wir zunächst nicht verwenden. Erst im Kapitel 6.4.4 wollen wir diesen normativen Gebrauch von »rational« wieder aufgreifen.

Entscheidungen sind Handlungen, zu denen wir oftmals gezwungen sind, denn auch eine Entscheidung zu verweigern, ist eine Entscheidung, nämlich die, dass es anderen oder dem Lauf der Dinge überlassen bleibt, welche Wahl getroffen wird. Wir sind auch deshalb »zur Freiheit verdammt« (Sartre), weil wir ein Wissen über unsere Wirklichkeit haben, das uns die Konsequenzen von Alternativen vor Augen führt, ob wir wollen oder nicht.

Oftmals betrachten wir allerdings nicht Begründungen einer Person, die sie uns mitteilt, sondern die Handlungen einer Person. Zunächst zum Begriff der Handlung: Im Handeln steckt das Entscheiden schon mit drin, denn es setzt die Entscheidung voraus, eine Handlung zu beginnen und auf eine bestimmte Weise durchzuführen. Wenn wir von einer Handlung sprechen wollen, so müssen wir immer annehmen, dass die betreffende Person sich dafür entschieden hat. Der Zusammenhang von »Handlung« und

»Entscheidung« ist also ein analytischer: Handeln setzt eine Entscheidung voraus, ansonsten dürfen wir eine Tätigkeit nicht als Handlung bezeichnen.

Wenn wir Handlungen nach ihrer Rationalität beurteilen wollen, so müssen wir die Ziele der Handlung unterstellen. Bieri gibt dazu folgendes Beispiel:

»Um ihre Handlungen zu verstehen, schreiben wir einer Person bestimmte Überzeugungen, Wünsche und Gefühle zu: Jemand läuft weg, weil er sich fürchtet, der Gefahr entfliehen möchte und glaubt, dort sei der Ausgang; jemand lernt eine Sprache, weil er ein Land liebt und dort leben möchte; jemand trainiert bis zur Erschöpfung, weil er sich vom Sieg das Glück verspricht. Das Muster ist stets dasselbe: Jemand tut, was im Lichte seiner Überzeugungen, Wünsche und Gefühle angemessen und also vernünftig ist.«[296]

Wenn uns eine Handlung als irrational erscheint, so kann es auch einfach daran liegen, dass wir falsche Ziele vermutet haben. Erst die Auskunft einer Person über ihre Ziele und ihre Begründungen lassen ein Urteil hinsichtlich Rationalität zu. Irrationalität können wir einer Person nur dann vorwerfen, wenn sie uns bestimmte, von ihr angestrebte Ziele mitteilt und dann eine Handlungsoption wählt, die diese Ziele nicht zum Ziel hat, obwohl nach unserem Kenntnisstand die Person die Freiheit gehabt hätte, sich anders zu entscheiden.

Wollen wir mit anderen in einen Diskurs zum Beispiel über Handlungsstrategien in Prävention und Gesundheitsförderung treten, so müssen wir die Partner ernst nehmen, das heißt erst einmal unterstellen, dass ihre Entscheidungen auf Gründen basieren. Eine Begründung kann man dann »rational im schwachen Sinne« nennen, wenn sie für die Diskurspartner zumindest nachvollziehbar ist, und »rational im starken Sinne«, wenn die Begründung selbst wieder dem Diskurs zugänglich ist. Wenn jemand ungesund lebt, das heißt sich beispielsweise ungesund ernährt, sich wenig bewegt und womöglich raucht, mit der Begründung, das Leben in der Gegenwart genießen zu wollen und keinen Wert auf Gesundheit in späteren Jahren zu legen, so ist das nachvollziehbar, die Begründung ist aber nicht diskursfähig, sondern eine Präferenz des Einzelnen. Ändert derjenige aber zum Beispiel seinen Lebensstil aufgrund der medizinischen Erkenntnisse, um auch in Zukunft gesund zu bleiben, so ist die Begründung diskursfähig: Man kann Überlegungen anstellen, welche Maßnahmen präventiv wirken oder förderlich für die Gesundheit sind. Ebenso kann man über die wis-

296 Bieri, »Was macht uns zu Personen?«, 2007, S. 28

senschaftlichen Studien diskutieren, in denen die Höhe von objektiven Risiken angegeben wird.

Nachdem wir nun allgemein die Rationalität von Entscheidungen eingeführt haben, wollen wir dies im Folgenden auf Entscheidungen im Gesundheitsbereich anwenden, also hinsichtlich Prävention und Gesundheitsförderung.

6.2 Risiken, Chancen und klassische Entscheidungsstrategien

Bei Entscheidungssituationen die Gesundheit betreffend kann es entweder vorkommen, dass man zwischen gesundheitlich relevanten Aspekten verschiedener Handlungsoptionen entscheiden beziehungsweise abwägen muss oder dass man zwischen gesundheitlich relevanten Aspekten und anderen Zielsetzungen (zum Beispiel ökonomische oder ethische) eine Abwägung vornehmen muss. Dabei ist zu berücksichtigen, dass die Gesundheit Grundlage für das Erreichen vieler anderer Ziele im Leben ist und umgekehrt, dass das Erreichen vieler Ziele im Leben Auswirkungen auf die Gesundheit hat. Hier zeigt sich, dass diese Verflechtungen nur diskutiert werden können, wenn man einen Krankheits- und einen Gesundheitsbegriff zugrunde legt, der entsprechende Unterscheidungen ermöglicht: nur so kann man überhaupt darüber sprechen, dass die Gesundheit zum Beispiel die Leistungsfähigkeit oder das Glück eines Menschen beeinflusst!

Mit dem Vermeiden von Gesundheitsrisiken und dem Aufbau von gesundheitlichen Fähigkeiten und Vermögen sind möglicherweise Kosten oder andere Risiken verbunden. Ebenso ist mit dem Eingehen eines Gesundheitsrisikos oftmals die Chance auf einen Nutzen gegeben, zum Beispiel auf einen ökonomischen Nutzen, auf einen Genuss oder auf das Erreichen von Zielen, die das eigene Glück oder das Erleben von Sinn im Leben befördern.

Wir müssen also bewerten, welche sicheren und unsicheren Nutzen (Nutzen und Chancen) sowie sicheren und unsicheren negativen Nutzen (zum Beispiel durch Kosten und durch Gesundheitsrisiken) mit einer Handlungsoption verbunden sind. Es müssen dabei auch gesundheitliche Risiken und Chancen nach ihrem Nutzen beurteilt werden, was wir bei der Diskussion der Gesundheitsschäden schon angesprochen haben.

Oftmals wird gesundheitsbewusstes Verhalten und Lebensqualität sogar als gegensätzlich betrachtet: Eine Handlung wird für die Gesundheit als positiv, für die Lebensqualität aber als vermindernd gewertet. Nicht jedem macht zum Beispiel körperliche Anstrengung Spaß. Beim Rauchen hingegen ist es umgekehrt: Es erhöht die subjektive, momentane Lebensqualität, jedenfalls der Raucher, birgt aber ein Gesundheitsrisiko in der Zukunft.

Am Beispiel »Rauchen« kann man dann »bilanzieren«: (Sichere) negative Nutzen sind die (monetären) Kosten für die Zigaretten, der Raucherhusten und eine Einbuße an Fitness. Das Risiko kann als erhöhtes relatives Risiko für unterschiedliche schwere Erkrankungen beschrieben werden. Der Nutzen könnte aus Sicht eines Rauchers im momentanen Genuss, womöglich in der Gemeinschaft beim Rauchen oder in einer gewissen Entspannung durch das Rauchen gesehen werden.

Ein Beispiel zum Aufbau einer gesundheitlichen Fähigkeit oder eines gesundheitlichen Vermögens sieht folgendermaßen aus: Bei den Kosten handelt es sich zum Beispiel um Geld, Zeit und die Überwindung, die Maßnahme auch durchzuführen; als Risiko droht zum Beispiel eine Sportverletzung, ein sicherer Nutzen ist zum Beispiel in einer gesteigerten Fitness zu sehen und die Chance besteht darin, nicht zu erkranken, falls man in eine bestimmte Situation kommt, in der die angestrebte Disposition greift.

Für die Bilanzierung müssen also die Nutzen (und negativen Nutzen) bestimmt werden, die mit einer Handlungsoption verbunden sind. Dabei ist man mit mindestens zwei Schwierigkeiten konfrontiert:

1. Nutzen und Schäden, insbesondere Gesundheitsschäden, können oftmals nur subjektiv als mehr oder weniger groß eingeschätzt, aber nicht intersubjektivierbar und objektivierbar in ihrer Höhe bestimmt werden, so dass sie einer Nutzenkalkulation operationalisierbar zugänglich wären. Wir können zwar Schadenskategorien bilden nach der empfundenen Schwere des Schadens und wenn wir diese auch mit »objektiven« Prädikaten beschreiben, heben wir auf die vermutete Gemeinsamkeit mit anderen in der Bewertung ab: Wir gehen davon aus, dass tödliche Gesundheitsschäden mit dauerhaft sehr schmerzhaften und stark einschränkenden Schäden von den allermeisten im Konsens in eine oberste Kategorie eingeordnet werden (wobei auch denkbar wäre, für die tödlichen Schäden alleine eine höchste Kategorie einzurichten). Allerdings sei hier auch angemerkt, dass es immer Personen geben kann, für die ein Zustand, der von den meisten als Gesundheitsschaden

eingestuft wird, nur einen geringen oder keinen Schaden bedeutet. Dies könnte zum Beispiel der Fall sein, wenn ein Mensch besonders alt ist und zum Beispiel eine unschöne Haut für ihn einfach keine Bedeutung hat oder wenn ein Mensch in seinen Lebensverhältnissen eine bestimmte körperliche Funktion überhaupt nicht benötigt. Diese Betrachtung von Gesundheitsschäden folgt direkt aus unserem Krankheits- und Gesundheitsbegriff.

2. Objektive Wahrscheinlichkeiten sind oftmals nicht bestimmbar oder nicht bekannt, so dass dann Gefährdungslagen bewertet werden müssen, bei denen nur der mögliche Schaden bekannt ist. In manchen Fällen kann die Eintrittswahrscheinlichkeit mehr oder weniger grob abgeschätzt werden, in anderen Fällen stehen keine Informationen darüber zur Verfügung, wie zum Beispiel bei neuartigen Bedrohungen wie etwa durch BSE (bovine spongiform encephalitis).

Manche Handlungsoptionen haben ausschließlich sichere Nutzen und vor allem sichere gesundheitliche Schäden als Auswirkungen. Abgesehen von diesen Entscheidungssituationen mit sicheren Optionen, ist die überwiegende Mehrzahl dadurch bestimmt, dass auch unsichere Resultate in zeitlich mehr oder weniger großer Entfernung berücksichtigt werden müssen. Es handelt sich bei Entscheidungen hinsichtlich Prävention und Gesundheitsförderung also vor allem um Entscheidungen unter Unsicherheit beziehungsweise unter Risiko. Wir wollen nun diskutieren, inwieweit Entscheidungsregeln aus der Entscheidungstheorie beziehungsweise der Ökonomie im Gesundheitsbereich sinnvoll angewendet werden können.

Sind noch nicht einmal die möglichen Schäden bekannt, so empfiehlt sich die Annahme eines worst case, das heißt die Annahme, es handele sich um den schlimmsten vorstellbaren Schaden. Dann können wir diesen Fall unter die folgenden subsummieren: Ist kein objektives Risiko, also die Höhe einer Wahrscheinlichkeit gegeben, so müssen Entscheidungsregeln für Entscheidungen bei Unsicherheit im engeren Sinne herangezogen werden.

Entscheidungen bei Unsicherheit

Bekannte Entscheidungsregeln bei Unsicherheit (das heißt bei unbekannten Eintrittswahrscheinlichkeiten) sind nach Laux:[297]

1. Die Maximin-Regel (auch Minimax-Regel beziehungsweise nach Abraham Wald auch Wald-Regel genannt): Minimiere den maximalen Schaden. Dabei handelt es sich um eine Art Vermeidungsstrategie, die diejenige Handlungsoption präferiert, bei der der kleinste Schaden entsteht (Annahme eines Worst-case-Szenarios). Damit weiß man mit Sicherheit, was die Obergrenze eines möglichen Schadens ist.
2. Die Maximax-Regel: Maximiere den maximalen Nutzen. Es wird diejenige Handlungsalternative ausgewählt, bei der der maximale Nutzen möglich ist. Für den Umgang mit Gesundheitsgefahren bedeutete dies, die Gefahren außer Acht zu lassen und nur die Nutzen und Chancen zu betrachten.
3. Die Hurwicz-Regel: Es sind außerdem Mischformen der beiden oben genannten Entscheidungsstrategien denkbar, wie zum Beispiel die Hurwicz-Regel, bei der die bestmögliche und die schlechtestmögliche Konsequenz herausgegriffen und anschließend gewichtet werden. Diejenige Handlungsoption, die nach der Gewichtung den größten Nutzen verspricht, wird gewählt. Der reine Optimist wird dann die Maximax-Regel anwenden, der reine Pessimist die Minimax-Regel. Die Gewichtung erfolgt nicht aufgrund von Wissen über die Wahrscheinlichkeiten des Eintretens bestimmter Ereignisse (die hatten wir ja als unbekannt vorausgesetzt), sondern ist als eine Gewichtung zu verstehen, die den Optimismus des Entscheiders ausdrückt.
4. Die Laplace-Regel: Die Laplace-Regel transformiert eine Entscheidung unter Unsicherheit in eine Entscheidung unter Risiko, indem sie allen Ereignissen dieselbe Eintrittswahrscheinlichkeit zuordnet. Anschließend muss dann eine Entscheidungsregel unter Risiko angewendet werden.

Besitzen wir keine Informationen über die Wahrscheinlichkeiten des Eintretens eines Gesundheitsschadens, so können wir uns zunächst nur an der Höhe des Schadens orientieren. Bei großen Schäden ist sicherlich die Maximin-Regel nachvollziehbar: Wir wollen große Gesundheitsschäden vermeiden und wählen Handlungsalternativen, in denen dieser maximale

297 Vgl. Laux, *Entscheidungstheorie*, 1998

Schaden vermieden wird. Die Maximax-Regel hingegen repräsentiert eher den jugendlichen Entscheider, der jede Möglichkeit nutzt, einen Lust- oder Spaßgewinn zu erzielen, »koste es was es wolle«. Mit der Hurwicz-Regel, bei der sich ein Entscheider eher als Optimist oder eher als Pessimist sieht, kann so etwas wie eine generelle Risikobereitschaft berücksichtigt werden. Drohen große Gesundheitsschäden, wie etwa bei Atomkraftunfällen oder der Anwendung anderer Technologien, so scheint die Maximin-Regel als eine Art Vorsichtsprinzip angebracht. Hans Jonas hat sich dafür ausgesprochen, dass immer wenn Schäden einer gewissen Schwere nicht ausgeschlossen werden können, dieses Prinzip angewendet werden sollte (zum Beispiel bei Gefährdungen des Fortbestands der Menschen in einem Landstrich oder gar der ganzen Menschheit durch die Einführung neuer Technologien).[298] Handlungsoptionen, die diese Gefährdungen beinhalten, wären also nicht erlaubt, wie auch ihre Bilanzierung gegenüber sicheren und möglichen Nutzen, wie groß diese auch immer wären. So scheint also vor allem das Maximin-Prinzip als Vorsichtsprinzip bei großen Gefährdungen sinnvoll zu sein, denn selbst wenn wir Eintrittswahrscheinlichkeiten hier abschätzen könnten (und dies wird zum Beispiel bei der Atomkraft getan und über die Art der Abschätzung und die daraus resultierende Höhe heftig gestritten), würde in den Augen vieler die Qualität des Schadens dominieren. Für Entscheidungen bei mittleren und kleineren Gefahren dominieren nicht mehr die Schäden allein, sondern auch die Höhe der Eintrittswahrscheinlichkeiten für eine Abwägung gegenüber bestimmten Nutzen sind dann von Bedeutung.

Entscheidungen unter Risiko

Für Entscheidungen unter Risiko muss ein Entscheider zumindest eine grobe Vorstellung von der Wahrscheinlichkeit des Eintritts eines als Schaden aufgefassten Ereignisses besitzen. Stellen wir uns folgende beiden Spiele S1 und S2 vor:

S1: Gewinn von 10.000 Euro oder Erleiden eines grippalen Infekts mit jeweils 50 Prozent Wahrscheinlichkeit.

S2: Gewinn von 1.000.000.000 Euro oder Tod mit jeweils 50 Prozent Wahrscheinlichkeit.

298 Vgl. Jonas, *Das Prinzip Verantwortung*, 1989

Viele werden sagen: »Um keinen Preis der Welt spiele ich mit meinem Leben!«, aber das erste Spiel annehmen, da sie davon ausgehen, einen grippalen Infekt problemlos zu überstehen. Geschwächte Personen allerdings werden sicherlich an keinem der beiden Spiele teilnehmen wollen.

Viele Menschen entscheiden hinsichtlich großer Gesundheitsschäden wegen der besonderen Art des Schadens wohl eher nach der Minimax-Regel, auch wenn es gut belegte Informationen zu deren Eintrittswahrscheinlichkeit gibt. Bei der Einstellung einer Person, auf keinen Fall ein tödliches Risiko einzugehen, spielt es dann keine Rolle mehr, mit welcher Wahrscheinlichkeit ein derartiger Schaden eintritt, die Qualität des Schadens führt dazu, dass eine »Verrechnung« mit einem beliebigen anderen Nutzen nicht möglich ist. Hinsichtlich großer Gefährdungen der Gesundheit scheint also vor allem die Qualität des Schadens die Entscheidung zu dominieren. Wie dies in Einklang zu bringen ist mit der Notwendigkeit im Alltag auch Risiken mit sehr großen Gesundheitsschäden als mögliche Resultate einzugehen, wollen wir später diskutieren.

Stehen jedoch mittlere oder kleinere Gesundheitsschäden als Risiken bestimmten Nutzen oder Chancen gegenüber, so bietet sich eine Bilanzierung unter Berücksichtigung der Höhe der jeweiligen Eintrittswahrscheinlichkeiten an. Gesundheitsschäden, so haben wir schon gesehen, sind in ihrer Höhe von subjektiven Wertungen abhängig. So lässt sich die in der Ökonomie übliche Erwartungswert-Regel nicht anwenden: Es wird diejenige Handlungsoption gewählt, die den höchsten Erwartungswert aufweist. Dabei müssen allerdings sowohl die Eintrittswahrscheinlichkeiten gegeben als auch die Nutzen und Schäden (objektiv) quantifiziert werden können (zum Beispiel in Geldeinheiten). Da wir aus Sicht des Betroffenen Gesundheitsschäden nicht in Geldeinheiten quantifizieren können und davon ausgehen müssen, dass ein bestimmter körperlicher Zustand für unterschiedliche Menschen in ihren Lebenssituationen einen verschieden großen Schaden darstellen, können wir einen Erwartungswert nicht berechnen.

Bei der Erwartungswert-Regel wird zudem davon ausgegangen, dass eine Art Wettspiel beliebig oft gespielt werden kann; es wird nicht berücksichtigt, dass große Schäden (und mögen sie auch nur ganz selten eintreten), zum Beispiel dazu führen können, dass der Spieler nicht weiter spielen kann (weil er dann »bankrott« ist). Bei irreversiblen Gesundheitsschäden kann eine Person nur ein Mal spielen – und das Ergebnis ist im Falle eines Schadens dann unumkehrbar.

Eine Entscheidungsregel, die besser geeignet scheint, weil sie auf einer subjektiven Präferenzordnung basiert, ist das Bernoulli-Prinzip:[299] Grob gesprochen, wird hier der Erwartungswert des subjektiven Nutzens jeder Handlungsoption berechnet. Diese subjektiven Nutzen werden mit den aus statistischen Studien ermittelten Wahrscheinlichkeiten multipliziert und aufsummiert. Diese Erwartungswerte des Gesamtnutzens der verschiedenen Handlungsoptionen können dann verglichen werden. Der Unterschied zur Erwartungswert-Regel besteht darin, dass der Nutzen eines bestimmten Guts vom Betroffenen selbst bestimmt wird und nicht vorgegeben ist, wie etwa der Marktpreis eines Guts. Die Entscheidungsregel lautet dann: Wähle diejenige Handlungsoption, die dem größten Nutzenerwartungswert entspricht. Bei zwei Handlungsoptionen mit demselben Nutzenerwartungswert muss ein Entscheider demnach bereit sein, das Los entscheiden zu lassen. Die Wahl einer anderen Handlungsoption (mit geringerem Nutzenerwartungswert) wäre dann als irrational zu anzusehen: Verstößt eine Person gegen das Bernoulli-Prinzip, so entscheidet sie sich gegen die vorher angegebene Präferenz, was einen Widerspruch darstellt.

Wie auch aus unseren »Spielen« oben ersichtlich, kann das Bernoulli-Prinzip nicht angewendet werden, wenn ein Gesundheitsschaden von einem Entscheider als nicht-kompensierbar durch einen Nutzen eingestuft wird, denn dafür ist es gerade notwendig, dass der Schaden auf irgendeine Weise kompensiert werden kann. In diesem Sinne nicht-kompensierbare Schäden (zum Beispiel tödliche oder schwere irreversible Schäden) fallen aus einer solchen Betrachtung heraus.[300]

Immer wieder gehen wir im Leben aber auch tödliche Risiken ein, zum Beispiel bei der Nutzung verschiedener Verkehrsmittel, die sich allerdings durch in der Regel sehr niedrige Eintrittswahrscheinlichkeiten auszeichnen. Eine Strategie, die darauf abzielt, die Gefahr schwerer Gesundheitsrisiken gänzlich zu vermeiden, ist praktisch nicht realisierbar. Dies bedeutet, dass wir im normalen Leben gar nicht vor die Wahl gestellt werden, jedes zum Beispiel tödliche Risiko zu vermeiden. Vielmehr bedingt die Teilhabe am Leben immer wieder (meist sogar täglich) das Eingehen von Gefahren und Risiken mit sehr großen Gesundheitsschäden. Hat man also praktisch keine Wahl (es sei denn, man richtet seinen ganzen Lebensentwurf einseitig nur auf die Vermeidung eines solchen Risikos aus), wie zum Beispiel wenn man in einem Erdbebengebiet lebt oder in der Nähe eines aktiven Vulkans,

299 Vgl. Borch, *Wirtschaftliches Verhalten bei Unsicherheit*, 1969, S. 42ff
300 Ebd.

so können wir diese Gefahren, sofern wir die Eintrittswahrscheinlichkeiten wenigstens grob abschätzen können, als gegebene Risiken bezeichnen. Risiken und Gefährdungen hingegen, die wir aufgrund von Entscheidungen anderer eingehen müssen, können wir als zugemutet bezeichnen und Risiken und Gefährdungen, die wir aufgrund eigener Entscheidungen eingehen, als freiwillige. Zugemutete Risiken und Gefährdungen unterscheiden sich meist von freiwillig eingegangenen dadurch, dass man bei freiwilligen davon ausgehen kann, dass Betroffene einen Nutzen im Eingehen des Risikos oder der Gefährdung sehen, während bei zugemuteten Risiken der Nutzen oftmals bei anderen Personen liegt. Das Betreiben bestimmter industrieller Anlagen (Chemiefabriken, Atomkraftwerke) nützt zum Beispiel vor allem den Eigentümern dieser Anlagen, während die Anwohner in der Regel keinen unmittelbaren Nutzen[301] daraus ziehen, sondern das Risiko und sichere Kosten (zum Beispiel den Wertverlust ihrer Immobilien) tragen müssen. Die Zumutbarkeit von Risiken ist eine intensiv diskutierte ethische Fragestellung,[302] die wir hier allerdings nicht weiter verfolgen wollen. Wir beschränken uns auf die freiwillig eingegangenen Gefährdungen und Risiken und sehen alle nicht unmittelbar vom Individuum beeinflussbaren Risiken (also die gesellschaftlich zugemuteten und die gegebenen Risiken) als gegebenen »Risikohintergrund« an.

Bei Entscheidungen zu Gefährdungen, bei denen Eintrittswahrscheinlichkeiten nicht wenigstens grob abgeschätzt werden können, scheint das Vorsichtsprinzip plausibel und ist als rational zu bezeichnen, sofern man davon ausgehen kann, dass der Entscheider nicht bestimmte Nutzen als gleichwertig zu schweren Gesundheitsschäden einstuft und er der Auffassung ist, mit dem Eintreten des worst case leben – oder besser diesen akzeptieren zu können. Ein solcher Fall wäre aber zum Beispiel, wenn jemand sein eigenes Leben gefährdet für die Rettung eines anderen.

Wir wollen nun anhand einiger empirischer Beispiele zu Einschätzungen, Entscheidungen und Verhalten im Gesundheitsbereich diskutieren, inwieweit hier von rationalem Entscheiden und Handeln gesprochen werden kann und welche guten Gründe es womöglich gibt, bestimmte Ver-

301 Eventuell ist allerdings mit mittelbaren Nutzen zu rechnen, wie z.B. die wirtschaftliche Prosperität durch die Einkommen vieler Beschäftigter in einer Region.

302 Vgl. Gethmann, »Zur Ethik des Handelns unter Risiko im Umweltstaat«, 1993, S. 1–54; vgl. Gethmann, *Handeln unter Risiko. Ethische Probleme der technischen Kultur*, 1994; vgl. Gethmann, »Ethische Aspekte des Handelns unter Risiko«, 1987, S. 1130–1135; vgl. Kötter, Risikodiskurse im Umweltbereich: Strukturen und Probleme (2004), 30.06.2009, www.philosophie.phil.uni-erlangen.de/personen/koetter/Materialien/Risiko2.pdf

haltensweisen zu rechtfertigen, sie also als rational zu rekonstruieren. Diese Beispiele sollen dabei nicht einen möglichst vollständigen Überblick über die empirische Forschung in diesem Bereich geben, sondern ausgehend von diesen paradigmatischen Beispielen soll die Spezifik dieser Bewertungs- und Entscheidungssituationen beispielhaft dargestellt werden. Dabei wird eine Randbedingung eine wichtige Rolle spielen, die wir bisher noch gar nicht beachtet haben: die zeitlichen Bezüge von Entscheidungen und ihren Folgen.

Bei Schäden, die erst in weiterer Zukunft auf eine Handlungsentscheidung zum Vorschein kommen, müssen wir einerseits damit rechnen, dass wir im Lauf der Zeit andere Präferenzen entwickelt haben. Andererseits müssen weiter in der Zukunft liegende Schäden auch bei gleich gebliebenen Präferenzen für uns nicht dieselbe Bedeutung haben wie sofort eintretende, denn womöglich ergeben sich im Laufe der Zeit andere Lebensbedingungen (wie zum Beispiel die Entwicklung neuer Therapien), die den Schaden viel geringer ausfallen lassen. So müssen wir also auch noch die Zeitlichkeit berücksichtigen; diese geht allerdings in die Höhe der Nutzen ein, das heißt ein weit in der Zukunft liegender Schaden wird in der Regel geringer bewertet als derselbe Schaden in der Gegenwart, so dass davon die oben vorgestellten Entscheidungsregeln nicht berührt werden.

6.3 Empirische Erkenntnisse zu Risikowahrnehmung und Risikoverhalten

Beginnen wollen wir mit der Diskussion empirischer Ergebnisse, die beschreiben, wie Menschen Gefährdungen einschätzen oder Risiken bewerten.

6.3.1 Einschätzung von Gefährdungen und Bewertung von Gesundheitsrisiken

In der psychologischen und soziologischen Risikoforschung, die sich aufgrund der zunehmenden technologisch bedingten Gesundheitsrisiken seit den 1970er Jahren etabliert hat, wird versucht, die individuelle Beurteilung von Gefahren und Risiken zu verstehen. Die Ergebnisse dieser Forschung deuten darauf hin, dass es sowohl bei sehr genau bestimmten Wahrscheinlichkeiten des Eintritts von bestimmten Schäden als auch bei eher diffusen Gefährdungslagen einerseits kontextunabhängige subjektive Bewertungsmuster und andererseits kontextabhängige Besonderheiten bei der Bewertung zu geben scheint.

Es geht dabei meist um die Einschätzung der Höhe einer Gefährdung, wobei dabei der befragten Person sowohl die Schäden als auch die Eintrittswahrscheinlichkeiten (über zum Beispiel Todesfallzahlen oder Erkrankungshäufigkeiten) bekannt sein können oder auch nicht. Je nach Art der Gefährdung werden verschiedene Studiendesigns verwendet: Es wird zum Beispiel durch Befragung ermittelt,

1. wie hoch Probanden verschiedene Gefährdungen einschätzen. Diese beziehen sich immer auf den Schadenserwartungswert, wobei die empirisch ermittelten Eintrittswahrscheinlichkeiten (falls vorhanden) den Probanden nicht mitgeteilt werden. Diese subjektive Einschätzung der Höhe einer Gefährdung kann sich auf Gefährdungen in unserem Sinne beziehen, das heißt wenn keine Eintrittswahrscheinlichkeit oder sogar das Ausmaß der möglichen Schäden nicht bekannt ist, oder auch auf empirisch gut untersuchte objektive Risiken. Das Urteil der Probanden wird auch maßgeblich davon abhängen, ob ein Proband von der Gefährdung selbst betroffen ist und ob er den Schaden als gravierend beurteilt.
2. wie Probanden bestimmte gegebene objektive Risiken (das heißt Schäden und Eintrittswahrscheinlichkeiten bekannt) bewerten. Das heißt den Probanden wird die Höhe der Eintrittswahrscheinlichkeit eines bestimmten Schadens mitgeteilt und sie müssen dann die Kombination aus dieser Wahrscheinlichkeit und der Schadenshöhe bewerten. Auch hier gilt wieder, dass sicherlich die Betroffenheit und die Bedeutsamkeit des Schadens großen Einfluss auf das Urteil haben.
3. wie hoch Probanden Eintrittswahrscheinlichkeiten beziehungsweise die Häufigkeiten (zum Beispiel pro Zeiteinheit) einschätzen. Ist ein empirisch ermitteltes Risiko, das heißt die Eintrittswahrscheinlichkeit bekannt, so wird manchmal mit der aus empirischen Studien ermittelten Eintrittswahrscheinlichkeit verglichen. Hier ist zu vermuten, dass Einschätzungen der Ereignishäufigkeiten von Gesundheitsschäden sich immer auch auf den Schadenserwartungswert beziehen. Bei einer unbeteiligten Person wird damit eher ihr Wissen über bestimmte Risiken abgeprüft, bei betroffenen Personen kann wohl auch ihre emotionale Haltung zu einem Risiko eingehen.

Oftmals geht es in diesen Studien um Gefährdungen mit Todesfall als Folge, so dass wir einerseits annehmen dürfen, dass der Schaden von der überwiegenden Zahl der Probanden gleichartig eingeschätzt wird und andererseits, dass die meisten Probanden zumindest »schon einmal etwas davon gehört haben.« Die Betroffenheit beziehungsweise Nichtbetroffenheit der Probanden wird aber, je nach Gefährdung, möglicherweise unterschiedlich gewesen sein.

Wie H. Jungermann und P. Slovic darstellen, ging man zunächst davon aus, dass die Todesfälle einer Gefährdung pro Zeiteinheit, das heißt das objektive Risiko, bei der Beurteilung durch die Probanden ausschlaggebend seien.

»Ausgangspunkt vieler Studien war zunächst die Annahme, daß die Beurteilung des Risikos (z.B. einer Aktivität wie der des Autofahrens) primär durch die Anzahl der durch diese Aktivität verursachten Todesfälle bestimmt ist.«[303]

Eine Vielzahl von Studien zeigte aber, dass die Einschätzung der Höhe der Gefährdung damit nicht gut korreliert. Vielmehr scheinen es bestimmte qualitative Merkmale von Gefährdungen zu sein, die die Höhe des subjektiven Risikos bestimmen.

»Es zeigte sich, daß viele weitere und insbesondere qualitative Charakteristika von Risiko (z.B. Freiwilligkeit, Kontrollierbarkeit, Bekanntheit) hoch miteinander korrelieren; dies gilt über einen erstaunlich großen Bereich von Gefahrenquellen: Ein freiwillig übernommenes Risiko gilt auch als ein kontrollierbares Risiko (z.B. Autofahren); Technologien, deren schädliche Wirkungen erst mit verzögerter Wirkung auftreten, werden auch als relativ unbekannt beurteilt usw. Faktorenanalysen der Korrelationen zwischen den Urteilen zeigten, daß sich die Urteile verschiedenster Personengruppen über verschiedenste Gefahrenquellen mit wenigen, erstaunlich stabilen und gut replizierbaren Faktoren beschreiben lassen.«[304]

Diese Faktoren sind nach Jungermann und Slovic:

1. Faktor »dread risk«: »Der erste Faktor (›dread risk‹) repräsentiert so etwas wie die ›Schrecklichkeit‹ der Gefahr. Auf ihm landen solche Gefahrenquellen hoch positiv, die als unkontrollierbar, furchtbar und tödlich wahrgenommen werden, bei denen eine ungerechte Verteilung von Nachteilen und Vorteilen gesehen wird (die einen tragen die Risiken, die anderen haben die Vorteile) und denen ein hohes Katastrophenpo-

303 Jungermann/Slovic, »Die Psychologie der Kognition und Evaluation von Risiko«, 1993, S. 172
304 Ebd., S. 173

tential zugeschrieben wird (das heißt ein Potential zur Verursachung von Unfällen mit einer hohen Anzahl von Todesfällen). Offenbar macht es psychologisch einen Unterschied, ob N Menschen auf einmal zu Tode kommen (Bsp.: Flugzeug) oder ob zu N Zeitpunkten jeweils ein einzelner Mensch stirbt (Bsp.: Auto) [...]. In der Berichterstattung der Medien spiegelt sich das Gefühl, daß ein Flugzeugabsturz schlimmer ist als die vielfache Anzahl der im gleichen Moment an Lungenkrebs sterbenden einzelnen Menschen. Die Risiken von Impfungen, Aspirin und anderen Medikamenten, Haushaltsgeräten und Skiabfahrtslauf werden beispielsweise als relativ kontrollierbar, nicht unbedingt tödlich und freiwillig übernommen beurteilt; dagegen werden beispielsweise die Risiken von Kernwaffen, Kernenergie und Pestiziden als relativ unkontrollierbar und in ihren Auswirkungen oft tödlich und potentiell katastrophal wahrgenommen.«[305]

2. Faktor »unknown risk«: »Der zweite Faktor (›unknown risk‹) repräsentiert die ›Bekanntheit‹ der Gefahrenquelle. Auf ihm laden solche Gefahrenquellen hoch, die als nicht wahrnehmbar, als unbekannt und neuartig beurteilt werden und deren Wirkungen erst mit starker Verzögerung erwartet werden. Autofahren, Rauchen und Bergsteigen gelten beispielsweise als bekannt und wissenschaftlich beherrscht, während Gentechnologie und vor allem chemische Technologien als unbekannt und unerforscht gelten, deren möglicherweise schädliche Auswirkungen erst mit großer Verzögerung eintreten beziehungsweise erkennbar sind.«[306]
3. Faktor »exposure«: »Ein dritter Faktor (›exposure‹) schließlich [...] repräsentiert die Anzahl der einer Gefahrenquelle ausgesetzten Menschen. Die Kernenergie etwa bedeutet im Urteil der Befragten eine Gefahr für eine große Anzahl von Personen, der einzelne fühlt sich aber persönlich nicht direkt bedroht. Tiefseetauchen dagegen stellt zwar für die einzelne Person ein Risiko dar, gilt aber nicht als mögliche Quelle einer Katastrophe.«[307]

Nach Jungermann und Slovic ist der Faktor »Schrecklichkeit« der wichtigste in der subjektiven Beurteilung durch die Probanden: »Am wichtigsten scheint der Faktor »Schrecklichkeit« zu sein: Je höher eine Gefahren-

305 Jungermann/Slovic, »Die Psychologie der Kognition und Evaluation von Risiko«, 1993, S. 173
306 Ebd., S. 173ff
307 Ebd., S. 175

quelle auf diesem Faktor lädt, um so höher ist auch das ihr zugeschriebene Risiko.«[308] Diese »schrecklichen« Gefahren zeichnen sich dadurch aus, dass sie einen großen Schaden bedeuten, für den Betroffenen nicht kontrollierbar sind, in den Augen des Betroffenen keinen großen Nutzen mit sich bringen und zudem viele Menschen, wenn nicht ganze Gesellschaften oder Kulturen in ihrer Existenz bedrohen. Es scheint also sowohl eine Angstkomponente eine Rolle zu spielen, die womöglich medial verstärkt werden kann, als auch eine Nutzenabwägung vorgenommen zu werden. Außerdem scheinen die Probanden dieser Studien nicht nur an ihr eigenes Schicksal zu denken, sondern auch dem Überleben einer Gesellschaft oder Kultur einen Wert beizumessen. Besonders wichtig scheint die Kontrollierbarkeit zu sein und damit zusammenhängend, ob das Risiko freiwillig eingegangen wurde. In der Freiwilligkeit kann immer auch schon eine Nutzenabwägung vermutet werden. Diese Vermutungen bestätigt auch A. Leppin:

»Soweit eine (gemessen an statistischen Durchschnittszahlen unter Umständen sehr riskante) Handlung also als freiwillig eingegangen, als kontrollierbar und/oder als bekannt wahrgenommen wird, wird es eher akzeptiert bzw. sein subjektiver Risikocharakter nimmt ab oder wird nicht empfunden. Dies erklärt denn auch, wieso manche Menschen durchaus bereit sind, eine Schadenswahrscheinlichkeit von 1:100 wie beim Drachenfliegen in Kauf zu nehmen, bei einer erheblich geringeren Wahrscheinlichkeit wie der Schädigung durch Asbestfasern im einem Gebäude (ca. 1:5 Mio.) jedoch zu Protest bereit sind.

Hinzu kommt hier natürlich, daß nicht nur Kosten- sondern auch Nutzenrechnungen angestellt und diese dann miteinander in Beziehung gesetzt werden. Das bedeutet, daß im genannten Fall dem Risiko des Drachenfliegens der damit verbundene subjektive Gewinn in Form von Freude, Spaß etc. entgegensteht, während man vermutlich mehr Schwierigkeiten haben dürfte, den persönlichen Vorteil von Asbest in Gebäuden zu sehen. [Literaturverweise im Zitat wurden weggelassen, J.K.]«[309]

Allerdings können erhebliche methodische Probleme und systematische Fehler bei solchen subjektiven Einschätzungen vermutet werden. Wenn sich zum Beispiel in Studien zeigt, dass die geschätzten Eintrittswahrscheinlichkeiten von Probanden nicht mit den statistisch ermittelten Wahrscheinlichkeiten übereinstimmen, so kann dies verschiedenste Gründe haben: Viele Menschen haben beispielsweise Schwierigkeiten, mit ganz

---

308 Jungermann/Slovic, »Die Psychologie der Kognition und Evaluation von Risiko«, 1993, S. 175

309 Leppin, *Bedingungen des Gesundheitsverhaltens – Risikowahrnehmung und persönliche Ressourcen*, 1994, S. 48

großen oder ganz kleinen Zahlen umzugehen, beziehungsweise können sich nichts darunter vorstellen. Zudem ist zu vermuten, dass bei der Frage nach der reinen Wahrscheinlichkeit beziehungsweise Häufigkeit eines Schadens immer schon die oben genannten qualitativen Faktoren eine Rolle spielen. Oder anders gesagt: die Probanden drücken in ihrer Antwort eher das subjektive Risiko aus (vor allem, wenn sie betroffen sind) als die reine Wahrscheinlichkeit oder Häufigkeit des Eintretens. P. Slovic, B. Fischhoff und S. Lichtenstein geben eine Vielzahl von Beispielen an, bei denen die Häufigkeiten von Todesfällen überschätzt, unterschätzt und manchmal auch korrekt eingeschätzt werden. Danach werden zum Beispiel die Anzahl der Todesfälle durch Fleischvergiftungen, Überschwemmungen und Schwangerschaft überschätzt und Krankheiten wie Schlaganfall oder Herzkrankheiten unterschätzt. In etwa richtig eingeschätzt werden die Anzahlen der Todesfälle durch Unfälle aller Art und insbesondere durch Autounfälle.[310] Nida-Rümelin zitiert eine Studie, die dazu widersprüchliche Ergebnisse liefert:

»Wenn man etwa nach der durchschnittlichen KFZ-Kilometerstrecke fragt, nach der es zu einem tödlichen Unfall kommt, wird das tatsächliche Risiko entgegen der genannten Erhebung sogar um mehrere Größenordnungen überschätzt: Bei einem Bestand von 30 Mio. KFZ in Deutschland mit einer durchschnittlichen Fahrleistung von 15000 km pro Jahr, ergibt sich bei ca. 8000 tödlichen Verkehrsunfällen pro Jahr ein tödlicher Unfall alle 50 Mio. gefahrene Kilometer. Das generelle Unfallrisiko liegt in Deutschland bei etwa 3% pro Fahrer jährlich, das Risiko eines Unfalls mit Verletzungen bei 0,7% und eines Unfalls mit Todesfolge bei 0,013% (0,4% aller KFZ-Unfälle). [...] Die ausgiebige, und nicht immer aus beruflichen Gründen erzwungene, Beteiligung am Straßenverkehr müßte bei Schätzungen wie ›ein tödlicher Unfall alle 500000 km‹ als hochgradig irrational gelten.«[311]

An diesen Beispielen lässt sich nicht nur sehen, dass die Ergebnisse verschiedener Studien bei dieser Thematik widersprüchlich sein können, sondern man kann auch vermuten, dass viele der Befragten Schwierigkeiten haben, zum Beispiel mit sehr großen beziehungsweise kleinen Zahlen umzugehen. Leppin thematisiert weitere Fehler der Risikoabschätzung durch Laien:

»Zum Beispiel halten viele Lottospieler es für unwahrscheinlicher, daß die Zahlenkombination 1, 2, 3, 4, 5, 6 auftritt als die Reihenfolge 1, 9, 17, 25, 32, 36, obwohl

310 Vgl. Slovic/Fischhoff/Lichtenstein, »Facts and Fears: Understanding Perceived Risk«, 1980, S. 181–214

311 Nida-Rümelin, *Ethische Essays*, 2002, S. 350–351

die Auftretenswahrscheinlichkeit in beiden Fällen genau identisch ist, nämlich 1: 139 Millionen. Einem Fehlschluß unterliegt man auch dann, wenn man meint, direkt nach einen Flugzeugabsturz sei das Fliegen sicherer als sonst, weil das ›statistische Soll‹ der Abstürze erst einmal erfüllt ist. Diesen Fehlschlüssen liegt die irrige Annahme zugrunde, daß die einzelnen Ereignisse, seien es Lottozahlen oder Flugzeugabstürze, in irgendeiner direkten Weise voneinander abhängig sind – was tatsächlich jedoch eben nicht der Fall ist (›Monte-Carlo-Fehler‹).«[312]

Es ist allerdings zu bemerken, dass man nach Katastrophen wie Flugzeugabstürzen davon ausgehen kann, dass besonderer Wert auf die Wartung der Flugzeuge (vor allem wenn der Grund des Absturzes ein technischer war) und die Vorsichtsmaßnahmen gelegt wird. Dann wären die Eintrittswahrscheinlichkeiten von zwei aufeinanderfolgenden Flugzeugabstürzen nicht mehr unabhängig voneinander!

Bevor wir diskutieren wollen, inwieweit diese Wertungen als rational oder irrational eingestuft beziehungsweise als rational rekonstruiert werden können, wollen wir uns noch den zeitlichen Effekten von Risikoeinschätzungen zuwenden, die besonders für Gesundheitsrisiken von großer Bedeutung sind. Während beim Autofahren oder beim Drachenfliegen der Schaden beim Durchführen dieser Tätigkeiten auftritt, gibt es viele Gesundheitsschäden, die erst sehr lange nach der Entscheidung für eine Handlungsoption und der Durchführung der Handlung auftreten. Dabei sind es oftmals Gewohnheiten, die über einen längeren Zeitraum ausgeübt werden müssen (zum Beispiel Rauchen, starkes Übergewicht durch ein bestimmtes Essverhalten und so weiter), die dann in späteren Jahren große Gesundheitsschäden hervorrufen können. Gerade bei der Argumentation für bestimmte Maßnahmen der Prävention und Gesundheitsförderung muss oftmals dafür argumentiert werden, momentan eine Maßnahme zu ergreifen, damit später ein Nutzen in Form eines möglicherweise verhinderten Krankseins genossen werden kann. Diesen Nutzen kann man allerdings nicht zeitlich verorten, wie etwa das Rückzahlen einer Lebensversicherung, denn das Nicht-Erkranken bezieht sich nicht auf einen Zeitpunkt, sondern auf ein Zeitintervall und macht sich nicht durch das Eintreten eines bestimmten Ereignisses bemerkbar.

312 Leppin, *Bedingungen des Gesundheitsverhaltens – Risikowahrnehmung und persönliche Ressourcen*, 1994, S. 49–50

6.3.2 Empirische Ergebnisse zu Diskontierungen im Gesundheitsbereich

Immer wenn Nutzen oder Schäden nicht unmittelbar, sondern in zeitlich mehr oder weniger großer Entfernung betrachtet werden, stellt sich die Frage, ob diese Zeitlichkeit einen Effekt auf die Bewertung der Nutzens- beziehungsweise Schadenshöhe hat. Beim Kapital billigen wir denjenigen einen Zins zu, die bereit sind, es nicht in einen unmittelbaren Nutzen umzuwandeln, sondern es zu verleihen. Das heißt die Verfügbarkeit eines bestimmten Kapitals heute wird als derselbe Nutzen eingestuft wie das verzinste (und damit größere) Kapital nach einer gewissen Zeit. Und umgekehrt wird in der Regel der Wert eines materiellen Guts, das nicht heute, sondern erst zu späterer Zeit zur Verfügung steht, als weniger wert (in Geldeinheiten) angesehen, als eines das sofort verfügbar ist. Dafür kann es verschiedene Gründe geben: Ist zum Beispiel der Preis in Zukunft derselbe, so benötigt man heute weniger Kapital, weil dieses bis zum Zeitpunkt des Kaufs verzinst werden kann. Man kann aber nicht nur den Preis, sondern auch den Nutzen eines Guts abwerten: Ein Gut, das momentan benötigt wird, hat dann einen höheren Nutzen als dasselbe Gut später, wenn der Bedarf womöglich geringer ist, weil es zum Beispiel bis dahin neu entwickelte Alternativen gibt.[313]

Diese Abwertung aufgrund zeitlicher Distanz des Preises oder des Nutzens wird in der Ökonomie »Diskontierung« genannt und kann auch in Studien zum Gesundheitsverhalten beobachtet werden. Wir wollen sie deshalb kurz allgemein besprechen und dann Studienergebnisse zu Diskontierungen im Gesundheitsbereich ansehen.

Wird der Wert eines zukünftigen Guts pro Zeiteinheit um einen festen Anteil verringert, so spricht man von einer konstanten Diskontrate. D. Birnbacher führt dazu aus:

»Formal läßt sich die Diskontrate damit als ein in der Zeitrichtung umgekehrter Zinssatz behandeln: Die zum zukünftigen Zeitpunkt t anfallende Größe y wird zum Gegenwartszeitpunkt t0 mit demjenigen Wert x bewertet, der, verzinst mit der Diskontrate r, zum Zeitpunkt t y ergeben würde. Je höher die Diskontrate r, desto geringer für ein gegebenes zukünftiges y der Gegenwartswert x. Diskontierung mit einer konstanten Rate ist allerdings lediglich ein – rechnerisch besonders günstiger – Sonderfall. Diskontierung liegt auch dann vor, wenn die Minderschätzung zukünftiger Güter anders verläuft, z. B. mit einer je nach zeitlichem Abstand wech-

313 Zu weiteren Formen der Diskontierung siehe z.B. Birnbacher, »Läßt sich die Diskontierung der Zukunft rechtfertigen?«, 2001

selnden Rate, etwa so, dass Güter in der näheren Zukunft stark, Güter in der ferneren Zukunft im Verhältnis dazu nur noch schwach diskontiert werden.«[314]

Der Nutzen über der Zeitachse aufgetragen ergibt bei einer konstanten Diskontrate eine abfallende Exponentialfunktion (die Verzinsung eines Kapitals würde durch eine ansteigende Exponentialfunktion repräsentiert). Bei Diskontierungen im Gesundheitsbereich spielen solche Funktionen, wie von Birnbacher erwähnt, die anfangs stark und später nur noch gering abfallen, eine wichtige Rolle. Insbesondere hyperbolische Funktionen seien hier genannt; in der englischsprachigen Literatur spricht man deshalb auch von »hyperbolic discounting«.

In der psychologischen Forschung gibt es eine Vielzahl verschiedener Studiendesigns zur Bestimmung von Diskontraten im Gesundheitsbereich, und damit ist wiederum seine Vielzahl von Problemen verbunden. G. Chapman sieht neben einer Vielzahl von methodologischen Schwierigkeiten[315] vor allem folgendes Problem:

»A key challenge faced in measuring time preferences in the health domain is separating time and quantity effects. Time preferences and decreasing marginal utility can have similar effects on choice, making the distinction between the two difficult. Consider, for example, life expectancy as a health outcome. [...] Suppose, for example, a twenty-year-old feels that eighty-five years of life expectancy is not much better than eighty years. This may indicate temporal discounting of the last five years, due to the sixty-year delay (analogous to $1,000 in sixty years being preferred to $1,000 in sixty-five years). Alternatively, this may indicate diminishing marginal utility (analogous to $1,100 being only slightly better than $1,000).«[316]

Neben diesem Beispiel eines abnehmenden Grenznutzens ist auch Folgendes vorstellbar: Wenn man davon ausgeht, dass man in einem bestimmten Alter sowieso gebrechlich ist beziehungsweise dass die Wahrscheinlichkeit für eine Vielzahl von Erkrankungen extrem ansteigt, so wird man kaum einen Nutzen darin sehen, eine bestimmte Erkrankung in hohem Alter mit viel Aufwand zu vermeiden. Eine schwere Erkrankung in jüngeren Jahren zu vermeiden wird aber sicherlich von den meisten mit einem wesentlich größeren Nutzen verbunden. Wie bei der Zuschreibung des Prädikats »krank«, spielen auch hier Vorstellungen eines normalen Alterns eine gewichtige Rolle: Wenn es als normal angesehen wird, dass man in einem bestimmten Alter nicht mehr bestimmte Tätigkeiten wie Bergsteigen oder

314 Birnbacher, »Läßt sich die Diskontierung der Zukunft rechtfertigen?«, 2001 S 117
315 Siehe dazu Chapman, »Time Discounting of Health Outcomes«, 2003, S. 397ff
316 Ebd., S. 397

anstrengende Gartenarbeit verrichten kann, oder es vielleicht sogar als normal angesehen wird, nicht mehr weit zu Fuß gehen zu können, dann wird auch kein Nutzen in einer diesbezüglichen Präventionsmaßnahme gesehen.

Während beim Versuch der Bestimmung von subjektiven Risiken oft der tödliche Schaden herangezogen wird, ist es bei der Diskontierung oftmals ein ganz geringer Schaden oder sogar eine Art Gesundheitsgewinn. Letzteres ist zum Beispiel der Fall, wenn nach dem Wert von »a day of perfect health« gefragt wird. Die Schadenshöhe spielt, wie schon erwähnt, bei der Bewertung von Gesundheitsgefahren sicherlich stets eine bedeutende Rolle, wenn nicht die bedeutendste. Dies sollten wir bei der Interpretation der folgenden Studienergebnisse nicht vergessen, bei denen es meist um eher geringe Schäden oder Nutzen geht.

Bei Diskontierungen im Gesundheitsbereich, gerade bei großen Schäden, ist immer auch die »Endlichkeitsperspektive« zu berücksichtigen. Bei vielen Studien, wie sie von Chapman vorgestellt werden, wird gerade versucht, diese zu umgehen, indem nach relativ kleinen Nutzen in näherer oder mittlerer Zukunft gefragt wird. Bei Fragestellungen, ob zehn Tage in vollkommener Gesundheit (»ten days of perfect health«) jetzt oder fünfzehn Tage vollkommener Gesundheit in einem Jahr präferiert werden, ist zudem nicht nur unklar, was unter »perfect health« verstanden wird, sondern es wird auch bewusst die existentielle Perspektive ausgeblendet. Es ist dabei nicht klar, was die Alternative zu »a day of perfect health« darstellt. Womöglich ist die Alternative für den Probanden nicht schlimm, so dass es fast egal ist, ob man bei »vollkommener« oder nur »guter« Gesundheit ist. Problematisch ist sicher auch der unterlegte Gesundheitsbegriff, der vermutlich körperliches Wohlbefinden und Zufriedenheit einschließt.

Diese methodologischen Schwierigkeiten lassen schon vermuten, dass die Studienergebnisse in vielerlei Hinsicht kein homogenes Bild ergeben. Dennoch versuchte Chapman darzulegen, dass in einigen Studien zwischen gesundheitlichen Nutzen und beim Umgang mit Geld Gemeinsamkeiten hinsichtlich der Diskontierung bestehen. Diese Ähnlichkeiten sind:

1. High and Variable Rates: Bei einigen Studien treten extrem hohe Diskontraten auf (um die 50 Prozent), bei anderen eher niedrige. In manchen Studien wurde festgestellt, dass die Diskontraten großen Schwankungen unterliegen.

2. Delay Effect: »Discount rates tend to be higher for short delays than for long delays.«[317] Deshalb sind hyperbolische Funktionen für die Beschreibung dieser Diskontierungen besonders geeignet.
3. Magnitude Effect: »Subjective discount rates vary not only with the delay to the outcome, but also with the magnitude of the outcome. Smaller outcomes tend to elicit larger discount rates. Someone may prefer one day of perfect health now to one and a half days of perfect health in three years, but also prefer one and a half years of perfect health starting in three years to one year of perfect health starting now, even though both choices offer a 50 percent return for waiting three years. This effect has been demonstrated both for monetary […] and health decisions […].[318] Dieser Größeneffekt zeigt sich übrigens auch beim Trinkgeld: Bei weniger hoher Rechnung wird tendenziell mehr Trinkgeld gegeben. Chapman vermutet deshalb, dass es sich dabei um ein generelles Charakteristikum im Umgang mit numerischen Skalen handelt. Allerdings sei hier schon erwähnt, dass es dafür auch gute Gründe geben kann: Denn bei den genannten Beispielen spielt die absolute Größe die entscheidende Rolle, das heißt mit einer bestimmten absoluten Größe ist eine andere Qualität in Bezug auf die Lebenssituation erreicht (das Geld, das für das Trinkgeld zur Verfügung steht, ist endlich und es ist oftmals für die Dienstleistung des Servierens egal, ob das Produkt teuer ist oder nicht; die Gesundheit betreffend sind Jahre in Gesundheit oder Krankheit eine ganz andere Qualität als nur Tage). Somit wären wir wieder bei unseren Kategorien für Gesundheitsschäden und der Vermutung, dass vor allem die Qualität eines Schadens (seine Höhe) Entscheidungen dominiert.
4. Sign Effect: Die Diskontraten für Verluste oder Schäden sind geringer als für Zugewinne. Auch dies ist verständlich: Wer zum Beispiel gesund ist oder einen guten finanziellen Status erreicht hat, dem tun Verluste sehr weh, Zugewinne bringen aber womöglich keinen so großen Nutzen mehr. Hier spielt sicher die Präferenz für den Erhalt eines Status eine Rolle als auch wieder die Argumentation zum abnehmenden Grenznutzen.
5. Preferences for Sequence: Bei Aussicht auf denselben Nutzen in Summe präferieren die meisten eine ansteigende Ausschüttung. Chapman erklärt dieses Verhalten mit Verweis auf den sign effect: »An im-

317 Chapman, »Time Discounting of Health Outcomes«, 2003, S. 400
318 Ebd., S. 402

proving sequence offers a series of gains and is seen as more attractive than a declining sequence, which offers a series of losses ...«[319]

Diese Ergebnisse lassen vermuten, dass es ein kontextunabhängiges Diskontierverhalten bei vielen Menschen gibt, das für viele zeitlich mehr oder weniger ferne Nutzen oder Schäden gilt. Hier sei bemerkt, dass die Bewertungen nicht auf einer Entscheidung unter Ungewissheit oder Risiko zustande kamen, sondern dass es sich immer um Entscheidungen unter Sicherheit handelte.

Auch wenn, wie erwähnt, die Ergebnisse der verschiedenen Studien insgesamt ein relativ inhomogenes Bild ergaben, konnte Chapman auch Unterschiede in der Diskontierung von Geld und gesundheitlichen Nutzen oder Schäden identifizieren:

1. Differences in Mean Discount Rates: Die durchschnittlichen Diskontraten waren für Gesundheit meist höher als für Geld (auch wenn einige Studien das Gegenteil ergaben). Chapman erklärt dies damit, dass womöglich bei den Probanden die Einschätzung bestehe, dass bei Gesundheitseffekten eine größere Unsicherheit für die tatsächliche Realisierung gegeben sei als bei Geld.
2. Domain Independence: »Several studies have demonstrated domain independence [...], which is the phenomenon that discount rates are not well correlated across domains such as health and money.«[320] Bei Studien, in denen Probanden sowohl Fragen zur Diskontierung von gesundheitlichen Gütern als auch zu Geldwerten gestellt wurden, konnte keine gute Übereinstimmung der Diskontraten und -funktionen festgestellt werden.
3. Preferences for Sequence: Es gibt auch Studien, die im Gegensatz zu den oben genannten Gemeinsamkeiten bei den Präferenzen für Abfolgen von Gewinnen oder Verlusten einen Unterschied zwischen den Themen Geld und Gesundheit feststellten. Es scheint als würde es zwei generelle Muster geben: Ansteigende Gewinne werden bevorzugt, zum Beispiel steigende Gehälter oder Einkommen. Bei der Gesundheit wird allerdings erwartet, dass diese mit dem Alter eher schlechter wird, so dass es hier den Probanden wichtiger erscheint, in jungen Jahren eine besonders hohe Gesundheit zu besitzen. Oder andersherum: Schäden werden im Alter als weniger schlimm angesehen als momentan. Abge-

319 Ebd., S. 404
320 Ebd., S. 406

sehen davon, dass sich das mit fortgeschrittenem Alter ändern könnte, kann man dieses Ergebnis auch dahin interpretieren, dass besonders gute gesundheitliche Zustände in jungen Jahren wichtiger sind als später, weil man womöglich in jungen Jahren größere Anforderungen meistern muss (zum Beispiel bei der Arbeit) als später (zum Beispiel im Rentenalter).

Es scheint also einerseits generelle Umgangsweisen mit zeitlichen Effekten von Nutzen und Schäden zu geben. Andererseits ist auch eine Kontextabhängigkeit festzustellen, das heißt Diskontierungen von Nutzen und Schäden die eigene Gesundheit betreffend scheinen gewisse Eigenheiten zu besitzen. In den von Chapman zitierten Studien wird allerdings nicht nach der unterschiedlichen Qualität der möglichen Schäden oder Gewinne differenziert: Handelt es sich um lebens- oder existenzbedrohliche Schäden oder geht es nur um marginale Lebensqualitätsgewinne? Dies könnte auch daran liegen, dass man erwarten kann, dass Menschen in Studien, in denen sie hypothetisch schwere Gesundheitsschäden, wie etwa bestimmte Folgen des Rauchens, diskontieren sollen, sie diese als unbedingt zu vermeiden angeben. Wer würde schon behaupten, dass er nicht in Gesundheit alt werden will oder dass es ihm das Rauchen wert ist, in deutlich jüngeren Jahren daran zu sterben?

Die Entscheidungssituation des Rauchers ist vielmehr eine andere: Er hat nur statistische Informationen über die großen Gefahren beim Rauchen. Dies und die Randbedingungen seiner Lebenssituation werden seine Entscheidung stark beeinflussen. Einerseits: Wer kennt nicht einen über neunzigjährigen Raucher, dem es dem Alter entsprechend gut geht? Und andererseits: Ist nicht die Zigarette oder manch anderes mit Gesundheitsrisiken behaftete Verhalten ein Ausweg für dringende momentane Probleme? Zudem: Gibt es nicht eine Reihe von Lebensumständen, zum Beispiel Arbeitsbedingungen, in denen die betroffene Person sich solch große Belastungen zumuten muss, dass zusätzliche Belastungen (wie etwa durch das Rauchen) marginal erscheinen (zum Beispiel wenn eine Person im Straßenbau an einer dicht befahrenen Stadtautobahn arbeitet)?

Inwieweit die in diesem Abschnitt besprochenen Einschätzungen von Gefährdungen, Bewertung von objektiven Risiken und die Diskontierung zukünftiger gesundheitlicher Schäden oder Nutzen als rational verstanden werden können beziehungsweise ob gute Gründe angeführt werden können, so dass sie rational rekonstruiert werden können, wollen wir in folgendem Abschnitt erörtern und dabei die gerade erwähnten Nebenbedingungen der statistischen Natur und die Lebensbedingungen berücksichtigen. Wir wollen dabei auch Studien zum Verhalten von Menschen heranziehen, wohl wissend, dass das Verhalten nicht mit einer bewussten Entscheidung zu verwechseln ist. Allerdings erhält man aus solchen Studien manchmal (je nach Studiendesign) auch die Argumentationsweisen der Betroffenen. Und um genau diese geht es uns: Wir wollen sehen, inwieweit wir von rationalen Entscheidungen sprechen können, weil sie auf guten Gründen beruhen, oder ob es sich womöglich um eine Rationalisierung handelt, die zwar eine gewisse interne Konsistenz aufweist, aber an bestimmten Punkten mit globalen Zielen der Person oder mit wissenschaftlich erwiesenen Fakten konfligiert.

6.4 Rationalität und Rationalisierungen im Gesundheitsbereich

Wir wollen damit beginnen zu diskutieren, ob (subjektiv) empfundene Bedrohungen, insbesondere zum Beispiel solche, die nach den Studien von Jungermann und Slovic als »dread risks« angesehen werden, als irrational angesehen werden können.

6.4.1 Rationalität von Einschätzungen und Bewertungen

Manchmal werden empfundene Bedrohungen als irrationale Ängste und »Hysterien« bezeichnet. Wer Angst vor Spinnen oder Mäusen hat und deshalb einen hohen Aufwand in Kauf nimmt, nicht mit ihnen in Kontakt zu kommen oder sie von der eigenen Wohnung fernzuhalten, der handelt nicht irrational. Dass eine Person sich vor diesen Tieren ekelt, ist weder rational noch irrational; wer sich ekelt und deshalb diese Tiere von sich fernhalten will, der handelt rational.

Wer aber als Bewohner der nördlichen Breitengrade seine Handlung dadurch begründet, dass zum Beispiel Spinnen sehr gefährlich seien für die eigene Gesundheit, der behauptet i.A. etwas Falsches (auch wenn es in Ausnahmefällen giftige Spinnen aus Bananenstauden oder des Nachbars Terrarium geben kann), seine Begründung ist also irrational.

Sehen wir uns ein bestimmtes Beispiel einer empfundenen Bedrohung im Sinne eines »dread risk« (großer Schaden, nicht kontrollierbar, oft neuartig und ganze Gesellschaften betreffend) an: Waren die großen Ängste der Bürger irrational, über den Verzehr von Rindfleisch an BSE (bovine spongiform encephalitis) zu erkranken? O. Renn schreibt dazu:

»Based on European mortality statistics it is known that about 140 persons have died from the new version of the Creutzfeldt-Jakob or related diseases in Europe in the past 25 years. This represents not even 10% of those who died from salmonella poisoning in the same period. And, interestingly enough, the number of 130 deaths is almost precisely the number of persons who died due to the inadvertent consumption of perfumed lamp oil in Europe in the past 25 years. Generally, the victims of lamp oil poisonings are small children and infants. Hardly anyone has ever seen anything written, let alone having discussed the fate of the victims of lamp oil.

The point is not to dismiss the BSE crisis as hysteria. Society was rightly agitated for many good (not risk related) reasons. [...] For example, the fact that herbivorous cows were fed meat contributed much more to this symbolic assessment than the mortality statistics of the human victims. The symbolic aspect of this issue cannot be ignored, as it is a fundamental element of the way risks are treated in our society.«[321]

Renn hat sicherlich damit recht, dass die gesellschaftliche Diskussion und der Umgang mit Gefahren, insbesondere wenn sie neuartig, auf komplexen Zusammenhängen beruhend und in ihren Auswirkungen noch unklar sind, auch symbolisch verstanden werden können als »Systemkritik« an gesellschaftlichen und politischen Handlungsweisen. Jedoch gerade weil diese Gefahren neuartig, die Zusammenhänge nicht gründlich und erschöpfend erforscht und die Auswirkungen damit unklar sind, können die Ängste vor einer gesundheitlichen Gefährdung, das heißt die Einschätzung einer hohen Gefährdung durch Nahrungsmittel mit tierischen Bestandteilen von Rindern, nicht als irrational bezeichnet werden. Denn erst wenn aus langjähriger Erfahrung und ggf. epidemiologischen Studien ein Risiko für ganz bestimmte Gesundheitsschäden angegeben werden kann, und dieses sich als äußerst gering herausstellt, kann man einer Person, die dieses Risiko als sehr hoch einschätzt, Irrationalität vorwerfen.

Stehen also keine gesicherten objektiven Eintrittswahrscheinlichkeiten zur Verfügung oder ist die Methodik ihrer Gewinnung umstritten, so kann die Befürchtung einer Bedrohung bei einem großen gesundheitlichen Schaden nicht als irrational abgetan werden. Werden allerdings von einer Person gesicherte objektive Eintrittswahrscheinlichkeiten nicht zur Kennt-

321 Renn, »Risk perception and communication: lessons for the food and food packaging industry«, 2005, S. 1063

nis genommen, so kann die Haltung dieser Person als irrational bezeichnet werden. Insbesondere auch dann liegt Irrationalität vor, wenn die Transitivitätsbedingung hinsichtlich anderer Risiken verletzt wird: Gleiche Schadenshöhe und Betroffenheit vorausgesetzt muss die Ordnung der Risiken durch eine Person der Ordnung der Höhe der Eintrittswahrscheinlichkeiten entsprechen. Wer also aufgrund von persönlichen Ängsten ein Risiko mit wesentlich geringerer objektiver Eintrittswahrscheinlichkeit höher einschätzt als ein anderes bei etwa gleicher Schadenshöhe, dem ist Irrationalität vorzuwerfen.

Man kann nun trefflich darüber streiten, ob die Erkenntnisse der Wissenschaft beim Auftauchen von BSE schon so umfassend waren, dass man das Risiko hätte abschätzen können. Generell gilt, dass bei neuartigen Bedrohungen durch neue Technologien (und dazu gehört auch die Methode der Fütterung von Tiermehl an Rinder) kein Nachweis der Unschädlichkeit geführt werden kann. Denn wie wir im Kapitel 1 dargelegt haben, ist unser Wissen immer eine Beschreibung, die bestimmte pragmatisch relevante Aspekte aufgreift und niemals als vollständig im epistemologischen Sinne gelten kann. Wir wissen hinsichtlich von Gesundheitsgefahren anfangs nicht, welche Aspekte relevant sein könnten, denn womöglich gibt es bisher unbekannte Zusammenhänge und Effekte.

Überraschungen wie beim Asbest, das heißt schlimme Langzeitfolgen, vermuten Kritiker zum Beispiel auch bei den Folgen der Gigahertzstrahlung des Mobilfunks. Trotz »Abklopfen« aller plausiblen Wirkungen bleibt bei der Einführung neuer Technologien ein sog. »Restrisiko«, das in unserer Terminologie Restgefahr heißen müsste. Wenn auf technologische Neuerungen nicht gänzlich verzichtet werden soll, bedarf der Umgang damit nicht nur einer guten Kommunikation innerhalb der Gesellschaft und der Partizipation der Gesellschaft, sondern auch einer Klugheitsstrategie. Zum Beispiel hat C. Hubig dazu einen detaillierten Vorschlag ausgearbeitet.[322] Jungermann und Slovic ziehen folgendes Resümee aus der psychologischen Risikoforschung:

»Die wichtigste Erkenntnis der psychologischen Risikoforschung ist wohl darin zu sehen, daß in den Risiko-Beurteilungen der Öffentlichkeit sowohl Irrtum als auch Klugheit stecken. Einerseits wissen Laien per definitionem vieles nicht, und sie täuschen sich zudem manchmal in der Aufnahme und Verarbeitung von Informationen über Gefahrenquellen; soweit dies der Fall ist, muß von Expertenseite aufgeklärt bzw. richtiggestellt werden. Andererseits tragen Laien wichtigen Bedürf-

322 Hubig, *Die Kunst des Möglichen II – Ethik der Technik als provisorische Moral*, 2007

nissen und Werten Rechnung, die in konventionelle Risiko-Analysen selten Eingang finden.«[323]

Fehlende Information und fehlendes Fachwissen sowie die oben besprochenen Fehler von Laien bei der Einschätzung von Gefährdungen führen zu Fehleinschätzungen bei Laien. Viele Fehler bei der Einschätzung, wie zum Beispiel wenn falsche Angaben bei den Zehnerpotenzen ganz kleiner oder ganz großer Zahlen gemacht werden, spielen aber keine so bedeutende Rolle, denn oft genügt es für die Entscheidung zwischen Handlungsoptionen, Risiken im schwachen Sinne einschätzen zu können als mehr oder weniger wahrscheinlich mit einem mehr oder weniger großen drohenden Schaden, wie das Kötter vorgeschlagen hat.[324]

Auch im Misstrauen vieler Bürger gegenüber Vertretern der Politik und vor allem gegenüber Experten, die sich oftmals als begeisterte Anhänger einer Technologie herausstellen, kann man wohl die von Jungermann und Slovic angesprochene Klugheit der Laien erkennen. Denn Liebe macht blind, auch bei Technikern und Wissenschaftlern. Das Zitat von Jungermann und Slovic kann dahingehend ergänzt werden, dass es nicht nur Bedürfnisse und Werte sind, die die Klugheit der Einschätzung der Laien ausmacht, sondern dass diese Einstellungen zum Teil auch mit rationalen Begründungen unterlegt werden können. Wenn für Risikoabschätzungen in Kernkraftwerken von bestimmten unabhängigen Wahrscheinlichkeiten ausgegangen wird, aber bestimmte Szenarien denkbar sind, in denen zum Beispiel alle Notstromaggregate gleichermaßen betroffen sind und dann keine Unabhängigkeit der Ausfallwahrscheinlichkeiten mehr gegeben ist, so muss hier Kritik geübt werden. Und wenn weiter von bestimmten schlimmsten Ereignissen (wie zum Beispiel ein Erdbeben einer bestimmten Stärke) ausgegangen wird, so kann gefragt werden, wie dies zu rechtfertigen ist. Der Laie muss kein Atomtechnikingenieur sein, um ein gerechtfertigtes Urteil abgeben zu können: Wer damit argumentiert, dass eine Technologie, bei der nur ein Unfall bei der Verwahrung des entstehenden Abfalls genügt, um ganze Gesellschaften zu zerstören oder zumindest Landstriche zu verwüsten, dem kann keine Irrationalität oder Wertungskompetenz aufgrund fehlenden Detailwissens vorgeworfen werden.

---

323 Jungermann/Slovic, »Die Psychologie der Kognition und Evaluation von Risiko«, 1993, S. 202

324 Vgl. Kötter, Risikodiskurse im Umweltbereich: Strukturen und Probleme (2004), 30.06.2009, http://www.philosophie.phil.uni-erlangen.de/personen/koetter/Materialien/Risiko2.pdf

Während wir bei gegebenen Gefährdungen und Risiken, wie sie etwa von der Radonbelastung in manchen Gegenden oder durch Vulkanausbrüche ausgehen, nur versuchen können, geschickt mit ihnen umzugehen (oder solche Gebiete zu verlassen), so kann bei zugemuteten Risiken (zum Beispiel Kernkraft) versucht werden, gegen die Verursacher solcher Risiken politisch oder juristisch vorzugehen. Ganz anders verhält es sich hingegen bei den freiwillig eingegangenen Risiken: Hier gehen wir zunächst davon aus, dass eine Person das Risiko aus freiem Willen eingeht, in der Regel nachdem sie eine Nutzenabwägung vorgenommen hat.

Kaum jemand käme auf die Idee, Menschen, die sich am Drachenfliegen erfreuen oder die Besteigungen von Achttausendern zu ihrem Hobby gemacht haben, als irrational zu bezeichnen, denn es handelt sich um eine Präferenzentscheidung des Betroffenen, bei der man davon ausgehen kann, dass er die Vorteile und Nachteile, also die subjektiv gesehenen Nutzen und die drohenden Gefahren und Risiken abgewogen hat.

Allerdings kann man eine solche Entscheidung auf Irrationalität prüfen, indem man nach den obersten Zielen im Leben fragt: Wer die Vorstellung und den Wunsch hat, ohne größere Gesundheitsschäden ein hohes Alter zu erreichen, der sollte vom Drachenfliegen oder vom Rauchen Abstand nehmen. Die Irrationalität bestünde dann darin, dass jemand einerseits ein hohes Alter erreichen will und andererseits sein Leben (beziehungsweise seine Unversehrtheit) aufs Spiel setzt.

Entscheidend für die gerechtfertigte Annahme einer Handlungsoption, die die Gefahr eines bestimmten Gesundheitsschadens birgt, wird sein, ob die betreffende Person der Auffassung ist, mit einem Schaden leben zu können oder nicht, das heißt ihn zu verkraften (reversible Schäden) oder mit dem irreversiblen Schaden im weiteren Leben zurechtzukommen beziehungsweise ein kürzeres Leben akzeptieren zu können.

Diese Auffassung kann sich ändern und ist sicherlich auch davon abhängig, wie die Lebenssituation einer Person ist, das heißt wie alt sie ist und welche Alternativen sie erwarten kann oder erwarten muss.

Bei der Einschätzung eines objektiven Risikos muss eine Person ein statistisch ermitteltes Risiko auf sich als Individuum mit seinen je spezifischen Eigenschaften beziehen. Statistische Aussagen, wie die Behauptung objektiver Risiken, beziehen sich aber immer auf eine als gleichartig anzusehende Grundgesamtheit, nicht auf ein Individuum. Darin sind Personen enthalten, die tatsächlich betroffen sein werden und andere, die es nicht treffen wird. So kann nun eine Person darüber spekulieren, zu welcher der beiden Gruppen sie wohl gehören wird. Eine Person, die ein Risiko eingeht und sich nicht zugleich dazu bekennt, dass sie ein Spieler ist, das heißt die davon ausgeht, dass sie einfach Glück hat oder die davon ausgeht, dass »es schon irgendwie gut gehen wird«, ist irrational, es sei denn, sie hat gute Gründe dafür, dass das ermittelte Risiko für sie nicht zutrifft, das heißt, dass sie zu einer Subgruppe der Grundgesamtheit zählt, für die das Risiko nicht besteht oder für die die Eintrittswahrscheinlichkeit viel geringer ist. Welche Gründe wären das aber? Den Bezug objektiver Eintrittswahrscheinlichkeit auf den Einzelfall und zugehörige Argumentationen wollen wir nun im Detail diskutieren.

6.4.2 Bezug objektiver Wahrscheinlichkeiten auf den Einzelfall

Wie wir schon erwähnt haben, beziehen sich die Angaben objektiver Risiken immer auf als gleichartig angenommene Kollektive, bei denen von bestimmten Eigenheiten der einzelnen Probanden abgesehen wird. Es ist also durchaus möglich, dass bei einem Einzelfall als Teil einer Subgruppe des Kollektivs aufgrund bestimmter Dispositionen (zum Beispiel Gewohnheiten oder körperliche Merkmale) von einem höheren oder niedrigeren Risiko ausgegangen werden muss. Das Sprechen von einem höheren oder niedrigeren Risiko bezieht sich dann auf eine Subgruppe des Kollektivs, nämlich diejenigen, die diese Disposition besitzen. Verlässliche statistische Erhebungen dieser höheren oder niedrigeren Risiken benötigen dann in jeder der Subgruppen genügend Teilnehmer.

Zum einen sind einer Person ihre Dispositionen womöglich nicht bekannt und zum anderen kann es sein, dass der Einfluss bestimmter Dispositionen noch gar nicht erforscht ist. Der Einzelne muss also eine statistische Information (das objektive Risiko) auf sich, also einen Einzelfall, beziehen. Gerade bei schweren und irreversiblen Gesundheitsschäden kann man keine eigenen Erfahrungen mit dem eigenen Körper machen, das heißt Dispositionen über deren Realisation feststellen, denn wenn der Schaden eingetreten ist, hat sich die Frage über das Eingehen dieses Risikos erübrigt. Es stellen sich deshalb folgende zwei Fragen:

1. Wie beziehen Individuen Eintrittswahrscheinlichkeiten bestimmter Gesundheitsschäden auf sich und ihre Lebenssituation?
2. Welche Arten der Begründung bestimmter Bezüge können hier als rational

Leppin beschreibt diese Ausgangslage folgendermaßen:

»Immer dort jedoch, wo es um die Einschätzung der persönlichen Wahrscheinlichkeit, einen bestimmten Schaden zu erleiden, geht, ist dies weitaus komplizierter. Die Leistung, die erbracht werden muß, ist anspruchsvoller als die der allgemeinen Risikoeinschätzung. Hier muß das, was man über das allgemeine Risiko weiß, zu den je spezifischen eigenen Voraussetzungen und Lebensumständen in Beziehung gesetzt werden. So gehört ein bestimmter Raucher xy zwar zu einer bestimmten Risikogruppe im Hinblick auf Lungenkrebs und Herzerkrankungen. Das heißt, verglichen mit Nichtrauchern ist das Durchschnittsrisiko von Raucher xy, an Lungenkrebs zu erkranken qua Gruppenzugehörigkeit bis zu 9 x höher. Ob jedoch das individuelle Risiko dieses einen Rauchers tatsächlich 9 x höher ist oder tatsächlich 15x oder nur 2x höher, ist nicht entscheidbar.«[325] [Literaturzitate weggelassen, J.K.]

Sie diskutiert dann, dass vermutet wird, dass genetische Dispositionen eine maßgebliche Rolle für die Entwicklung von Lungenkrebs spielen. Träger dieser Disposition müssten dann besonders vorsichtig sein und sich regelmäßigen Screenings unterziehen. Diese wären dann in dieser Subgruppe ökonomisch günstiger, denn man muss nur eine geringere Zahl an Personen untersuchen, um einen Erkrankungsfall zu finden, und man ersparte vielen Nicht-disponierten die Unannehmlichkeit der Untersuchungen, die ja auch selbst wieder ein Gesundheitsrisiko darstellen können (zum Beispiel die Strahlenbelastung beim Röntgen). Leppin weist aber auch darauf hin, dass derjenige, der die Disposition nicht besitzt, rauchen könnte, ohne sein Risiko merklich anzuheben. Das Wissen um das Nichtvorhandensein dieser Disposition ermöglicht einer Person, ihre Nutzenabwägung zu optimieren, das heißt Lustgewinne dort mitzunehmen, wo kein Schaden droht, wo der Körper die Fähigkeit hat, Belastungen zu kompensieren.

Eine Person kann die Entscheidung, ein Gesundheitsrisiko einzugehen, rational damit begründen, dass sie sich als Spieler versteht, der mit Glück versucht, einen möglichst hohen Nutzen zu erzielen, der aber auch bewusst akzeptiert, dass der worst case eintreten kann. Eine rationale Argumentation für das Eingehen eines Gesundheitsrisikos anderer Art ist diejenige, dass die Person behauptet, zu einer Subgruppe einer Grundgesamtheit zu gehören, die ein wesentlich geringeres Risiko trägt als die Mitglieder der Grundgesamtheit im Mittel. Hinsichtlich unseres Beispiels »Rauchen« genügt es dabei zum Beispiel nicht, dass man jemanden kennt, der mit über neunzig Jahren immer noch fröhlich geraucht hat oder einen

325 Leppin, *Bedingungen des Gesundheitsverhaltens – Risikowahrnehmung und persönliche Ressourcen*, 1994, S. 53

Onkel hat, der Zeit Lebens geraucht hat und sehr alt geworden ist. Fast jeder kennt so eine Person; dass es möglich ist Zeit Lebens zu rauchen und alt zu werden, sagt nichts über die Person, die für sich entscheiden muss. Ein derartiger Versuch der Argumentation ist irrational und womöglich eine Art Selbstbetrug.

Wenn ein erfahrener und gut trainierter Bergsteiger davon ausgeht, dass er eine anspruchsvolle Tour meistern wird, auch wenn viele andere dabei verunglückten, das heißt ein hohes objektives Risiko der Verunglückens besteht, ist nachvollziehbar und rational erklärbar durch den Verweis auf seine Erfahrung und seine Fähigkeiten. Wenn ein unerfahrener und kaum Trainierter dies behaupten würde, so würden wir ihm Irrationalität vorwerfen, und zwar weil er mit der Unerfahrenheit und den fehlenden Fähigkeiten Dispositionen besitzt, die ihn für ein Unglück in besonderer Weise anfällig machen.

Für eine rationale Argumentation muss also eine Disposition, die dazu führt, dass ein Risiko wesentlich geringer ist oder gar nicht vorhanden, nachgewiesen werden können. Wie das formal durchzuführen ist, haben wir in Kapitel 2 »Dispositionen und aktuale Eigenschaften« schon erarbeitet: Es muss eine aktuale Eigenschaft aufgewiesen werden können, die mit Verweis auf Wissen über Zusammenhänge und Bedingungen der Realisation eines Resultats (hier der Gesundheitsschaden) eine Disposition darstellt.

Die Träger einer Disposition, die für eine bestimmte Erkrankung förderlich ist, sind nicht krank, aber ihre partielle Gesundheit (Stärke!) ist dann eingeschränkt. Diejenigen mit einer eingeschränkten (partiellen) Gesundheit hinsichtlich einer möglichen Erkrankung, sollten also besonders vorsichtig sein hinsichtlich diesbezüglicher Gesundheitsrisiken – und mit ihren Fähigkeiten und Vermögen haushalten. Eine kluge Lebensführung zeichnet sich also auch dadurch aus, seinen gesundheitlichen Fähigkeiten, Vermögen und Neigungen angemessen zu handeln, das heißt Wissen über Gesundheitsrisiken zur Kenntnis zu nehmen und seine eigenen Dispositionen dazu in Bezug zu setzen.

Diese Überlegungen sind weitgehend konsistent mit dem in der Psychologie entwickelten Health-Belief-Modell (HBM), mit dem Handlungen erklärt werden sollen, die die eigene Gesundheit betreffen. Leppin beschreibt dieses wie folgt:

»Um sich gesundheitsförderlich oder zumindest nicht gesundheitsschädigend zu verhalten, muß eine Person sich selbst für anfällig halten, das heißt davon ausgehen, daß sie für eine bestimmte Krankheit empfänglich ist (›susceptibility‹). Sie muß weiterhin diese Krankheit für schwerwiegend halten, das heißt die Konsequenzen dieser Krankheit müssen erheblich sein (›severity‹). Beide Elemente zusammen resultieren in der Wahrnehmung von Bedrohung oder persönlicher Vulnerabilität (›threat‹ oder ›vulnerability‹). [...] Als weiteres Element kommen noch sozio-demographische Einflüsse wie Bildung, Einkommen oder soziale Schicht hinzu. Handlungshinweisreize und soziodemographische Merkmale können den primären Faktoren ein jeweils unterschiedliches Gewicht verleihen oder die Bedrohung direkt beeinflussen. Wenn die betreffende Person dann zusätzlich bestimmte positive Handlungsalternativen wahrnimmt, die die Wahrscheinlichkeit des Auftretens der Krankheit reduzieren (›benefits‹) und wenn diese Handlungsalternativen außerdem nicht mit zu vielen Barrieren (›barriers‹) versehen sind, also keine zu hohen Kosten mit sich bringen, ist nach dem HBM davon auszugehen, daß die Person diese gesundheitsfördernde oder krankheitsverhindernde Handlung ausführen wird.«[326]

Im Wesentlichen wird hier die Beurteilung der eigenen Situation und eine anschließende Nutzenüberlegung beschrieben: Wenn sich eine Person für anfällig hält und wenn der Schaden eine gewisse Höhe hat, so ist ein Grund gegeben, ihn zu vermeiden. Sieht der Betroffene die Möglichkeit, ein Risiko zu vermeiden, das heißt sieht er Wirksamkeit und Verfügbarkeit bestimmter Mittel und sind diese nicht mit zu hohen Kosten verbunden, so erwartet man von einem rationalen Akteur, dass er entsprechend handelt.

In der Psychologie will man aber nicht nur erörtern, was rational wäre, sondern auch empirisch ermitteltes Verhalten erklären, zum Beispiel hinsichtlich Prävention und Gesundheitsförderung. Deshalb werden auch äußere Einflüsse auf die Entscheider berücksichtigt, die als Rahmenbedingungen den Möglichkeitsspielraum für Entscheidungen vorgeben oder zumindest die Entscheider beeinflussen.

Nicht nur Diagnosen sind mit einer gewissen Unsicherheit behaftet, auch die Einschätzung der eigenen Lage und der eigenen Fähigkeiten lässt einen Interpretationsspielraum zu. Wie aber eine Studie von Leppin beispielhaft zeigt, versuchen Personen auf Nachfrage ihre Position rational zu begründen, auch dann, wenn der Blick von außen Irrationalität vermuten lässt.

326 Leppin, *Bedingungen des Gesundheitsverhaltens – Risikowahrnehmung und persönliche Ressourcen*, 1994, S. 38–39

Leppin formuliert in ihrer Studie zum Verhalten von Frauen mit Risikofaktoren hinsichtlich Herz-Kreislauferkrankungen folgende Vermutung, die sie dann zu überprüfen versuchte:

»Wenn die eigenen Handlungsmöglichkeiten, dem Risiko zu begegnen, als gering eingeschätzt werden, wird der status quo eher beibehalten werden. Die Perzeption von Veränderungsmöglichkeiten und der hierfür nötige Aufwand entscheidet als moderierender Faktor darüber, in welcher Art und Weise die Risikoeinschätzungen sich letztlich auswirken. Wie aber die eigenen Handlungsmöglichkeiten eingeschätzt werden, wird wiederum vor allem von Ressourcenfaktoren persönlicher und sozialer Natur bestimmt.«[327]

Die für uns wichtigen Ergebnisse werden an folgendem Zitat deutlich:

»Bei geringer Ressourcenwahrnehmung wird im Fall eigener Betroffenheit eher die Gefährlichkeit des potentiell bedrohlichen Phänomens bestritten und die Glaubwürdigkeit des Feedbacks bezweifelt, während bei hohen Ressourcen die großen eigenen Aktionsmöglichkeiten gegen die Krankheit herausgestellt und der Zusammenhang zwischen Risikofaktor Bluthochdruck und Herzerkrankung [...] kognitiv »gelockert« und damit die geringere Risikoeinschätzung »gerechtfertigt« wird.

Eine weitere Frage war, ob eine hohe Risikoeinschätzung eine notwendige Bedingung für eine Verbesserung des Gesundheitsverhaltens sein würde. Die Antwort fällt auch hier unterschiedlich aus. Sie ist abhängig sowohl von der Personengruppe, die betrachtet wird als auch vom jeweiligen Kriterium. So scheinen Frauen mit starken Ressourcen überwiegend bei einer hohen Risikoeinschätzung aktiv zu werden, während dies für Frauen mit schwachen Ressourcen sehr viel weniger gilt. Am eindeutigsten war dies im Fall des Gewichtsverlusts. Frauen mit starken personalen und sozialen Ressourcen profitierten bei niedriger Risikoeinschätzung nicht, waren dagegen aber in der Lage, eine hohe Risikoeinschätzung konstruktiv umzusetzen. Bei einem geringen Grad an Ressourcen wirkte sich eine hohe Risikoeinschätzung dagegen tendentiell eher negativ aus.«[328]

Es ist durchaus nachvollziehbar, dass jemand, der von eingeschränkten eigenen Handlungsmöglichkeiten ausgeht, also unzureichenden eigenen Fähigkeiten oder unzureichenden äußeren Bedingungen, medizinische Erkenntnisse bestreitet. Ab einer gewissen Datenlage kann gesichertem Wissen allerdings kaum widersprochen werden, so dass man einem Betroffenen dann Irrationalität vorwerfen muss. Wer sich sicher ist, dass seine Fähigkeiten aller Voraussicht nach nicht ausreichend sind, um angemessen auf eine Bedrohung in Form eines Gesundheitsrisikos zu reagieren, der

327 Leppin, *Bedingungen des Gesundheitsverhaltens – Risikowahrnehmung und persönliche Ressourcen*, 1994, S. 73
328 Ebd., S. 233

muss schon um seines Seelenfriedens willen an irgendeiner Stelle »die Tatsachen verbiegen« oder Wissenszusammenhänge bezweifeln, das heißt eine, wie wir es nennen wollen, Rationalisierung vornehmen. Der inneren Stimmigkeit des eigenen Lebensentwurfs scheinen deshalb viele Menschen einen größeren Wert beizumessen als der Richtigkeit der Fakten. Dies wird auch besonders bei der Diskontierung von gesundheitlichen Nutzen und Schäden deutlich.

6.4.3 Rationalität von Diskontierungen

Gesundheitsrisiken beziehen sich oftmals auf Schäden, die weit in der Zukunft liegen. Wie wir bei der beispielhaften Vorstellung empirischer Studien gesehen haben, werden auch gesundheitliche Nutzen diskontiert und es stellt sich die Frage, inwieweit diese Diskontierungen rational begründet werden können.

Diskontierungen von Gesundheitsrisiken in der Zukunft unterliegen immer der *ceteris paribus*-Hypothese: Damit die langfristig drohenden Gesundheitsrisiken bestehen, müssen die Lebensumstände über einen längeren Zeitraum dieselben bleiben und die Ereignisse, die einen Schaden für den Einzelnen in der Gegenwart bedeuten, müssen das für ihn auch in der Zukunft tun. Ein Raucher könnte zum einen in Anschlag bringen, dass sich seine Lebensumstände ändern könnten, zum Beispiel durch einen neuen Partner oder die Geburt eines Kindes, und er daraufhin sowieso zum Nichtraucher werden müsste. Zum anderen kann ein Raucher darauf hoffen, dass die möglichen Langzeitfolgen erst zu einem Zeitpunkt eintreten, an dem andere Gesundheitsschäden die Lebensumstände dominieren. Denn mit zunehmendem Alter steigt die Wahrscheinlichkeit, schwer zu erkranken aus biologischen Gründen unweigerlich an. Ebenso ist die Spekulation auf die Entwicklung neuer Therapiemöglichkeiten ein möglicher Grund, weit in der Zukunft liegende Gesundheitsschäden abzuwerten.

Die Lebensumstände scheinen manchmal als »Zwänge zur Rationalisierung« zu wirken, die eine Person dazu bringen können, große Gesundheitsrisiken einzugehen und die eigene Anfälligkeit zu leugnen: Jemand, der einen Lebensstil – zum Beispiel durch seine berufliche Tätigkeit – annehmen muss, der mit hohen Gesundheitsrisiken verbunden ist, wird im Alltag einen ähnlichen Lebensstil pflegen, weil er sonst in einen inneren Widerspruch gerät: Er muss vor sich selbst rechtfertigen, warum er die gesundheitlich sehr riskante Tätigkeit ausübt (wenn er es nicht aus blanker Not tut!) und trotzdem eine Vorstellung von einem in der Regel normal langen, gesunden Leben hat. Er muss dann entweder davon ausgehen, dass er »besonders hart« ist, was ohne den Nachweis entsprechender Dispositionen aber als irrational gelten muss oder er muss die Gefahr leugnen. Ist das Gesundheitsrisiko verlässlich nachgewiesen, so ist dies irrational.

Eine Diskontierung durch die Randbedingungen ist gegeben, wenn eine Person nicht über die Nöte des Alltags hinaussehen und keine längerfristige Perspektive aufbauen kann und damit immer gezwungen ist, die kurzfristigen Probleme prioritär zu behandeln. Die Person handelt dann mit Bezug auf die sich ihr darbietenden Lebensbedingungen rational, allerdings kann dies mit Blick auf den Gesamtlebensvollzug zu suboptimalen Ergebnissen führen (die tägliche Bedürfnisbefriedigung kann zum Beispiel auf Kosten der späteren Gesundheit gehen; zum Beispiel bei Einsamkeit, Arbeitslosigkeit, et cetera). Verweise auf einen gesünderen Lebensstil werden in diesen Fällen keine Wirkung erzielen, weil die Person entweder nicht anders handeln kann (äußere Zwänge, zum Beispiel ökonomische) oder nicht dazu fähig ist (zum Beispiel Sucht). Hier zeigt sich, dass es eine notwendige Bedingung ist, Menschen von den dringendsten Sorgen des Alltags, vom täglichen Überlebenskampf zu befreien, wenn man ihnen vorausschauendes, präventives Gesundheitsverhalten ermöglichen und nahelegen will. Dazu gehören zuallererst stabile Lebensverhältnisse, so dass es für einen Betroffenen plausibel erscheint, dass es sich lohnen könnte, an die Zukunft zu denken.

Daraus folgt auch die Notwendigkeit, die Lebens- und Arbeitsverhältnisse so arm an Gesundheitsrisiken wie möglich zu gestalten und Betroffenen Perspektiven zu bieten, um einer Argumentation für gesunde Lebensstile nicht von vornherein die Glaubwürdigkeit zu nehmen.

6.4.4 Was ist vernünftig?

Wir haben nun mit Bezug auf unseren Risikobegriff unser Konzept zu Dispositionen und die Begriffsbestimmungen zu Krankheit und Gesundheit diskutiert, was wir unter einer rationalen und einer irrationalen Begründung einer Entscheidung hinsichtlich der eigenen Gesundheit verstehen können. Die Wahl der Ziele und damit der Präferenzen, solange die Konsistenz zu anderen und vor allem den obersten Zielen gegeben ist und die Ordnung der Präferenzen transitiv ist, ist weder als rational noch als irrational zu qualifizieren. Menschen, die dafür leben, riesige Wellen zu surfen oder extrem gefährliche Wände in den Gebirgen dieser Welt zu besteigen, dürfen wir daher keinesfalls als irrational bezeichnen. Wir wollen jetzt jedoch überlegen, was im Umgang mit Gesundheitsrisiken vernünftig sein könnte, also rational in einem normativen Sinne, ohne hier eine breite ethische Diskussion über erstrebenswerte Ziele, Glück und den Sinn des Lebens zu eröffnen.

Auch wenn wir uns in vielen Bereichen des Lebens das Ziel setzen, Gesundheitsgefahren möglichst vollständig zu vermeiden, wie etwa beim Gebrauch vieler technischer Geräte und zum Beispiel insbesondere bei den Verkehrsmitteln, macht es viele unserer Lebensziele gerade aus, dass dort Gefahren begegnet werden muss und gefährliche Ereignisse oder Prozesse kontrolliert werden müssen. Gerade in der erfolgreichen Begegnung von Gefahren und ihrer Kontrolle scheint ein sehr befriedigendes menschliches Motiv zu liegen. So kann man im Magazin »Panorama« des Deutschen Alpenvereins lesen:

»Berge sind nicht nur als großartige Natur schützenswert, sondern auch als Raum, in dem man Gefahren erfahren und daran reifen kann. [...] Auch auf Wanderwegen und vermeintlich leichten Skitouren sind Risikobewusstsein und Eigenverantwortung gefragt. Die ihrerseits zur Erlebnisqualität und gar Persönlichkeitsentwicklung beitragen können.«[329]

Auch für den sehr erfahrenen und fitten Bergsteiger bleibt eine gewisse Unsicherheit (ein »Restrisiko«) in Form von unkontrollierbaren Ereignissen: Plötzlicher Steinschlag, verursacht durch andere Wanderer, Felsstürze, und so weiter. Allerdings sprechen solche Gefahren zum Beispiel nicht gegen das Bergwandern, denn auch unser Alltagsleben birgt stets Gefahren, die praktisch nicht vermeidbar sind.

Wenn man dem Leben nicht komplett entsagen will (und sicherlich ist auch ein solcher Lebensstil außerhalb der normalen Gesellschaft mit nicht vernachlässigbaren Risiken behaftet), muss man gewisse Risiken eingehen – einen Null-Risiko-Lebensentwurf gibt es nicht. Wie der Volksmund sagt, »einen Tod muss man sterben« und selbst der, der im »Glaskasten« sitzen bleibt, ist Risiken ausgesetzt (zum Beispiel psychisch krank zu werden durch die Isolation). Erwartungswerte derartiger Risiken könnte man als »Hintergrundrauschen« unvermeidbarer Gesundheitsrisiken bezeichnen. Handlungsoptionen, deren Risiken in der Größenordnung dieses Hintergrundrauschens bleiben, können dann ohne Bedenken gewählt werden.

329 »Risiko Recht Erleben«, *Panorama – Magazin des Deutschen Alpenvereins*, 2010, S. 8

Denn wenn ein vorsichtiger Bergsteiger in etwa dasselbe Risiko (das heißt ähnliche Schadenshöhen und ähnliche Eintrittswahrscheinlichkeiten) eingeht wie ein Teilnehmer am Straßenverkehr oder wie jemand, der in seinem Garten arbeitet, dann sind die Risiken austauschbar. Zu diesen Risiken kann ein Betroffener dann sagen: »Das gehört zum Leben!« Das Eintreten eines solchen Ereignisses kann als Schicksal aufgefasst werden, und ein Betroffener könnte dann auch sagen, »Das hätte mir auch auf andere Weise passieren können!«

Beim praktischen Entscheiden stellt sich allerdings folgendes Problem: Unser Wissen, gerade auch über Gesundheitsgefahren, ist oftmals unvollständig und die statistische Natur einerseits und der oftmals unsichere Bezug auf den Einzelfall andererseits führen zu einer Ausgangslage, in der wir ein Optimum nur schwer ausmachen können. So bietet es sich an Aristoteles zu folgen, wenn er sagt: »Vermeide die Extreme!«

> »Denn von den Extremen ist das eine schlimmer als das andere. Da es nun schwer ist, das Mittlere ganz genau zu treffen, so muß man nach dem Sprichwort mit der zweitbesten Fahrt zufrieden sein und das kleinere Übel wählen, und das wird sich am besten auf die von uns angegebene Weise bewerkstelligen lassen.«[330]

Wenn man sich auch nicht sicher ist, welchen Weg man genau einschlagen will, so bietet sich immer das negative Kriterium an, diejenigen Handlungsoptionen zu vermeiden, die man mit Sicherheit ausschließen kann. »Vermeide Risiken mit großen Gesundheitsschäden!« ist also der Leitspruch der Wahl.

Dies bezieht sich auf Risiken, deren Eintrittswahrscheinlichkeiten oberhalb des »Hintergrundrauschens« liegen, das heißt die nicht austauschbar sind mit den Risiken der Teilnahme am normalen Alltagsleben. Insbesondere für Risiken mit größeren Eintrittswahrscheinlichkeiten und Gefahren mit großen Gesundheitsschäden ist dann die Maximin-Strategie zu empfehlen, das heißt diese Risiken zugunsten anderer Handlungsoptionen zu vermeiden. Für Gesundheitsrisiken mit Schäden mittlerer Kategorie und größeren Eintrittswahrscheinlichkeiten als das »Hintergrundrauschen« empfiehlt es sich sorgfältig abzuwägen, ob die Nutzen und Chancen das Eingehen des Risikos wirklich wert sind und ob man im »worst case« mit dem Schaden tatsächlich leben kann.

Lebensziele und damit Präferenzen können sich mit der Zeit ändern, wir hatten es bereits erwähnt. So bietet sich auch in dieser Hinsicht eine

330 Aristoteles, *Nikomachische Ethik*, 1995, S. 42, NE 1109a/b

Vorsichtsstrategie an, die damit beginnt, sich um Wissen und Informationen zu bemühen. Darauf aufbauend sollte sorgfältig abgewogen und eine Vorsichtsstrategie verfolgt werden. Wenn mit präventivem Verhalten und dem Aufbau von gesundheitlichen Fähigkeiten und Vermögen nicht nur langfristige Ziele im Leben angepeilt werden können, sondern auch sekundäre Nutzengewinne verbunden sind, wie etwa Wohlbefinden, Zufriedenheit oder Spaß an einer sportlichen Tätigkeit, liegt das Nutzenoptimum sicher im Bereich der präventiven und gesundheitsförderlichen Handlungsoptionen.

Dass der Umgang mit Gesundheitsrisiken eine Optimierungsaufgabe in Anbetracht sicherer Kosten und sicherer Nutzen sowie Chancen und Risiken ist, zeigt sich nicht zuletzt auch darin, dass wer Gesundheit zur Religion macht und immer nur darauf achtet, was gesund beziehungsweise ungesund sein könnte, Gefahr läuft, in eine Zwanghaftigkeit zu geraten, die viele Genüsse des Lebens aussperrt und selbst als ein Kranksein angesehen werden kann. Wer immer nur an die Gesundheit denkt, lebt nur noch in einer Welt aus Gesundheitsgefahren![331]

Wie wir oben dargelegt haben, ist ein Leben gänzlich ohne Gesundheitsgefahren nicht machbar, Gesundheitsgefahren sind vielmehr ein Teil unseres Lebens und gerade die Beherrschung oder Kontrolle mancher Gefahr kann zu einem erfüllten Leben beitragen. Gesundheitsrisiken in der Größenordnung des »Hintergrundrauschens« sind in gewisser Weise austauschbar, das heißt es ist nicht unvernünftig Handlungsoptionen einzugehen, die Risiken dieser Größenordnung bergen.

So gilt es, sich gesundheitlich relevantes Wissen anzueignen, mit seinen gesundheitlichen Fähigkeiten und Vermögen hauszuhalten und sie, wenn möglich, auszubauen (Gesundheitsförderung) und vor allem große Gesundheitsrisiken mit großen drohenden Schäden zu vermeiden. In dieser Hinsicht ist es sicherlich unvernünftig, besonders gefährliche Bergtouren unternehmen oder große Wellen surfen zu wollen – aber es ist nicht irrational und muss als Lebensziel bestimmter Menschen akzeptiert werden.

331 Vgl. Erbguth, »Ist makellos machbar? Irritierendes zum medizinischen Reparaturobjekt ›Körper‹« 2004, S. 2–13; vgl. Lütz, »Postsäkulare Gesundheit. Über Risiken und Nebenwirkungen einer neuen Religion«, 2008, S. 141–150; vgl. Baltes, »Heil im Hier und Jetzt. ›Gesundheitsreligion‹ als Substitut christlich-religiöser Heilserwartung?«, 2008, S. 151–176

6.5 Konsequenzen für Programme zu Prävention und Gesundheitsförderung

In Programmen zu Prävention und Gesundheitsförderung, sei es von staatlicher Seite, von Krankenkassen initiiert oder von Betrieben für ihre Mitarbeiter, geht es um gesundheitlich relevante Themen jenseits der gesetzlich verankerten Produkt- oder Arbeitssicherheit (zum Beispiel Lebensmittelhygiene, Umgang mit Gefahrstoffen bei der Arbeit, Unfallverhütung, und so weiter). Diese letztgenannten, gesetzlich festgeschriebenen Maßnahmen verursachen in der Regel Kosten zum Beispiel für den Hersteller oder den Arbeitgeber einerseits und stellen andererseits einen Nutzen für die Kunden oder Arbeitnehmer dar. Wenn sich die meisten daran halten, so ergibt sich meist auch ein Kooperationsgewinn in den Sozialversicherungssystemen.

Bei Programmen in Prävention und Gesundheitsförderung geht es nicht nur um die Verhältnisse (Lebens- und Arbeitsverhältnisse), sondern auch um den Lebensstil des Einzelnen. So kann sich das Verhältnis von Kosten und Nutzen durchaus auch umkehren: Beim Einzelnen werden Kosten verursacht (zum Beispiel in Form von kurzfristigem Nutzenverzicht) und für den Arbeitgeber oder bei den Sozialversicherungen ergibt sich ein monetärer Nutzen: Menschen können länger gesund arbeiten und verursachen möglicherweise weniger Kosten im Gesundheitssystem. Erst über einen Kooperationsgewinn in der Sozialversicherung (zum Beispiel geringere Beiträge für alle) profitiert hier auch der Einzelne. Idealerweise überlappen sich die Ziele von Betroffenem und den Institutionen: Der Betroffene will möglichst lange gesund bleiben und arbeiten können, und genau das ist auch von politischer Seite aus ökonomischen Interessen gewünscht.

An dieser Stelle zeigt sich, wie wichtig unsere Erörterungen des Krankheits- und des Gesundheitsbegriffs sind: Dafür zu argumentieren, in Prävention und Gesundheitsförderung aktiv zu werden, das heißt andere dazu bewegen zu wollen, sich gesund zu erhalten, referiert immer auf eine Vorstellung von Krankheit und Gesundheit. Krankheit, wie wir gesehen haben, kann nicht in allen Fällen »objektiv« festgelegt werden, das heißt ohne normative Elemente. Es muss also bis zu einem gewissen Grad immer dem Betroffenen überlassen bleiben, was er als krank ansieht.

Wenn sich aus Sicht des Betroffenen eine negative Nutzenbilanz ergibt, zum Beispiel durch aus seiner Sicht zu hohe verpasste Lustgewinne oder zu hohe monetäre Kosten für die Maßnahmen, und wenn zudem der Nutzen oftmals nur aus Chancen besteht, wie zum Beispiel eine Erkrankung in späteren Jahren nicht zu bekommen, stellt sich die Frage, mit welchem Recht Institutionen versuchen, Einzelne nach ihren Vorstellungen von Krankheit und Gesundheit und vor allem nach ihren eigenen ökonomischen Nutzenüberlegungen zu beeinflussen. Wie schon erörtert, kann einem Betroffenen keineswegs immer Irrationalität unterstellt werden, wenn er bestimmte Gesundheitsrisiken einzugehen bereit ist.

Ökonomische Ziele sind sicherlich legitime Interessen von Politik, Krankenkassen oder Betrieben. Aber aufgrund ökonomischer Interessen darf nicht die Autonomie des Einzelnen eingeschränkt werden. So dürfen institutionelle Entscheider für ihre Vorschläge argumentieren und werben (auf die Rolle der Werbung kommen wir noch genauer zu sprechen), sollten dabei aber immer die Autonomie des Einzelnen und seine Entscheidungsfähigkeit fördern – und sich nicht anmaßen vorzugeben, was den Einzelnen glücklich machen könnte.

Spaemann sieht in der WHO-Gesundheit den politischen Versuch genau dies zu tun.[332] Auch K. Popper hat warnend darauf hingewiesen, dass ganz allgemein der politische Wunsch, Menschen glücklich zu machen, oftmals das Gegenteil bewirkt. Dies gilt sicherlich auch für Entscheidungen im Gesundheitsbereich.

> »Aber von allen politischen Idealen ist der Wunsch, die Menschen glücklich zu machen, vielleicht der gefährlichste. Ein solcher Wunsch führt unvermeidlich zu dem Versuch, anderen Menschen unsere Ordnung ›höherer‹ Werte aufzuzwingen, um ihnen so die Einsicht in Dinge zu verschaffen, die uns für ihr Glück am wichtigsten zu sein scheinen; [...] Aber, wie schon früher (Band I, Kapitel 9) ausgeführt – der Versuch, den Himmel auf Erden einzurichten, produziert stets die Hölle.«[333]

So bleibt als ein erstes mögliches Handlungsfeld aus Sicht institutioneller Entscheider, die Möglichkeiten für die Adressaten zu schaffen, an adäquates medizinisches Wissen und Wissen über Gesundheitsrisiken zu gelangen. Denn erst mit adäquatem Wissen ist autonomes Entscheiden möglich. Als zweites Handlungsfeld kann das »In den Stand setzen« (Empowerment) des Adressaten, zum Beispiel des Mitarbeiters, gesehen werden, seine Präferenzen in die Tat umsetzen zu können. Dazu gehört über die Vermittlung von Wissen hinaus zum einen das Angebot der Vermittlung

332 Siehe dazu auch Spaemann, »Die totale Gesundheit«, 1975

333 Popper, *Die offene Gesellschaft und ihre Feinde. Band II: Falsche Propheten. Hegel, Marx und die Folgen*, 1958, S. 291–292

von bestimmten gesundheitlichen Fähigkeiten, wie zum Beispiel das Training bestimmter Muskelgruppen oder Organfunktionen in Sport- oder Bewegungskursen. Vor allem aber gehört dazu auch die Einflussnahme auf die Lebens- und Arbeitsbedingungen, so dass es dem Einzelnen ermöglicht wird, präventive oder gesundheitsförderliche Handlungsoptionen tatsächlich wahrzunehmen. Dazu zählt insbesondere, dem Betroffenen einen weiteren Blick in die Zukunft zu ermöglichen, das heißt ihn vom täglichen »Kampf« im Leben zu befreien. Nur wer in der Lage ist, längerfristig zu planen, dem gegenüber kann im Gesundheitsbereich argumentiert werden.

Es ist allgemein bekannt, dass Arbeitslosigkeit und Kranksein hinsichtlich vieler Erkrankungen und zum Beispiel auch bei der Verschreibung von Psychopharmaka stark korrelieren. Auch wenn man diesen Zusammenhang so interpretieren kann, dass anfällige oder kranke Personen sicherlich eher in Arbeitslosigkeit geraten als gesunde, so ist es ebenso plausibel, dass Arbeitslosigkeit eine große Belastung für viele Menschen darstellt, und bei Menschen mit entsprechenden Dispositionen ein Kranksein auslösen kann. Gute Arbeitsbedingungen, eine sinnstiftende Tätigkeit und ein kollegiales Umfeld stellen sicherlich (allerdings sekundäre) Gesundheitsressourcen dar. Lohnarbeit selbst, sofern gute Arbeitsbedingungen herrschen, kann in dieser Hinsicht als Empowerment für gesundheitsbewahrendes und -förderliches Verhalten angesehen werden. Wer arbeitslos ist, dem fehlt oftmals die Lebensperspektive, so dass weiter in der Zukunft liegende, drohende Gesundheitsschäden dann aufgrund der Priorisierung kurzfristiger Ziele wohl stärker diskontiert werden. So sind Fitnessprogramme für Arbeitslose, so gut sie auch gemeint sind, aus diesen Gründen schon in ihrer Wirksamkeit begrenzt. Problematisch wird es dann, wenn Arbeitslosen suggeriert wird, durch Erhöhung ihrer Fitness hätten sie bessere Chancen auf dem Arbeitsmarkt. Dies mag für den Einzelfall stimmen, jedoch ist nicht zu bestreiten, dass allein durch die Teilnahme an Fitnessprogrammen noch lange nicht jedem Langzeitarbeitslosen tatsächlich die Möglichkeit auf eine Anstellung geboten werden kann. Die Argumentation, dass mit einer Steigerung der Fitness sich die Chance auf einen Job (von einer Festanstellung gar nicht zu reden) erhöht, reduziert den Menschen einerseits auf seine Arbeitsfähigkeit, vor allem aber kann sie zynisch wirken aus der Perspektive älterer Arbeitsloser, deren Chancen äußerst gering sind und die womöglich unter irreversiblen Gesundheitsschäden leiden.

Um bei Menschen, die große Gesundheitsrisiken eingehen, eine Änderung der Präferenzen zu erreichen, sollte ihnen nicht nur entsprechendes

Wissen vermittelt werden, sondern auch Erfahrungen zu den Nutzen einer Lebensstiländerung ermöglicht werden. Bei langfristig drohenden Gesundheitsschäden muss dies über sekundäre, kurzfristige Nutzen realisiert werden. Da langfristig drohende Gesundheitsschäden zum Teil stark mit der Zeit diskontiert werden (hyperbolische Diskontfunktionen), ist neben der Schaffung von Verhältnissen, die gesundheitsbewusstes Verhalten zulassen, zu empfehlen, auch mit kurzfristigen Nutzen zu argumentieren. Diese dürfen dann auch andere Ziele als Prävention oder Gesundheitsförderung zum Ziel haben wie etwa eine gesteigerte Leistungsfähigkeit, Entspannung oder eine größere Zufriedenheit. Damit Menschen nicht unnötig tugendhaft sein müssen, bietet es sich an, ihnen Gelegenheiten zum Ausprobieren gesundheitsbewussten Verhaltens zu geben, so dass oftmals gegebene Hürden einer Lebensstiländerung, zum Beispiel durch Gewohnheit oder Erwartungen anderer, keine so große Rolle mehr spielen (niederschwellige Angebote) und die Menschen so positive Erfahrungen machen können, die dann in ihre Nutzenbilanz eingehen und zu präventivem und gesundheitsförderndem Verhalten führen.

Wie die Studie von Leppin[334] gezeigt hat, ist bei Auffinden von Vorstufen zu Erkrankungen (das heißt auch Abnutzungen) oder großen Risikofaktoren mit einer guten Motivation zur Verhaltensänderung zu rechnen, wenn die Menschen die Perspektive sehen (kein Überlebenskampf im Alltag) und wenn sie ihre Ressourcen (hier auch sekundäre Gesundheitsressourcen) als ausreichend empfinden. Es kann also wirksam sein, durch Screening Risikofaktoren zu ermitteln und Betroffene damit zu konfrontieren. Dabei besteht allerdings die Gefahr bei Methoden, die zwar sensitiv sind, aber eine geringe Spezifität ausweisen, dass durch Falschpositivbefunde viele Menschen zu Unrecht beunruhigt werden.

Unter dem Stichwort »social marketing« wird auch immer wieder diskutiert, ob nicht die Mittel der Werbebranche dafür eingesetzt werden sollten, Menschen zu einem gesünderen Lebensstil zu bewegen. Ein reines Überreden der Betroffenen ohne Wissensvermittlung und Argumentation für die angestrebten Ziele ist sicherlich aus ethischer Sicht kritisch zu bewerten, denn in diesem Fall werden die Adressaten einer Maßnahme nicht als Personen ernst genommen und ihre Autonomie nicht respektiert. Vor allem aber muss damit gerechnet werden, dass nur indifferente Menschen mit Werbung beeinflusst werden können und dass die dadurch hervorge-

334 Leppin, *Bedingungen des Gesundheitsverhaltens – Risikowahrnehmung und persönliche Ressourcen*, 1994

henden Lebensstiländerungen nicht nachhaltig sind: Denn wer nicht überzeugt ist, der lässt sich sicherlich auch schnell in eine andere Richtung lenken, wenn die Werbemaßnahmen beendet sind und andere Einflüsse auftreten.

Der Einzelne bildet seine Präferenzen immer vor dem Hintergrund der aktuellen Lebens- und Arbeitsbedingungen aus. Das heißt die Nutzenabwägung des Einzelnen einerseits und die Bandbreite seiner Handlungsmöglichkeiten andererseits werden durch diese Rahmenbedingungen maßgeblich bestimmt. Diese bestimmen unter anderem wie leicht er an Informationen beziehungsweise gesundheitlich relevantes Wissen gelangt (das heißt bestimmt die Kosten für den Informationsgewinn), welche Ressourcen zur Verfügung stehen und welche Vorgaben (zum Beispiel Arbeitsbedingungen) eingehalten werden müssen. Institutionelle Entscheidungen beeinflussen also auch immer die individuellen Entscheidungen – institutionelle Entscheider in Politik oder Wirtschaft können sich in diesem Sinne also nicht neutral verhalten.

Um der Ausübung der Freiheit des Einzelnen einerseits gerecht zu werden, andererseits aber auch gerade indifferente Personen mit Überlegungen zum Umgang mit Gesundheitsrisiken zu konfrontieren und zur Vermeidung großer Gesundheitsrisiken anzuregen, scheint die Idee einer Gesundheitskultur geeignet: Zum einen sollten darin die Lebens- und Arbeitsverhältnisse so geschaffen werden, dass Menschen eine Perspektive haben, also überhaupt längerfristig disponieren können. Zum anderen sollten jedem Einzelnen die Möglichkeiten zur Verfügung stehen, einen gesunden Lebensstil nach seiner Vorstellung zu realisieren. Insbesondere sollten innerhalb der Gesundheitskultur Lebens- und Arbeitsverhältnisse angestrebt werden, in denen Menschen nicht dazu verleitet werden, unklug zu handeln, sondern Grenzen zu setzen. Dies entspricht der aristotelischen Strategie, vor allem als negative Extreme erkannte Handlungsoptionen abzulehnen. Die kulturell vermittelten Grenzen, zum Beispiel das Sabbatgebot und das hierzulande darauf zurückgehende Arbeitsverbot am Sonntag, geben eine gesellschaftliche Orientierung hinsichtlich sinnvoller Grenzen im Umgang mit Arbeit. Sicherlich ist die kulturelle Verankerung solcher Grenzen auch für einzelne Menschen hilfreich, die von ihren Anlagen zum Beispiel für ein Burnoutverhalten disponiert sind. Diese Grenzen bewahren uns auch davor, in Politik und Gesellschaft einseitige Optimierungen vorzunehmen, zum Beispiel hinsichtlich des Wirtschaftswachstums, und dabei andere Bedürfnisse der Menschen, die zum Beispiel zur Wahrung ihrer Gesundheit nötig sind, aus dem Blick zu verlieren.

Innerhalb der Idee einer Gesundheitskultur ist Marketing erlaubt, stets sollen aber auch die Menschen ernst genommen werden, indem die Präferenz von Handlungsoptionen begründet wird. Dabei wird dem Einzelnen die Freiheit gelassen, auch anders zu handeln als empfohlen, allerdings wird jeder auf diese Weise informiert und konfrontiert.

Wir dürfen Menschen nicht zu einem aus unserer Sicht gesundheitsbewussten Verhalten zwingen, aber wir können die Verhältnisse so anlegen (zum Beispiel in Betrieben), dass das Naheliegende, das Übliche im Sinne einer Kultur, die gesundheitlich bessere Option ist. Damit ist niemandem die Freiheit genommen, auch anders zu handeln. Diejenigen, die unentschieden sind und ihre Entscheidungen lieber in die Hände anderer legen (oder sich nach dem Gusto der »Masse« richten wollen), dürfen auf diese Weise beeinflusst werden und denjenigen, die sich dagegen entscheiden, wird eine bewusste Entscheidung abverlangt, was in gewisser Weise sicherstellt, dass sie sich mit Gesundheitsrisiken beschäftigen. Darüber hinaus ist es sogar unsere Pflicht, Personen, die einen gesundheitlich riskanten Lebensstil pflegen, damit direkt zu konfrontieren und so sicherzustellen, dass sie über die Sachlage informiert sind und diese Risiken bewusst eingehen.

Literatur

Albert, H.: *Traktat über kritische Vernunft.* J. C. B. Mohr (Paul Siebeck), Tübingen 1991

Antonovsky, A.: *Health, Stress, and Coping.* Jossey-Bass Inc., San Francisco 1979

Antonovsky, A.: *Unraveling the Mystery of Health. How People Manage Stress and Stay Well.* Jossey-Bass Inc., San Francisco 1987

Aristoteles: *Philosophische Schriften 3. Nikomachische Ethik.* Felix Meiner, Hamburg 1995

Austin, J. L.: *Zur Theorie der Sprechakte.* Reclam, Stuttgart 1972

Badura, B.: »Strategie- und Konzeptwechsel in der betrieblichen Gesundheitspolitik«. In: Kirch, W. und Badura, B. (Hrsg.): *Prävention. Ausgewählte Beiträge des Nationalen Präventionskongresses.* Springer, Heidelberg 2006, S. 23–40

Badura, B., Ritter, W. und Scherf, M.: *Betriebliches Gesundheitsmanagement. Ein Leitfaden für die Praxis.* edition sigma, Berlin 1999

Baltes, D.: »Heil im Hier und Jetzt. ›Gesundheitsreligion‹ als Substitut christlich-religiöser Heilserwartung?«. In: Schäfer, D., Frewer, A., Schockenhoff, E., Wetzstein, V. (Hrsg.): *Gesundheitskonzepte im Wandel: Geschichte, Ethik und Gesellschaft.* Franz Steiner, Stuttgart 2008, S. 151–176

Bamberg, G. und Baur, F.: *Statistik.* Oldenbourg, München 2001

Bartelborth, T.: *Erklären.* Walter de Gruyter, Berlin 2007

Bartens, W.: »Vorsorge dich nicht – lebe!« *Süddeutsche Zeitung,* 293, 19./20. Dezember 2009, S. V2/1

Bechmann, G.: »Risiko als Schlüsselkategorie der Gesellschaftstheorie.« In: Banse, G. (Hrsg.): *Risikoforschung zwischen Disziplinarität und Interdisziplinarität.* edition sigma, Berlin 1996, S. 237–275

Bechmann, G.: »Einleitung: Risiko – ein neues Forschungsfeld?« In: Bechmann, G. (Hrsg.): *Risiko und Gesellschaft.* Westdeutscher Verlag, Opladen 1993, S. VII–XXVIII

Beck, U.: *Risikogesellschaft.* Suhrkamp, Frankfurt am Main 1986

Bergdolt, K.: *Leib und Seele. Eine Kulturgeschichte des gesunden Lebens.* C.H. Beck, München 1999

Bernard, C.: *Einführung in das Studium der experimentellen Medizin (Paris 1865).* Johann Ambrosius Barth, Leipzig 1961

Betriebliche Gesundheitsförderung für Beschäftigte. 20.06.2011, http://www.osha.europa.eu/de/publications/factsheets/94

Bieri, P.: »Was macht uns zu Personen?« *ZEITmagazin Leben* 44, 2007, S. 28–29

Bird, A.: »Review; David Armstrong, Charlie Martin, and Ullin Place: Dispositions: A debate; Stephen Mumford: Dispositions.« *British Journal for the Philosophy of Science* 52, 2001, S. 137–149

Birnbacher, D.: »Läßt sich die Diskontierung der Zukunft rechtfertigen?« In: Birnbacher, D. und Brudermüller, G. (Hrsg.): *Zukunftsverantwortung und Generationensolidarität.* Königshausen und Neumann, Würzburg 2001, S. 117–136

BKK Gesundheitsreport 2010 – Gesundheit in einer älter werdenden Gesellschaft. 2010

Bland, M.: *An Introduction to Medical Statistics.* Oxford University Press, Oxford 2000

Bobbert, M.: »Genetische Tests an Erwachsenen als Herausforderung für den Krankheitsbegriff.« *edition ethik kontrovers,* 10 2002, S. 36–45

Boorse, C.: »Health as a Theoretical Concept.« *Philosophy of Science,* 44 1977, S. 542–573

Boorse, C.: »What Is Disease?« In: Humber, J. und Almeder, R. (Hrsg.): *A Rebuttal on Health.* Humana Press, Totowa, NJ 1997, S. 1–134

Borch, K. H.: *Wirtschaftliches Verhalten bei Unsicherheit.* R. Oldenbourg, München 1969

Canguilhem, G.: *Das Normale und das Pathologische.* Carl Hanser, München 1974

Canguilhem, G.: »Krankheit, Genesung, Gesundheit«. In: Rothschuh, K. E. (Hrsg.): *Was ist Krankheit? Erscheinung, Erklärung, Sinngebung.* Wissenschaftliche Buchgesellschaft, Darmstadt 1975, S. 154–174

Capra, F.: »Von der Notwendigkeit eines Paradigmenwechsels«. In: *Die Medizin der Chinesen – Erfahrungen mit fernöstlicher Heilkunst.* Wilhelm Goldmann, München 1991, S. 9–15

Carnap, R.: *Testability and Meaning.* Appleton-Century-Crofts, Inc., New York 1953, S. 47–92

Chapman, G. B.: »Time Discounting of Health Outcomes«. In: Loewenstein, G., Read, D. und Baumeister, R. F. (Hrsg.): *Time and Decision.* Russel Sage Foundation, New York 2003, S. 395–417

Clouser, K. D., Culver, C. M. und Gert, B.: *Malady: A New Treatment of Disease.* The Hastings Center Report, 11 1981, S. 29–37

Clouser, K. D., Culver, C. M. und Gert, B.: »Malady«. In: Almeder, R. und Humber, J. (Hrsg.): *What is Disease?* Humana Press, Totowa, NJ 1997, S. 175–217

Craig, E.: *Was wir wissen können.* Suhrkamp, Frankfurt am Main 1993

Damschen, G. und Schönecker, D.: »In dubio pro embryone«. In: Damschen, G. und Schönecker, D. (Hrsg.): *Der moralische Status menschlicher Embryonen.* Walter de Gruyter, Berlin 2002, S. 187–268

Descartes, R.: »Über den Menschen (1632)«. In: Rothschuh, K. E. (Hrsg.): *›Über den Menschen (1632)‹ sowie ›Beschreibung des menschlichen Körpers (1648)‹ nach der ersten französischen Ausgabe von 1664 übersetzt und mit einer historischen Einleitung und An-*

merkungen versehen von Karl E. Rothschuh. Lambert Schneider, Heidelberg 1969a, S. 41–136

Descartes, R.: »Beschreibung des menschlichen Körpers (1648)«. In: *Rothschuh, K. E. (Hrsg.): ›Über den Menschen (1632)‹ sowie ›Beschreibung des menschlichen Körpers (1648)‹ nach der ersten französischen Ausgabe von 1664 übersetzt und mit einer historischen Einleitung und Anmerkungen versehen von Karl E. Rothschuh.* Verlag Lambert Schneider, Heidelberg 1969b, S. 137–190

Descartes, R.: *Abhandlung über die Methode des richtigen Vernunftgebrauchs.* Philipp Reclam jun., Stuttgart 1980

Descartes, R.: *Meditationen.* Vandenhoeck & Ruprecht, Göttingen 2004

DFG-Senatskommission: *MAK- und BAT-Werte-Liste 2010.* Wiley-VCH, Weinheim 2010

Duhem, P.: *Ziel und Struktur der physikalischen Theorien.* Felix Meiner, Hamburg 1978

Eckart, W. U.: *Geschichte der Medizin.* Springer Medizin, Heidelberg 2009

Engelhardt, D. von: *Medizin in der Literatur der Neuzeit I. Darstellung und Deutung.* Guido Pressler, Hürtgenwald 1991

Engelhardt, D. von: *Der Wandel der Vorstellungen von Gesundheit und Krankheit in der Geschichte der Medizin.* Wissenschaftsverlag Rothe, Passau 1995

Engelhardt, D. von: »Gesundheit und Krankheit«. In: Jagow, B. von und Steger, F. (Hrsg.): *Literatur und Medizin.* Vandenhoeck & Ruprecht, Göttingen 2005, S. 298–303

Erbguth, F.: »Ist makellos machbar? Irritierendes zum medizinischen Reparaturobjekt ›Körper‹«. *Zeitschrift für Physiotherapeuten,* 9 2004, S. 2–13

Ereshefsky, M.: »Defining ›health‹ and ›disease‹«. *Studies in History and Philosophy of Biological and Biomedical Sciences,* 40 2009, S. 221–227

Ernst, G.: *Das Problem des Wissens.* mentis, Paderborn 2002

Ernst, G.: »Der Wissensbegriff in der Diskussion.« *Information Philosophie,* Heft 3 2007, S. 38–48

Evers, A. und Nowotny, H.: *Über den Umgang mit Unsicherheit.* Suhrkamp, Frankfurt am Main 1987

Fara, M.: »Dispositions and Habituals«. *Noûs,* 39:1 2005, S. 42–82

Feeser-Lichterfeld, U. et al.: »Lebensverlängerung und Verlangsamung des menschlichen Alterns. Erträge eines interdisziplinären Forschungsprojekts.« In: Honnefelder, L. und Sturma, D. (Hrsg.): *Jahrbuch für Wissenschaft und Ethik.* Walter de Gruyter, Berlin 2007, S. 219–254

Fraassen, B. van: »Die Pragmatik des Erklärens«. In: Schurz, G. (Hrsg.): *Erklären und Verstehen in der Wissenschaft.* Oldenbourg, München 1988, S. 31–90

Franke, A.: *Modelle von Gesundheit und Krankheit.* Hans Huber, Bern 2008

Füzesi, L., Radzun, H.-J. und Riede, U.-N.: »Leben – Krankheit – Tod«. In: Riede, U.-N., Werner, M. und Schaefer, H.-E. (Hrsg.): *Allgemeine und spezielle Pathologie.* Georg Thieme, Stuttgart 2004, S. 1–10

Gadamer, H.-G.: *Über die Verborgenheit der Gesundheit.* Suhrkamp, Frankfurt am Main 1993

Gerd, B., Culver, C. M. und Clouser, K. D.: *Bioethics. A Systematic Approach.* Oxford University Press, New York 2006

Gethmann, C. F.: Ethische Aspekte des Handelns unter Risiko. *VGB Kraftwerkstechnik,* 67 1987, S. 1130–1135

Gethmann, C. F.: »Zur Ethik des Handelns unter Risiko im Umweltstaat«. In: Gethmann, C. F. und Kloepfer, M. (Hrsg.): *Handeln unter Risiko im Umweltstaat.* Springer, Heidelberg 1993, S. 1–54

Gethmann, C. F.: *Handeln unter Risiko. Ethische Probleme der technischen Kultur.* TÜV Südwest, expert verlag, Renningen-Malmsheim 1994

Gethmann, C.-F.: »Realismus (ontologisch).« In: Mittelstraß, J. (Hrsg.): *Enzyklopädie Philosophie und Wissenschaftstheorie.* Band 3, J. B. Metzler, Stuttgart 2004, S. 502–504

Gettier, E.: »Is Justified True Belief Knowledge?« *Analysis,* 23 1963, S. 121–123

Goodman, N.: »Counterfactuals and Dispositions«. In: Tuomela, R. (Hrsg.): *Dispositions.* D. Reidel Publishing Company, Dordrecht 1978, S. 17–26

Gottschalk-Mazouz, N.: »Die Komplexität des Krankheitsbegriffs aus philosophischer Sicht: Theoretische und praktische, naturalistische und normative Aspekte«. In: Zurhorst, G. und Gottschalk-Mazouz, N. (Hrsg.): *Krankheit und Gesundheit.* Vandenhoeck & Ruprecht, Göttingen 2008, S. 60–120

Gottschalk-Mazouz, N.: »Risiko.« In: Düwell, M., Hübenthal, C. und Werner, M. (Hrsg.): *Handbuch Ethik.* Metzler, Stuttgart 2002, S. 485–491

Graeser, A.: *Positionen der Gegenwartsphilosophie.* C. H. Beck, München 2002

Hempel, C. G.: *Aspekte wissenschaftlicher Erklärung.* Walter de Gruyter, Berlin 1977

Hempel, C. G. und Oppenheim, P.: »Studies in the logic of Explanation.« *Philosophy of Science,* 15 1948, S. 135–175

Hempen, C.-H.: *Die Medizin der Chinesen – Erfahrungen mit fernöstlicher Heilkunst.* Wilhelm Goldmann, München 1991

Hick, C.: »Gesundheit in Auflösung – Von Rousseau zum Projekt des genetic enhancement«. In: Schäfer, D., Frewer, A., Schockenhoff, E., Wetzstein, V. (Hrsg.): *Gesundheitskonzepte im Wandel: Geschichte, Ethik und Gesellschaft.* Franz Steiner, Stuttgart 2008, S. 29–51

Honnefelder, L.: »Humangenetik in der Pränataldiagnostik. Die normative Funktion des Krankheits- und Behinderungsbegriffs: Ethische Aspekte.« In: Gethmann, C.-F. und Streffer, C. (Hrsg.): *Jahrbuch für Wissenschaft und Ethik.* Walter de Gruyter, Berlin 1996, S. 121–127

Hubig, C.: Expertendilemma und Abduktion: Zum Umgang mit Ungewißheit – Antrittsvorlesung Universität Stuttgart 1997. 31.05.2011, http://elib.uni-stuttgart.de/opus/volltexte/2000/650/

Hubig, C.: *Die Kunst des Möglichen I – Technikphilosophie als Reflexion der Medialität.* transcript, Bielefeld 2006

Hubig, C.: *Die Kunst des Möglichen II – Ethik der Technik als provisorische Moral.* transcript, Bielefeld 2007

Hucklenbroich, P.: »Krankheit – Begriffsklärung und Grundlagen einer Krankheitstheorie«. *Erwägen – Wissen – Ethik*, 18 2007, S. 77–90

Hufeland, C. W.: »Begriff und Wesen der Krankheit«. In: Rothschuh, K. E. (Hrsg.): *Was ist Krankheit? Erscheinung, Erklärung, Sinngebung*. Wissenschaftliche Buchgesellschaft, Darmstadt 1975, S. 19–23

Hume, D.: *An enquiry concerning human understanding (1748)*. Clarendon Press, Oxford 2000a

Hume, D.: *A treatise of human nature (1739)*. Oxford University Press, Oxford 2000b

Immich, H.: *Medizinische Statistik. Eine Einführungsvorlesung*. F. K. Schattauer, Stuttgart 1974

Inhetveen, R.: *Konstruktive Geometrie. Eine formentheoretische Begründung der euklidischen Geometrie*. Bibliographisches Institut AG, Zürich 1983

Jagow, B. von und Steger, F. (Hrsg.): *Literatur und Medizin*. Vandenhoeck & Ruprecht, Göttingen 2005

Jaspers, K.: *Allgemeine Psychopathologie*. Springer, Berlin/Heidelberg 1973

Jonas, H.: *Das Prinzip Verantwortung*. Suhrkamp, Frankfurt am Main 1989

Jung, E.-M.: »Probleme mit dem Wissensbegriff«. *Information Philosophie*, Heft 3 2010, S. 18–27

Jungermann, H. und Slovic, P.: »Die Psychologie der Kognition und Evaluation von Risiko«. In: Bechmann, G. (Hrsg.): *Risiko und Gesellschaft*. Westdeutscher Verlag, Opladen 1993, S. 167–208

Kamlah, W. und Lorenzen, P.: *Logische Propädeutik. Vorschule des vernünftigen Redens*. J.B. Metzler, Stuttgart 1996

Kant, I.: *Kritik der reinen Vernunft*. Suhrkamp, Frankfurt am Main 2004

Kloepfer, M.: »Handeln unter Unsicherheit im Umweltstaat.« In: Gethmann, C. F. und Kloepfer, M. (Hrsg.): *Handeln unter Risiko im Umweltstaat*. Springer, Heidelberg 1993, S. 55–98

Kluge, F.: *Etymologisches Wörterbuch der deutschen Sprache (bearbeitet von Elmar Seebold)*. Walter de Gruyter, Berlin 2002

Klüver, R.: Gesundheitsvorsorge in den USA. Nation der Dicken. 29.06.2011, http://www.sueddeutsche.de/politik/gesundheitsvorsorge-in-den-usa-nation-der-dicken-1.1003993

Känel, R. von: »Das Burnout-Syndrom: eine medizinische Perspektive«. *Praxis*, Hans Huber Verlag, Hogrefe AG, Bern, 97 2008, S. 477–487

Kötter, R.: »Kreationisten versus Evolutionstheoretiker – Zu wissenschaftstheoretischen Aspekten der Auseinandersetzung«. *Praxis der Naturwissenschaften – Biologie*, 6 2000, S. 6–11

Kötter, R.: Risikodiskurse im Umweltbereich: Strukturen und Probleme (2004). 30.06.2009, http://www.philosophie.phil.uni-erlangen.de/personen/koetter/-Materialien/Risiko2.pdf

Kötter, R.: »Claude Bernard und die Logik des Experiments in der modernen Physiologie«. In: Bernhard, P. und Peckhaus, V. (Hrsg.): *Methodisches Denken im Kontext. Festschrift für Christian Thiel*. mentis, Paderborn 2008, S. 283–302

Kötter, R.: »Wissen, urteilen, begründen«. 2012/2013 (erscheint demnächst)

Kötter, R.: Wachstum, Evolution und Entwicklung. 03.06.2011, http://www.philosophie.phil.uni-erlangen.de/lehrstuehle/mitarbeiter/publikationen_koetter/58Wachstum.pdf

Kötter, R. und Luft, A. L.: *Informatik – eine moderne Wissenstechnik.* BI Wissenschaftsverlag, Mannheim 1994

Kuhn, T. S.: *Die Struktur wissenschaftlicher Revolutionen. Suhrkamp,* Frankfurt am Main 1989

Kuiper, P. C.: *Seelenfinsternis.* S. Fischer, Frankfurt am Main 1991

Lakatos, I.: »Falsifikation und die Methodologie wissenschaftlicher Forschungsprogramme«. In: Lakatos, I. und Musgrave, A. (Hrsg.): *Kritik und Erkenntnisfortschritt.* Vieweg und Sohn, Braunschweig 1974, S. 89–190

Lanzerath, D.: »Krankheitsbegriff und Zielsetzung der modernen Medizin – Vom Heilungsauftrag zur Antiaging-Dienstleistung«. *Gesundheit und Gesellschaft Wissenschaft,* 3 2003, S. 14–20

Lanzerath, D.: »Die ethische Funktion des Krankheitsbegriffs und die Zielsetzungen der modernen Medizin«. In: Mazouz, N., Werner, M. H. und Wiesing, U. (Hrsg.): *Krankheitsbegriff und Mittelverteilung.* Nomos, Baden Baden 2004, S. 31–46

Laux, H.: *Entscheidungstheorie.* Springer, Berlin 1998

Lehnert, G. (Hrsg.): *Biologisches Monitoring in der Arbeitsmedizin.* Gentner, Stuttgart 2000, S. 163–176

Lenk, C.: »Die Unterscheidung von Therapie und Enhancement: Relevanz für die solidarische Finanzierung medizinischer Leistungen«. In: Mazouz, N., Werner, M. H. und Wiesing, U. (Hrsg.): *Krankheitsbegriff und Mittelverteilung.* Nomos, Baden Baden 2004, S. 113–125

Leppin, A.: *Bedingungen des Gesundheitsverhaltens – Risikowahrnehmung und persönliche Ressourcen.* Juventa Verlag, Weinheim/München 1994

Leriche, R.: »Introduction générale; De la Santé à la Maladie; La douleur dans les maladies; Où va la médicine?« In: *Encyclopédie française.* 1936

Linneweh, K., Heufelder, A. und Flasnoecker, M.: *Balance statt Burn-out. Der erfolgreiche Umgang mit Stress und Belastungssituationen.* W. Zuckschwerdt, Germering 2010

Lorenz, K.: »Pragmatismus«. In: Mittelstraß, J. (Hrsg.): *Enzyklopädie Philosophie und Wissenschaftstheorie.* Band 3, J. B. Metzler, Stuttgart 2004a, S. 325–327

Lorenz, K.: »Wahrheitstheorien«. In: Mittelstraß, J. (Hrsg.): *Enzyklopädie Philosophie und Wissenschaftstheorie.* Band 4, J. B. Metzler, Stuttgart 2004b, S. 595–600

Lorenzen, P.: *Elementargeometrie. Das Fundament der Analytischen Geometrie.* Bibliographisches Institut AG, Mannheim 1984

Lorenzen, P.: *Lehrbuch der konstruktiven Wissenschaftstheorie.* J. B. Metzler, Stuttgart/Weimar 2000

Lütz, M.: »Postsäkulare Gesundheit. Über Risiken und Nebenwirkungen einer neuen Religion«. In: Schäfer, D., Frewer, A., Schockenhoff, E., Wetzstein, V.

(Hrsg.): *Gesundheitskonzepte im Wandel: Geschichte, Ethik und Gesellschaft.* Franz Steiner, Stuttgart 2008, S. 141–150

Lütz, M.: *Irre! Wir behandeln die Falschen. Unser Problem sind die Normalen.* Gütersloher Verlagshaus, Gütersloh 2009

Luhmann, N.: »Die Moral des Risikos und das Risiko der Moral«. In: Bechmann, G. (Hrsg.): *Risiko und Gesellschaft.* Westdeutscher Verlag, Opladen 1993, S. 327–338

Luxemburger Deklaration zur betrieblichen Gesundheitsförderung in der Europäischen Union. 20.06.2011, http://www.move-europe.de/fileadmin/rs-dokumente/dateien/ Luxemburger_Deklaration_Juli2010.pdf

Martin, C.: »Properties and Dispositions.« In: Crane, T. (Hrsg.): *Dispositions – A Debate.* Routledge, London 1996, S. 71–87

Meggeneder, O., Pelster, K. und Sochert, R. (Hrsg.): *Betriebliche Gesundheitsförderung in kleinen und mittleren Unternehmen.* Hans Huber, Bern 2005

Meifert, M. T. und Kesting, M. (Hrsg.): *Gesundheitsmanagement in Unternehmen.* Springer, Berlin/Heidelberg 2004

Mellor, D. H.: »In Defense of Dispositions«. In: Toumela, R. (Hrsg.): *Dispositions.* D. Reidel Publishing Company, Dordrecht 1978, S. 55–76

Neurath, O.: *Wissenschaftliche Weltauffassung, Sozialismus und Logischer Empirismus.* Suhrkamp, Frankfurt am Main 1979

Nida-Rümelin, J.: *Ethische Essays.* Suhrkamp, Frankfurt am Main 2002

Nordenfelt, L.: *On the Nature of Health.* Springer Netherland 1995

Oberleithner, H.: »Salz- und Wasserhaushalt«. In: Klinke, R., Pape, H. C. und Silbernagl, S. (Hrsg.): *Physiologie.* Georg Thieme, Stuttgart 2005, S. 377–405

Ottawa Charta for Health Promotion. 20.06.2011, http://www.who.int/hpr /NPH/docs/ottawa_charta_hp.pdf

Parsons, T.: »Definition von Gesundheit und Krankheit im Lichte der Wertbegriffe und der sozialen Struktur Amerikas«. In: Mitscherlich, A. et al. (Hrsg.): *Der Kranke in der modernen Gesellschaft.* Syndikat, Frankfurt am Main 1984, S. 57–87

Passmore, J.: Explanation in Everyday Life, in Science, and in History. *History and Theory,* 2 1962, S. 105–123

Peirce, C. S.; Apel, K.-O. (Hrsg.): *Schriften II, Vom Pragmatismus zum Pragmatizismus.* Suhrkamp, Frankfurt am Main 1970

Piccininni, G.: »Epistemic divergence and the publicity of scientific methods«. *Studies in History and Philosophy of Science,* 34 2003, S. 597–612

Place, U.: »A Conceptualist Ontology«. In: Crane, T. (Hrsg.): *Dispositions – A Debate.* Routledge, London 1996, S. 49–67

Popper, K.: *Die offene Gesellschaft und ihre Feinde. Band II: Falsche Propheten. Hegel, Marx und die Folgen.* Francke, Bern 1958

Popper, K.: *Logik der Forschung.* J. C. B. Mohr (Paul Siebeck), Tübingen 1971

Proust, M.: *Auf der Suche nach der verlorenen Zeit.* Band 5, Suhrkamp, Frankfurt am Main 1975

Pschyrembel, W. und Hildebrandt, H. (Hrsg.): *Pschyrembel Klinisches Wörterbuch.* Walter de Gruyter, Berlin 2001

Putnam, H.: *Reason, Truth and History.* Cambridge University Press, Cambridge 1981

Rapoport, A.: »Risiko und Sicherheit in der heutigen Gesellschaft«. *Leviathan,* 16 1988, S. 123–136

Renn, O.: »Risk perception and communication: lessons for the food and food packaging industry«. *Food Additives and Contaminants,* 22 (10) 2005, S. 1061–1071

Rheinwald, R.: »Dispositionen als Ursachen«. *Zeitschrift für philosophische Forschung,* 63 2009, S. 365–391

Riede, U.-N.: »Vorwort«. In: Riede, U.-N., Werner, M. und Schaefer, H.-E. (Hrsg.): *Allgemeine und spezielle Pathologie.* Georg Thieme, Stuttgart 2004, S. V–VII

»Risiko Recht Erleben«. *Panorama – Magazin des Deutschen Alpenvereins,* 5 (Oktober/November) 2010, S. 8

Rohrmann, B.: »Die Setzung von Grenzwerten als Risiko-Management«. In: Bayerische Rück (Hrsg.): *Risiko ist ein Konstrukt: Wahrnehmungen zur Risikowahrnehmung.* Knesebeck, München 1993, S. 293–313

Rosenbrock, R.: »Erfolgskriterien und Typen moderner Primärprävention«. In: Kirch, W. und Badura, B. (Hrsg.): *Prävention. Ausgewählte Beiträge des Nationalen Präventionskongresses.* Springer, Heidelberg 2006, S. 3–22

Rosenthal, J.: »Einige Bemerkungen zum Gettier-Problem«. *Zeitschrift für philosophische Forschung,* 55 2001, S. 540–555

Rothschuh, K. E. (Hrsg.): *Was ist Krankheit?* Wissenschaftliche Buchgesellschaft, Darmstadt 1975

Runkel, T.: »Kleinwuchs und Krankheitsbegriff. Überlegungen zum Verständnis von Kleinwuchs mit Blick auf die Kontroverse um die Wachstumshormonbehandlung als Therapie oder Enhancement.« In: Honnefelder, L. und Sturma, D. (Hrsg.): *Jahrbuch für Wissenschaft und Ethik.* Walter de Gruyter, Berlin 2005, S. 215–243

Russell, B.: *The Analysis of Mind.* George Allen & Unwin Ltd, London 1961

Ryle, G.: *The Concept of Mind.* University of Chicago Press, Chicago 2002

Salmon, W. C.: *Causality and explanation.* Oxford University Press, New York 1998

Schäfer, H.-E. et al.: »Hämatopoetisches und lymphytisches System.« In: Riede, U.-N., Bianchi, L. (Hrsg.): *Allgemeine und spezielle Pathologie.* Thieme, Stuttgart 2004

Schlick, M.: »Über das Fundament der Erkenntnis«. *Erkenntnis,* 4 1934, S. 79–99

Schrader, J. und Kelm, M.: »Das Herz.« In: Klinke, R., Pape, H. C. und Silbernagl, S. (Hrsg.): *Physiologie.* Georg Thieme, Stuttgart 2005, S. 137–174

Schurz, G.: »Was ist wissenschaftliches Verstehen?« In: Schurz, G. (Hrsg.): *Erklären und Verstehen in der Wissenschaft.* Scientia Nova, Oldenburg 1988, S. 235–298

Schurz, G.: »Scientific Explanation: A critical Survey.« *Foundations of Science,* 3 1995/96, S. 429–465

Schwarz, R.: »Ökonomische Ansätze zur Risikoproblematik«. In: Banse, G. (Hrsg.): *Risikoforschung zwischen Disziplinarität und Interdisziplinarität.* edition sigma, Berlin 1996, S. 125–131

Searle, J. R.: *Sprechakte. Ein sprachphilosophischer Essay*. Suhrkamp, Frankfurt am Main 2007

Slovic, P., Fischhoff, B. und Lichtenstein, S.: »Facts and Fears: Understanding Perceived Risk«. In: Schwing, R. C. und Albers, W. A. (Hrsg.): *Societal risk assessment: How safe is safe enough?* Plenum Press, New York 1980, S. 181–214

Spaemann, R.: »Die totale Gesundheit«. *Deutsche Zeitung*, 14.02.1975

Spaemann, R.: Grenzen. *Zur ethischen Dimension des Handelns*. Klett-Cotta, Stuttgart 2001

Spohn, W.: »Deterministic Causation«. In: Spohn, W., Ledwig, M. und Esfeld, M. (Hrsg.): *Current Issues in Causation*. mentis, Paderborn 2000, S. 21–46

Tautz, D.: »Struktur und Funktion von Proteinen«. In: Seyffert, W. (Hrsg.): *Lehrbuch der Genetik*. Spektrum Akademischer Verlag, Heidelberg Berlin 2003, S. 19–46

Tetens, H.: *Philosophisches Argumentieren*. C. H. Beck, München 2004

Thiel, C.: »Realisierung und Ideation«. In: Menne, A. (Hrsg.): *Philosophische Probleme von Arbeit und Technik*. Wissenschaftliche Buchgesellschaft, Darmstadt 1987, S. 190–202

Thiel, C.: »Geo Siegwarts Szenario. Eine katastrophentheoretische Untersuchung. Zugleich ein Versuch, enttäuschte Kenner wieder aufzurichten«. *Zeitschrift für philosophische Forschung*, 47 1993, S. 261–270

Thiel, C.: *Philosophie und Mathematik*. Wissenschaftliche Buchgesellschaft, Darmstadt 1995

Toulmin, S.: *Voraussicht und Verstehen – Ein Versuch über die Ziele der Wissenschaft*. Suhrkamp, Frankfurt am Main 1968

Vorhofflimmern: Moderne Therapien für eine unbekannte Volkskrankheit. 27.06.2011, http://www.sbk.org/fileadmin/images/SBK-Leben/Ausgabe _2.11/SBK_leben_2-11.pdf

WHO: *Preamble to the Constitution of the World Health Organization as adopted by the International Health Conference*, New York. Official Records of the World Health Organization, no. 2, p. 100, 19–22 June, 1946, signed on 22 July 1946 by the representatives of 61 States and entered into force on 7 April 1948

Wittgenstein, L.: *Tractatus Logico-philosophicus*. Suhrkamp, Frankfurt am Main 1969

Wittgenstein, L.: *Bemerkungen über die Farben, Über Gewißheit, Zettel, Vermischte Bemerkungen*. Suhrkamp, Frankfurt am Main 1984

Worrall, J. und Worrall, J.: »Defining Disease: Much Ado about Nothing?« In: Tymieniecka, A.-T. und Agazzi, E. (Hrsg.): *Life Interpretation and the Sense of Illness within the Human Condition. Medicine and Philosophy in a Dialogue*. Kluwer Academic Publishers, Dordrecht 2001, S. 33–55

Wright, G. H. von: *Erklären und Verstehen*. Philo Verlagsgesellschaft, Berlin 2000

Dank

Danken möchte ich vor allem meinen Eltern, die mir mein Studium ermöglicht haben und jederzeit die Unterstützung gegeben haben, diese Arbeit zu Ende zu führen. Großen Dank schulde ich auch Herrn Prof. Dr. Christian Thiel, der so lange auf die erste Version warten musste, vor allem für viele hilfreiche Hinweise und eine schnelle Korrektur der ersten Version, wie auch Herrn Prof. Dr. med. Hans Drexler, an dessen Institut ich die praktische Seite des Diskurses über Prävention und Gesundheitsförderung kennenlernen durfte und der diese philosophische Arbeit jederzeit unterstützte. Ganz besonderer Dank gilt meinem Betreuer, Herrn Dr. Rudolf Kötter, der sich über viele Jahre sehr oft die Zeit für »ein Stündchen« philosophische Diskussion genommen hat und ohne den die Ideen dieser Arbeit nicht hätten entwickelt werden können. Zum Schluss, deshalb aber nicht weniger wichtig, möchte ich meiner Freundin Christina danken, die es immer wieder geschafft hat, mich von meiner philosophischen Arbeit »zu befreien«.

Register